叶天士学术讨源

朱祥麟 ◇ 著

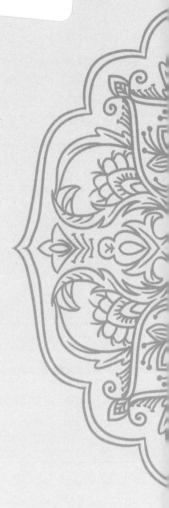

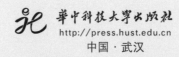
华中科技大学出版社
http://press.hust.edu.cn
中国·武汉

内 容 提 要

清代名医叶天士之学术历来为中医界所重视。本书对叶天士运用经典理论、基础理论以及 20 余家学说指导临床进行探讨,举例论述其创制的新法新方。本书依据中医原典从阴阳、五行、脏腑、气味、正邪、补泻等治疗立法立案详明;对叶天士创立养胃阴学术、络病学术、奇经八脉证治、四时外感伏气学术等作了专题详论;对叶天士应用经典方剂的灵活性选择桂枝汤、酸枣仁汤、二陈汤作了具体评析;对叶天士组方创新用药的特色作了综合阐明;并对叶天士自注医案以及中风、咳嗽、虚劳疾病的典型案例作了评析。以上内容皆结合其医案,分别作了沿波讨源的深入研究与阐发。本书可供中医药临床工作者、中医理论研究者及中医药院校师生参考。

图书在版编目(CIP)数据

叶天士学术讨源/朱祥麟著.—武汉:华中科技大学出版社,2024.1
ISBN 978-7-5680-9656-0

Ⅰ.①叶… Ⅱ.①朱… Ⅲ.①中医临床-经验-中国-现代 Ⅳ.①R249.7

中国国家版本馆 CIP 数据核字(2023)第 116058 号

叶天士学术讨源 　　　　　　　　　　　　　　　　　　　　　　　　　朱祥麟　著
Ye Tianshi Xueshu Taoyuan

策划编辑:黄晓宇　周　琳
责任编辑:方寒玉
封面设计:原色设计
责任校对:李　琴
责任监印:周治超
出版发行:华中科技大学出版社(中国·武汉)　　电话:(027)81321913
　　　　　武汉市东湖新技术开发区华工科技园　　邮编:430223
录　　排:华中科技大学惠友文印中心
印　　刷:武汉科源印刷设计有限公司
开　　本:787mm×1092mm　1/16
印　　张:18.5　插页:2
字　　数:437 千字
版　　次:2024 年 1 月第 1 版第 1 次印刷
定　　价:79.00 元

作者简介

朱祥麟(1944—),别号通虚子,出身五代中医世家,现为鄂州市中医医院主任医师。为鄂州名医,湖北名医,湖北省中医名师,湖北省老中医药专家学术经验继承工作指导老师,国家中医药管理局内伤伏气致病学术流派代表性传承人。曾任湖北省中医药学会疑难病专业委员会委员,湖北省中医药学会肝病专业委员会委员,被聘为湖北中医药大学内科兼职教授,《中国临床医药研究杂志》特约编委,《中华现代中医学杂志》专家编辑委员会常务编委,中国国际交流出版社特聘顾问编委等。从医50余年,擅长治疗时病、内伤疑难杂病及妇科疾病。倡言六气皆能化风、五脏病变皆能生风的学术观点。倡言内伤伏气致病说,强调消除伏气于萌芽,注重先期防治的学术观点。明确提出奇经八脉辨 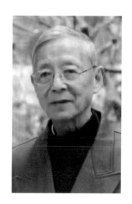 证论治,认为八脉辨证可以羽翼脏腑辨证。著《中国宫廷医疗轶事及秘方选评》《论内经风病学》《奇经证治条辨》《医学发微》《朱氏中医世家学验秘传》《李时珍学术论丛》《本草纲目良方验案类编衍义》《医垒心言》《医垒余言》等。所著《奇经证治条辨》获"康莱特"杯中华全国中医药优秀著作三等奖,《李时珍学术论丛》获第二十七届中国西部地区优秀科技图书三等奖,又获第五届湖北省中医药科学技术奖著作三等奖。获湖北省科研成果3项。其旁通《周易》气功,兼晓音律,诗观推重叶燮,词尚秦七。有《通虚子诗词稿》《通虚子诗话》等。成果载入《名老中医之路》(续编·第二集)《湖北中医大师名师传》《中华诗人大辞典》等书中。

自序

继承和弘扬中医药学,对我国古典医籍的整理或研究,发掘其精华,是中医学人应尽的职责。古代名医辈出,叶天士系清代名医,其是温病大家,也是内科杂病、妇科病、儿科病大家,学验极其丰富。因忙于诊务,未尝著述。观李治运云:"吴闻叶君天士,禀赋灵明,造诣深邃。其于轩岐之学,错综融贯;处方调剂,立起沉疴,故名播南北。所遗医案与方,脍炙人口。"(《临证指南医案》李序)读其门人编撰的叶天士医案,可见其娴熟地掌握经典理论,对前贤学术的精准把握,将这些学理应用于临床,不但疗效确切,并体现诸多创建性见解。如对于诸多疾病的立法处方,对经典方剂扩大应用范围,对胃阴病、络脉病、奇经病的治疗以及对外感伏气理论的完善等,都可以从医案中了解其学术特色,这些都丰富了中医学术内容。余体味其医案,觉其理论倡说,组方择药,皆有所依据。陆机云:"或因枝以振叶,或沿波而讨源。"因此,余特搜罗叶天士医案有关内容,就余目力所及,予以综合分类,归纳析评,追本溯源,对其学术思想做了深入的探讨,以期发隐就明。同时,叶天士治疗立法丰富,组方精细,然智者千虑,难免一失。笔者则随案提出不同看法,或直指其误。时值科学昌明,人类疾病谱亦有所变化,但应用中医传统理论指导多种疾病的治疗仍然效果突出。本书对叶天士独特学术的整理,相信对中医理论的守正创新有借鉴意义,对促进临床应用提高医疗效果亦有所裨益。余有诗云:"为除民瘼追仁术,不让浮生半日闲。"自蹀足医林数十年,读书与临证,持之以恒,在求索中前行。继晷焚膏,潜心稽考。云天收夏色,落木送秋声。驹隙经年,萧然迟暮。今取研读叶天士医案旧稿整理成册,虽多番去粗取精,然限于学力及精力,舛讹之憾难免,恳祈海内时贤不吝教正之。

朱祥麟于通虚子书斋辛丑年秋 2021 年 11 月 5 日

说明

　　本书引用了《临证指南医案》等古籍，古人在收录整理撰写过程中，部分文字的释义及用法与现代汉语不一致，本书在摘录过程中未对不一致之处做出修改，而是遵从了原文中的表述，但在首次摘录时进行了说明。同时，古籍中部分药物的名称及使用习惯等与现代常用名与用法亦有不同，所以本书按语或释评中的药物名称与引文药物名称可能不完全统一，但在首次出现时进行了说明。

目 录

第一章 叶天士临证方法与创制新方学术讨源

叶天士学问渊博,经验丰富。所传医案是其殁后由门人搜集其处方整理成书,虽玉石未分,但真实可靠,是用来探讨叶天士学术思想和治疗经验的原始资料。《临证指南医案》《种福堂公选良方·续医案》《叶氏医案存真》《叶天士先生方案真本》等书中,共计四千多个医案,是一份很宝贵的医学遗产。我们应当努力发掘,系统整理,这对弘扬中医理论及提高临床疗效有莫大助益。兹不揣简陋,择要探讨如下。

第一节　运用经典理论　指导临床实践

中医经典著作有《黄帝内经》《难经》《伤寒论》《金匮要略》等,叶天士勤求古训,刻苦钻研,融会贯通,将这些著作施用于临床作为辨证论治的依据。兹遴选其医案予以评析,看他是如何灵活运用经典理论指导医疗实践并随证创新立法与制方的。

一、依据《黄帝内经素问》(《素问》)经义案

病热,汗出复热而不少为身凉。此非痎疟,狂言失志,《经》所谓阴阳交,即是病也。交者,液交于外,阳陷于内耳,此属棘手症。

人参、天冬、生地。(《叶氏医案存真·卷一》)

按:病热者,汗出应热退身凉,而复热,有似痎疟之寒热往来;但又狂言失志,其非痎疟应有之证候。叶天士依据《素问·评热病论》,断为阴阳交。《素问·评热病论》说:"有病温者,汗出辄复热而脉躁疾,不为汗衰,狂言不能食……病名阴阳交,交者,死也。"叶天士认为汗出而不少为身凉,复热,是重候。若汗出热退,为正胜邪却,病可立愈。今热不因汗而衰,汗者,精气也,汗出而热不退,则邪气独胜,阴液偏伤,汗愈出而精愈衰,邪不可却,故云"液交于外"。患者又狂言失志,盖志舍于精,精耗则神志无所居,狂言失志而妄作,故云"阳陷于内"。从而悟出阴阳交治法,着重滋补阴液以生精。方用天冬润肺生水,生地滋肾生精,人参补脾以资生化之源。精水一足,阴阳协调,汗止神安,则病变可救。非精于经义者,不克有此善悟。

陈氏:《内经》论诸痛皆寒。时当冬腊,口鼻吸受寒冷,阻气隧之流行,痛自胸引及背,甚则手足厥冷。只宜两通气血主治。

川楝子、延胡、生香附、橘红、吴萸、乌药、红花。(《临证指南医案·肩臂背痛》609页,上海科学技术出版社,1959年版,后凡引此书只标明页数)

按:《素问·举痛论》说:"经脉流行不止,环周不休。寒气入经而稽迟,泣而不行,客于脉外则血少,客于脉中则气不通,故卒然而痛。"患者痛自胸引及背,乃冬令感受寒邪,脉络血气行涩所致。血脉行迟,阳气不达四末,故甚则手足厥冷。寒客脉络,此病机是也。方以吴萸(即吴茱萸)温经祛寒;橘红温中;川楝子、延胡(即延胡索)、生香附、乌药行气止痛;红花和血。共奏祛寒,温通气血之效。

王，二二：此少壮精气未旺，致奇脉纲维失护。经云："形不足者，温之以气；精不足者，补之以味。"今纳谷如昔，当以血肉充养。

牛骨髓、羊骨髓、猪骨髓、茯神、枸杞、当归、湖莲、芡实。（38页）

按：患者正值青年时期，应是肾气平均之时。案谓其"精气未旺"，此人必有面色萎黄，形瘦，神倦乏力，寐不安宁，眩晕，耳鸣，腰酸腿软诸症。凡八脉隶于肾，若精气未旺，则八脉失养。任督失其总督之权，跷脉失其矫健之职，故有虚劳见症。所幸患者纳谷如昔，脾胃纳化尚可，乃遵《素问·阴阳应象大论》"精不足者，补之以味"之教，以血肉充养。用牛羊猪髓填精，枸杞（即枸杞子）、当归滋阴补血，湖莲（即莲子）、芡实补脾涩精，茯神宁心安神。使精血充实，灌溉奇脉，共奏恢复奇经纲维之效。

二、引用《灵枢》经义案

俞文调先生：《灵枢》云：神伤思虑则肉脱，意伤忧愁则肢废，皆痿症也。脉形大虚无力。常饵补汤，而今操持萦思，犹未能免，病必迁延。

枸杞、归身、甘菊、桂枝、虎骨。（《叶氏医案存真·卷三》）

按：《灵枢·本神》说："心怵惕思虑则伤神，神伤则恐惧自失，破䐃脱肉……脾愁忧而不解则伤意，意伤则悗乱，四肢不举。"患者消瘦、四肢痿软无力，脉虚大，虽常服补阳药，而仍操持萦思，病必迁延难愈。按《金匮要略》云："脉大为劳，极虚亦为劳。"此是虚劳痿软，非《素问·痿论》之治疗痿病"独取阳明"。故用归身（即当归身）"补五脏，生肌肉"（《名医别录》）；枸杞子"补益筋骨，能益人，去虚劳"（《食疗本草》）；甘菊"利血脉……心烦"（《日华子本草》）；桂枝"温经通脉"（《本草备要》）；虎骨"强筋健骨……愈腰膝痿软"（《玉楸药解》）。合为温养精血之方，治疗因操持过度所致脱肉痿软，是以经文所载结合临床病证补出治疗方法。

吴，二八：遗浊已久，上冬喉中哽噎，医投寒解，入夏不痊。缘肾阴为遗消烁，龙雷不肯潜伏，于冬令收藏之候，反升清空之所。《内经》以少阴之脉循喉咙，夹舌本。阴质既亏，五液无以上承。徒有浮阳蒸灼，柔嫩肺日伤。为痹为宣，不外阴虚阳亢。但养育阴气，贵乎宁静。夫思烦嗔怒，诵读吟咏，皆是动阳助热。不求诸己工夫，日啜草木药汁，生气暗伤，岂曰善策！然未尝无药也。益水源之弱，制火炎之炽。

早用六味减丹、泽，加阿胶、秋石、龟胶、牡蛎、湖莲肉之属以入下。介以潜阳，滋填涩固，却是至静阴药。卧时量进补心丹，宁神解热。俾上下得交，经年可冀有成。（42页）

按：《灵枢·经脉》说："肾足少阴之脉……其直者，从肾上贯肝膈，入肺中，循喉咙，挟舌本……是主肾所生病者，口热舌干，咽肿上气，嗌干及痛。"患者以喉中哽噎为主要病症，其病必涉肾经。自冬至夏，医投寒凉清热药不效。叶天士分析病机，青年久有遗浊之恙，不外肾经阴虚阳亢所致。故早用六味地黄汤减丹皮、泽泻，加阿胶、秋石、龟胶、牡蛎、湖莲肉之属以入下，滋阴潜阳，使龙火归宅。卧时进补心丹，解热宁神，俾心肾上下得交，水火既济，能止遗浊，亦为保精之助。病程既久，尤须静养，守之经年，可望康复。

黄氏：《灵枢经》云"中气不足，溲便为变"，是崩淋泄泻，皆脾胃欲败之现症。今汤水下咽，少顷倾囊涌出，岂非胃阳无有，失司纳物乎？奈何业医者，中怀疑惑。但图疲药，待其自安，怕遭毁谤耳。此症一投柔药，浊升填塞，必致胀满。仲景于阳明满实，致慎攻下者，恐以太阴之胀误治耳。今舌微红，微渴，皆是津液不肯升扬，脾弱不主散精四布。世岂有面色如白纸，尚不以阳气为首重也耶。

人参、熟于术、炙甘草、炮姜、茯神、南枣。（264页）

按：《灵枢·口问》曰："中气不足，溲便为之变，肠为之苦鸣。"溲便为变，责之脾胃中气不足。而呕吐一症，有实证亦有虚证，其虚证亦因中气不足而病。今患者饮入即呕出，显系胃阳虚乏，中气失纳所致。前医用投柔药，希望止呕，岂知填塞浊升，反致胀满。即使治疗阳明满实呕吐，仲景亦慎用攻下，恐伤太阴脾阳，形成膜胀。况患者面色如白纸，舌微红，口微渴，是中阳失运，脾不布津之征。故以理中汤加茯神、南枣（即大枣）理中阳而实中气，则脾胃复纳化之职，呕吐必止。此案并非溲便病症，但由经义而推广其理，触类旁通，可见叶天士临证灵活善悟，求其病机以施治。

三、引用《难经》理论案

曹：著而不移，是为阴邪聚络，诊脉弦缓，《难》以五积肥气攻治，大旨以辛温入血络治之。

当归须、延胡、官桂、橘核、韭白。（234页）

按：案中症状叙述过于简略，患者"著而不移"，必是积聚久病，故有"阴邪聚络"之论断。《难经·五十五难》说："积者，阴气也，其始发有常处，其痛不离其部，上下有所终始，左右有所穷处；聚者，阳气也，其始发无根本，上下无所留止，其痛无常处谓之聚。故以是别知积聚也。"本案"著而不移"，应是"积"病。《难经》论积病以五脏辨证分为五种，如肝之积名曰肥气，心之积名曰伏梁等。本案谓"以五积肥气攻治"，推之此病应是"肥气"。《难经·五十六难》说："肝之积名曰肥气，在左胁下，如伏杯，有头足。久不愈，令人发咳逆，痎疟。"然并未提出具体治疗方法。前贤认为积聚属脏者为阴，阴主静，静则坚而不移。属腑者为阳，阳主动，动则移而不定。是案以"著而不移"为阴邪聚络，故投辛散温通血络治之。当归须辛甘温润，入络养血和血；延胡索辛苦温入肝经血络，行血中气滞；官桂辛甘热入厥阴，温筋通脉，治疗胁痛；橘核苦平，疏肝理气；韭白辛温，入肝行气散血。合用辛润通络，可以治疗肥气。此叶天士依据《难经》文义而施展治疗之巧。

吕：脉左细，右空搏，久咳吸短如喘，肌热日瘦，为内损怯症。但食纳已少，大便亦溏，寒凉滋润，未能治嗽，徒令伤脾妨胃。昔越人谓上损过脾，下损及胃，皆属难治之例。自云背寒忽热，且理心营肺卫。仲景所云元气受损，甘药调之，二十日，议建中法。

黄芪建中去姜。（90页）

按：《难经·十四难》原有论五脏虚损之说，若损"从上下（由肺至肾）者，骨痿不能起于床者死；从下上（从肾至肺）者，皮聚而毛落者死。"故叶天士有"上损过脾，下损及胃，皆属难治"之发挥。本案脉左细右空，乃气虚血热。虚火上冲，上干肺气，清肃失司，久咳不已。吸短如喘，肌热日瘦，纳少便溏，是脾胃已损见症，显见上损已经及脾。唯背寒忽热，阳气尚存，生机在此。

乃遵仲景法以甘药调补元气,用黄芪建中汤去生姜,建立中气,以益心营肺卫,便可愈病,与见咳治咳不同,求其本也。舍此治损,别无良法。

朱:《经》云:"阳维为病苦寒热。"缘上年冰雪甚少,冬失其藏。春半潮湿,地气升泄。以肝肾血液久亏之质,春生力浅。八脉隶乎肝肾,一身纲维,八脉乏束固之司。阴弱内热,阳微外寒矣。脊脊常痛,经事愆期。血海渐涸,久延虚怯,情景已露。《局方》逍遥散固女科圣药,大意重在肝脾二经。因郁致损,木土交伤,气血痹阻。和气血之中,佐柴胡微升,以引少阳生气。上中二焦之郁勃,可使条畅。今则入暮病剧,天晓安然,显是肝肾至阴损伤,八脉不为约束,故热无汗。至阴深远,古人谓阴病不得有汗也。当宗仲景甘药之例,勿取气辛助阳可矣。

炙甘草、阿胶、细生地、生白芍、麦冬、牡蛎。(654 页)

按:本案患者为肝肾血液久亏之质,至春发病,是阴不涵阳见症。其症内热外寒,热而无汗,脊脊常痛,入暮病剧,天晓安然,经事愆期。八脉隶乎肝肾,据《难经·二十九难》云"阳维为病苦寒热",故诊断为肝肾至损,血海渐涸,八脉失养,冲任不足,阳维失调。方用阿胶、细生地、生白芍、麦冬、牡蛎滋阴潜阳,既润血海之枯,又平阳维之寒热;炙甘草甘缓调和诸药。按此方甘柔入下焦至阴,实从张仲景炙甘草汤去温药化出,与气辛走表调和营卫不同,与逍遥散条畅肝脾亦异。此案为病寒热者另立治疗方法。

四、运用《伤寒论》理法案

脉小右弦,呼吸不利,喉中有声,入夜神迷昏倦,少腹微胀,二便不爽;自言筋骨如针刺,身重难以转侧,右环跳筋纵,不能伸屈。此皆暴寒内入,周行上下,阳气痹塞。且频年交冬痰嗽,天暖自安。老年肾真衰乏,少藏纳之司,水液化痰上泛;寒中少阴,则太阳膀胱之气无以上承而流通,宣化开阖失度,枢机悉阻。浊气升,痰饮逆,最忌喘急神昏。若用发散坠降,恐致伤阳劫阴。议进仲景小青龙法,乃太阳表中之里,通营卫,不耗其阳;开痰饮,不泄其气;仍有收肺逆,通膀胱之义。

小青龙汤。(《三家医案合刻·叶天士医案》)

按:此为寒中少阴痰咳案,老年肾真衰乏,复加寒中少阴,以致太阳宣化开阖失度,浊气升,痰饮逆,发生痰嗽,呼吸不利,筋骨疼痛,身重难以转侧等症。虽然入夜神迷昏倦,但非喘急神昏。故急则治其标,速开太阳,通营卫;化痰饮,平咳喘。取《伤寒论》小青龙汤,既能平咳喘,亦可治痹痛,是为最佳选择,此深得张仲景心法也。

唐,三六:寒湿已入太阳之里,膀胱之气不利,阴囊茎肿。

五苓散加独活、汉防己。(573 页)

按:寒湿与风寒不同,风寒伤太阳之表,膀胱经气不宣,治宜辛温解表;寒湿入太阳之里,膀胱腑气不利,治宜温化利水。患者阴囊茎肿,是为水疝,类似现在的鞘膜积液。方用《伤寒论》之五苓散温阳化气行水,复加独活散寒胜湿,汉防己利水消肿。《伤寒论》:"若脉浮,小便不利,微热消渴者,与五苓散主之。"本案用五苓散加味治疗水疝,温膀胱而利水,殊为恰合,余临床应用亦取良效。

冬温为病，乃正气不能固藏，热气自里而发。齿板舌干唇燥，目渐红，面油亮，语言不爽，呼吸似喘。邪伏少阴，病发三焦皆受。仲景谓"发热而渴者为温病"，明示后人，寒外郁则不渴，热内发斯必渴耳。治法以清热存阴，勿令邪气焚劫津液，致瘛疭痉厥、神昏谵狂诸患。故仲景复伸治疗，若非一逆尚引日，再逆促命期，且忌汗下、忌温针，可考。九日不解，议清膈上之热。

竹叶、杏仁、花粉、淡黄芩、连翘、橘红、滑石、郁金汁。(《眉寿堂方案选存·冬温》)

按：《叶氏医案存真·卷二》潘毓翁案云："初冬温暖，天地气不收降，伏邪因之而发，是为冬温，实非暴感，表散无谓。"说明冬温系伏气为病。本案"邪伏少阴，病发三焦皆受"，故发病即显里热重。张仲景谓"中而即病者，名曰伤寒，不即病者，寒毒藏于肌肤，至春变为温病"(《伤寒论》)，即指伏气为病。故发病即见齿板、舌干、唇燥、目渐红、面油亮、语言不爽、呼吸似喘等一派伏热伤津证候。方用杏仁、淡黄芩、连翘、郁金汁透泄上焦肺热；滑石、竹叶、花粉(即天花粉)、橘红清泄中焦阳明湿热。俾邪热去而阴津存，病可向安。若用汗下、温针法，伏邪焚劫津液，则祸不旋踵矣。此案守张仲景之训而另立治法，叶天士的创新精神值得学习。

五、化用《金匮要略》理论案

朱：重按痛势稍衰。乃一派苦辛燥，劫伤营络，是急心痛症。若上引泥丸，则大危矣。议用《金匮》法。

人参、桂枝尖、川椒、炙草、白蜜。(585页)

按：患者心痛，刻诊重按痛势稍减，其因服苦辛燥药，心营伤损，心阳失煦，心络失荣，寒气痹阻所致。所谓"按之痛减为虚"(505页)，人参、炙草(即炙甘草)、白蜜滋营荣心；人参、桂枝、炙甘草温煦心阳；川椒大热逐寒。俾心络荣，寒气祛而心痛可止。其谓"用《金匮》法"，乃取《金匮要略》治疗胸痹心痛之人参汤、桂枝生姜枳实汤及乌头赤石脂丸各一味药，再加白蜜而成方。络病勿施腻补，为叶天士重要学术观点，故变为温通滋养剂。所谓"若上引泥丸则大危"，泥丸之宫指脑府，神灵所集，心痛无以供血脑府，主不明则大危。若非谙悉《金匮要略》治疗心痛诸方，难得化裁应变如此之妙。

潘，十八：食后吐出水液及不化米粒，二便自通，并不渴饮，五年不愈。宜理胃阳，用仲景法。

熟附子、半夏、姜汁、白粳米。(261页)

按：久病呕吐，食后吐出水液及不化米粒，显系胃阳衰微，故纳而反出；胃内虚寒，故不渴饮。取熟附子振奋胃阳；半夏、姜汁温阳止呕；白粳米养胃气，调和辛辣之味，此方从附子粳米汤化裁而来。《金匮要略》说："腹中寒气，雷鸣切痛，胸胁逆满，呕吐，附子粳米汤主之。"其方原治中阳不足，腹痛气逆呕吐等症。本案去原方之甘草、大枣，避免甘补壅塞，加姜汁增强温阳化浊止呕功效。叶天士不但创养胃阴法，其实亦善理胃阳。张仲景有白虎汤泄阳明之邪热以存胃阴；此案用大热之熟附子换大寒之石膏，以辛辣之姜汁换甘甜之甘草，以辛开之半夏换苦寒之知母，保留养胃益气之白粳米，其温阳祛寒安胃与白虎汤法恰成调协阴阳之两面。叶天士思入精微，应用奥妙，非精通张仲景之学者，不克臻此。

秋暑失血,初春再发。脉右大,颇能纳食。《金匮》云:"男子脉大为劳,极虚亦为劳。"要知脉大为劳,是烦劳伤气,脉虚为劳,是情欲致损。大旨病根驱尽,安静一年可愈。

炙绵芪、北沙参、炙草、白芨、苡仁、南枣。(《叶氏医案存真·卷二》)

按:此案秋暑失血,当系咳血,似今之支气管扩张所致,极易复发,故初春阳气发动之时再发。颇能纳食,是胃气尚旺。然其脉右大,右者肺脾所主,《金匮要略》云"男子平人脉大为劳",故诊为烦劳伤气,气虚失摄也。乃用炙绵芪(即绵黄芪)、大枣、炙甘草益气健脾补肺;苡仁(即薏苡仁)下气;北沙参、白芨(即白及)养阴清肺止血。其治疗与情欲致损阴虚火旺咳血不同,故案中特为申述。此病不易根治,强调安静一年可愈,仁心可见。

第二节　应用基础学说　补充精要新义

中医基础学有阴阳、五行、脏腑、经络、奇经、气血、气化、体质、六淫、伏气、节候等内容。叶天士非常重视应用这些学说,发挥其义,并作了一些精当的补充,散见于医案中。如以阴阳论中风有"阴虚液耗,风动阳升"。以脏腑论中风有"肾脏内寄真阳,非温不纳;肝脏内寄相火,非清不宁"。论吐泻有"脾宜升则健,胃宜降则和"。论肝脾有"肝为刚脏,宜柔宜和;脾为柔脏,宜燥宜温"。论脾肾有"脾阳宜动,动则运;肾阴宜藏,藏则固"。以五行论内伤发黄有"肝木不宁,土困不舒"。以经络论积聚有"初为气结在经,久则血伤入络"。论奇经辨证有"凡八脉奇经,医每弃置不论"。论气血有"痞满在气,燥实在血"。以气化论咳嗽有"肺气从右而降,肝气由左而升"。论体质有"形躯丰溢,脉来微小,乃阳气不足体质"。论六淫治疗有"风温入肺,气不肯降"。论伏气致病有"奈何医者不晓伏气为病"之叹。论岁气谓"燥气加临,先伤于上"。叶天士这些理论,符合中医基础学说精神,语境精炼,启迪后学,十分宝贵。兹从《临证指南医案》《叶氏医案存真》遴选例案述评,以资佐证。

一、活用阴阳理论案

某:头痛累月,阳脉大,阴脉涩,此阴衰于下,阳亢于上,上盛下虚之候也。阳气舍上,体本虚也,而浊气干之则实。阴气居下,体本实也,而气反上逆则虚。头为清阳之位,而受阴浊之邪,阴阳混乱,天地否塞,而成病矣。

法用六味地黄汤,加青铅五钱。(《叶氏医案存真·卷三》)

按:头痛累月,医治罔效。叶天士以阴阳为纲,从虚实辨证。清阳居上,浊阴居下,生理位置已定。患者阳脉大、阴脉涩是阴衰于下,阳亢于上,浊阴上干,清窍受扰,阴阳紊乱,形成下虚上实而致头痛不已。方用六味地黄汤中熟地、山药、山茱萸滋补肝肾之阴以实下;丹皮、泽泻、茯苓加青铅镇降逆行之浊邪以清上。使清浊有分,升降有序,头痛方止,非深悉阴阳虚实之理者,不克知此中奥秘。

杨：中后不复，交至节四日，寒战汗泄，遂神昏不醒。是阴阳失于交恋，真气欲绝，有暴脱之虑。拟进回阳摄阴法。

人参、干姜、淡附子、五味、猪胆汁。（8页）

按：战汗乃正邪抗争之表现。如战汗后热退，脉静身凉，表示元气恢复，邪去正安。若汗出后四肢厥冷、烦躁不安，乃正不胜邪，阴阳将脱，属危重证候。本案中风后尚未恢复，至节即冬至，至冬至一阳初生，应时气变化而突发寒战汗泄，遂神昏不醒。故诊为阴阳失于交恋，真气欲绝，而有暴脱之虑。方取参附汤、四逆汤去甘草，急急回阳救逆；并取白通加猪胆汁汤中苦寒之猪胆汁，破阴回阳，宣通上下，使阴阳交恋，而免暴脱之虞。

二、活用五行理论案

又：春分前七日。诊右脉虚弦带涩，左脉小弦劲而数。胃痛已缓，但常有畏寒鼓栗，俄顷发热而解，此肝病先厥后热也。今岁厥阴司天，春季风木主气。肝病既久，脾胃必虚。风木郁于土宫，营卫二气未能流畅于经脉，为营养护卫，此偏热偏寒所由来矣。夫木郁土位，古人制肝补脾，升阳散郁，皆理偏。就和为治，勿徒攻补寒热为调。今春半天令渐温，拟两和气血，佐以宣畅少阳、太阴。至小满气暖泄越，必大培脾胃后天，方合岁气体质调理。定春季煎丸二方。

人参、茯苓、广皮、炙草、当归、白芍、丹皮、桑叶、姜、枣汤法丸。

间用煎方：人参、广皮、谷芽、炙草、白芍、黄芩、丹皮、柴胡。（195页）

按：胃痛是戊土病；畏寒鼓栗，俄顷发热而解是厥阴风木病。因"风木郁于土宫，营卫二气未能流畅于经脉"，故胃痛虽缓而有先寒后热之症。其治疗"宣畅少阳太阴"者，亦即两调土木。煎方用柴胡、黄芩、白芍、丹皮和解风木之邪；人参、广皮（即陈皮）、谷芽、炙甘草培养后天土气。经谓治病"必先岁气，毋伐天和"，故至小满气暖，必以培育后天脾土为法。丸方用人参、茯苓、陈皮、炙甘草、姜、枣培土健中；当归、白芍养血和营；桑叶、丹皮和阳平木，使无乘土之患。此活用五行生克乘侮理论于临证典型案例。

姜：劳烦哮喘，是为气虚。盖肺主气，为出气之脏。气出太过，但泄不收，则散越多喘，是喘症之属虚。故益肺气药皆甘，补土母以生子。若上气散越已久，耳目诸窍之阻，皆清阳不司转旋之机，不必缕治。

人参建中汤去姜。（301页）

按：劳烦则发哮喘，诊为气虚。然气虚之因，责之中气不足，土不生金。《难经·六十九难》说："虚者补其母，实者泻其子。"故取治疗虚劳之人参建中汤（炙甘草、桂枝、生姜、大枣、芍药、胶饴、人参）建立中气，补土生金以实肺气。肺气充裕，则肃降有权而哮喘能平。去姜之意减其散越也。此应用五行生克补泻原则疗病之案例。

三、应用脏腑理论案

范：胁痛入脘，呕吐黄浊水液。因惊动肝，肝风振起犯胃。平昔液衰，难用刚燥，议养胃汁以熄风方。

人参、炒半夏、炒麦冬、茯神、广白皮、炒香白粳米。(258页)

按:胁乃肝经所过之地,胁痛则知肝病。肝性凶横,最易犯胃,胃受其侮,气反上逆,故呕吐黄浊水液。平时胃阴不足,胃液久亏,苦温刚燥药物非其所宜。治宜温养胃液,以息肝风。方用人参养胃,炒半夏降逆,炒麦冬增液,茯神镇静,广白皮(即陈皮)理气,炒香白粳米和中而止呕。不是同沙参、石斛、枇杷叶养胃阴方一样用药,与单纯甘寒养胃阴法不同。此方得张仲景麦门冬汤甘寒之麦冬与苦温之半夏同用之妙义,可见叶天士养胃阴分清养和温养两种,医者不可不知。此应用脏腑理论疗病之案例。

鲍,三三:情怀不适,阳气郁勃于中,变化内风,掀旋转动,心悸,流涎,麻木悉归左肢。盖肝为起病之源,胃为传病之所。饮酒中虚,便易溏滑,议两和肝胃。

桑叶、炒丹皮、天麻、金斛、川贝、地骨皮。(190页)

按:病因情怀不适引起,抑郁则肝气化火,变化内风,上凌心君,血脉循行不利,则心悸,流涎。肝气应左,横涩经络故左肢麻木。横乘胃土,则中虚便溏。治疗之法,求其本源,必须两和肝胃。方以桑叶、炒丹皮、天麻、川贝(即川贝母)、地骨皮和阳息风;金斛(即金石斛)益胃阴以御侮。若加粳米、枳椇子补中抗邪似更有力。

四、活用经络理论案

又:大凡邪中于经为痹,邪中于络为痿。今痹痛全止,行走痿弱无力,经脉受伤,阳气不为护持。法当温养通补,经旨春夏养阳,重在扶培生气耳。

黄芪四两、茯苓三两、生白术三两、炙草、淡苁蓉二两、当归三两、牛膝二两、仙灵脾二两、虎骨胶、金毛狗脊十二两(无灰酒浸半日,蒸,熬膏),胶膏为丸。(527页)

按:风湿之邪,乘虚而入,中经为痹,气血阻滞而痛;中络为痿,气血不能支持而痿软。今痹痛止,经脉已通,行走痿弱无力,乃阳气不能护持。方用黄芪、白术、炙甘草补气,当归养血,淡苁蓉、仙灵脾(即淫羊藿)补肾,牛膝强筋,虎骨胶壮骨,金毛狗脊去风强腰,茯苓引药下行。使络脉得补,阳明大筋得束,强壮有力,行走自健。《素问·四气调神大论》说:"圣人春夏养阳,秋冬养阴,以从其根,故与万物沉浮于生长之门。"借春夏阳气升发之日,以丸药治疗慢性经络痼疾,期蠲除其痛苦。

某:夏秋湿热疟痢,正虚邪留,混入血络,结成癥瘕疟母。夫湿气热气,本属无形,医治非法,血脉蕴邪,故寒热间发。仲景立法,务在缓攻,急则变为中满,慎之。

兼服鳖甲煎丸。知母、草果、半夏、黄芩、乌梅、生姜,秋露水煎。(452页)

按:湿热疟邪为患,则寒热间发。用四兽饮去人参、甘草、大枣、茯苓、陈皮、白术,加黄芩、知母清化湿热而截疟。然"正虚邪留,混入血络",已经结成疟母。所谓"初为气结在经,久则血伤入络"(235页),故又用张仲景鳖甲煎丸,以虫类入络搜剔化解疟母。叶天士分清经络辨证,采用虫类药物为后人治络开一大法门。

五、应用奇经理论案

赵：蓐损八脉，经水不来，带下频频颇多。产后下焦先虚，继及中宫，乃血液脂膏之涸。桂附热燥，更助劫烁。此温药，是温养之义，非温热之谓。

人参、河车、麋茸、鹿角霜、归身、茯苓、紫石英。（704页）

按：叶天士治疗疑难疾病常以奇经八脉辨证立法。本案产后下焦精血先虚，冲任不足，督脉阳虚，故经水不来；继及中宫虚馁，带脉失摄而带下频多，故云"蓐损八脉"。治疗用人参、当归身补益气血；麋茸、鹿角霜温养督脉精血阳气；河车（即紫河车）甘咸补益任脉精血；人参、茯苓通补阳明以益带脉；紫石英温经固下。八脉皆赖阴血涵养，若八脉阳虚，补阳须顾其阴，应避免温热刚燥之品，恐再损其阴。阳药若桂附刚猛，风药若灵仙、狗脊之走窜，总皆劫夺耗散，用柔阳辛润通补方妥。柔阳辛润药如鹿茸、麋茸、鹿角胶、鹿角霜、苁蓉、枸杞子、沙苑子、补骨脂、杜仲、菟丝子、胡桃、巴戟天、怀牛膝之类。本案方中用血肉有情之品以温养滋润血液脂膏之涸，新建温养奇经摄带法，其与桂附之类温热刚燥治法大不相同。此法是叶天士治疗奇经络脉疾病之重要方法。

朱：经云"阳维为病苦寒热"。缘上年冰雪甚少，冬失其藏。春半潮湿，地气升泄。以肝肾血液久亏之质，春生力浅。八脉隶乎肝肾，一身纲维。八脉乏束固之司，阴弱内热，阳微外寒矣。膂脊常痛，经事愆期，血海渐涸，久延虚怯，情景已露。《局方》逍遥散固女科圣药，大意重在肝脾二经。因郁致损，木土交伤，气血痹阻，和气血之中，佐柴胡微升，以引少阳生气。上中二焦之郁勃，可使条畅。今则入暮病剧，天晓安然，显是肝肾至阴损伤，八脉不为约束，故热无汗。至阴深远，古人谓阴病不得有汗也。当宗仲景甘药之例，勿取气辛助阳可矣。

炙甘草、阿胶、细生地、生白芍、麦冬、牡蛎。（654页）

按：妇科疾病，必究奇经八脉。此妇时值春天而发寒热无汗等症，诊为肝肾至阴损伤，血海渐涸，奇经脉病。肝肾阴亏无以灌溉八脉，督脉失养，膂脊常痛。冲任失调，经事愆期。《难经·二十九难》说："阳维为病苦寒热。"阳维维系失司，阳微则生外寒，阴虚则生内热。入暮阳跷所主卫气入于脏阴，人气衰而邪气盛，故病剧；天晓卫气行于阳，人气生而邪气衰，故安然。治疗用阿胶、细生地、生白芍滋补肝肾以灌溉八脉；麦冬、炙甘草以养胃阴，叶天士所谓"药以甘柔，使胃汁日充，则砥柱中流矣"（676页）。牡蛎补阴潜阳，合方可疗奇经阴虚脉病。若逍遥散能治疗经事愆期，其意在因郁致损，肝脾失调，佐柴胡微升少阳生气，与奇经无涉。故本案只宜甘润养阴，而不适宜气辛助阳之品。

六、活用气血理论案

程：从前衄血，都以养阴益气而愈，知非实热。皆劳役阳冒，以致阴血之动也。今壮年肌肉不充，身动气促如喘，口中腻涎浊沫。竟是肾精带伤，收纳失职之象。急急保养，远戒酒色，犹可向安。

熟地、人参、萸肉、湖莲、芡实、补骨脂、山药粉丸。(569页)

按:患者素有衄血,以养阴益气而愈,是阴气虚,火气上浮,烁伤阳络所致。今其人消瘦,旧恙复发,并动则气促如喘,口中腻涎浊沫,断为肾气失纳,龙火上腾之象。故其治疗必纳肾气,使龙火归藏,则气喘平,而血能止。方用熟地、人参、补骨脂、山药之温养;萸肉(即山茱萸)、湖莲、芡实之涩纳,使肾复纳气之权,则血亦循行有度矣。邵新甫说:"多劳过欲,病及天一之真。阳浮引阴血以冒上窍者,滋潜浓味,法从峻补,血脱则挽回元气。"(570页、571页)此治血理气之一法也。

傅:大凡痞满在气,燥实在血。腹胀,经水仍来,大便微溏,固是气分病也,下之暂愈,气得泄也。继而腹胀,经水不来,气与血俱病也,病非轻渺。议中满分消方法。

生于术、猪苓、泽泻、椒目、鸡内金、青皮汁、厚朴。(658页)

按:腹胀,大便微溏,是有水湿。医用下法泄气,胀得缓解一时。然而水湿未除,继又腹胀;原经水行,今经水反不来,是由气病及血,气血俱病。《金匮要略》说:"问曰:病有血分水分何也?师曰:经水前断,后病水,名曰血分,此病为难治。先病水,后经水断,名曰水分,此病易治。何以故?去水,其经自下。"故取东垣中满分消丸健脾行气,利湿方法,生于术(即生白术)、鸡内金健脾;青皮汁、厚朴行气燥湿;猪苓、泽泻、椒目利水,使气行湿化,则胀满可消,而经血必自来潮,此遵治病必求其本之旨。

七、运用气化学说案

王:久客劳伤,气分痹阻,则上焦清空诸窍不利。初病在气,久则入血。身痛,目黄,食减形瘦,由病患及乎元虚,攻补未能除病。思人身左升属肝,右降属肺,当两和气血,使升降得宜。若再延挨,必瘀滞日甚,结为腑聚矣。

旋覆花汤加桃仁、归须、蒌皮。(62页)

按:从"天地气化"角度认识人体生命活动是《黄帝内经》气化思想的重要特征,其将人与天地融为一体,体现了中医学独特的生命观,对于临床认识疾病,治疗疾病具有重要的指导作用。如《素问·阴阳应象大论》说:"左右者,阴阳之道路也。"《素问·刺禁论》说:"肝生于左,肺藏于右。"此论人身气机升降,肝气从左而升,肺气从右而降,如春天气从东方而升,秋天气从西方而降,是为常态。今患者劳伤已久,病邪阻滞气机,肝气失升,肺气失降,气化失常,由气入血,将有腑聚之虑。刻诊身痛,目黄,食减,形瘦,是病已入肝经血络。《金匮要略》有旋覆花汤治肝著、胸闷不舒、甚或胀痛等症,由旋覆花、葱、新绛组成。可理气通阳,活血散瘀。叶天士取方加桃仁、归须(即当归须)辛润和血以左通肝络;蒌皮(即瓜蒌皮)化痰散结右降肺气。俾能肝升肺降,气血流通,气化复常而收效。

杨,四二:太阳脉行,由背抵腰。外来风寒,先伤阳经。云雾自下及上,经气逆而病发。致呕痰涎,头痛,小溲数行。病解膀胱气通,斯逆者转顺矣,当通太阳之里。

用五苓散,倘外感病发再议。(315页)

按：前代医家如张隐庵、张令韶等重视运气学术以解读伤寒六经气化。六经气化本质是脏腑经络功能活动的反映。太阳为寒水之经，其病本寒标热，发汗利水为治太阳两大法门。若感伤外来风寒，太阳首当其冲。而太阳病有经病、腑病之分。《伤寒论》说："中风发热，六七日不解而烦，有表里证，渴欲饮水，水入则吐者，名曰水逆。五苓散主之。"发热而烦，标示风邪外束于经；又有渴欲饮水，水入则吐之水逆，膀胱气化不行之症，是经腑皆病，主以五苓散，表里同治。本案末谓"倘外感病发再议"，可见本案刻诊外感风寒已解，已无太阳标热；其小溲数行，似无本腑里证。但有呕痰涎，头痛，实乃太阳逆气病及于胃，故叶天士谓"经气逆而病发"。借用五苓散温化膀胱，通太阳里气，以复太阳气化功能，而收降逆愈病之效。

八、结合体质治疗案

孙，四二：形躯丰溢，脉来微小，乃阳气不足体质。理烦治剧，曲运神机，都是伤阳之助。温养有情，栽培生气，即古圣春夏养阳，不与逐邪攻病同例。

用青囊斑龙丸。（48 页）

按：《灵枢·阴阳二十五人》尝论人体形色肥瘦而知气血盛衰，所患疾病不同，因此可以"审察其形气有余不足而调之，可以知逆顺矣"。《素问·三部九候论》说："必先度其形之肥瘦，以调其气之虚实，实则泻之，虚则补之。"《素问·经脉别论》又说："诊病之道，观人勇怯、骨肉、皮肤，能知其情，以为诊法也。"本案形躯丰溢，脉来微小，外似有余，内则不足，阳虚体质明显。其理烦治剧，曲运神机，复耗阳气。即发燥热，与外感实证大异。故治宜温养阳气，用青囊斑龙丸（鹿角胶、鹿角霜、柏子仁、菟丝子、熟地、茯苓、补骨脂）。此案可见叶天士诊疗十分重视结合人体体质以把握病机施治。

形壮色白，气虚有痰，痰阻经络，气血不通，经事三年不来。古人治此必以调气为先，盖气为血帅也，见病治病终亦无裨。

生台术、茯苓块、香附、砂仁、蒺藜、制半夏、淡水熬膏，临好以文火炖收，清晨开水调服。（《叶氏医案存真·卷一》）

按：患者形壮色白，是气虚痰湿体质。月经三年不来，乃痰湿阻塞胞脉所致。朱丹溪说："若是肥盛妇人，禀受甚浓……经水不调不能成胎，谓之躯脂满溢，闭塞子宫，宜行湿燥痰。"即此病证。故以生台术（即生白术）、制半夏、茯苓块、砂仁健脾祛痰化湿，蒺藜、香附疏肝流畅气机。痰湿去，胞脉畅行，月经如期而至，自能摄精成孕。但若以治疗气血药饵，痰湿不除，则不符体质病机，所谓见病治病终无裨益，绝非虚言。

九、运用七情理论案

任，三八：此情志不遂，肝木之气，逆行犯胃，呕吐膈胀。开怀谈笑可解。凝滞血药，乃病之对头也。

延胡、川楝子、苏梗、乌药、香附、红豆蔻。（191页）

按：中医强调七情过极，则伤五脏而致病。本例情志抑郁，则肝失条达，木气乘土犯胃，胃气逆故呕吐膈胀。治疗宜先行开导，开怀谈笑，以条达气机。复用延胡索、川楝子、乌药、香附子疏肝行气；苏梗（即紫苏梗）、红豆蔻和胃开中，两调肝胃气机，病可获痊。疾病在气分，故不可用血药。

某：因惊外触，见症神怯欲迷，已经肢厥冷汗怕动。仿镇怯理虚。

人参、茯神、枣仁、生龙骨、石菖蒲、炙草、南枣、陈淮小麦，早上服。（561页）

按：心主血而藏神，《素问·举痛论》曰："惊则气乱……惊则心无所倚，神无所归，虑无所定，故气乱矣。"大惊则伤神而气乱，故神怯欲迷，肢厥冷汗出。方用人参、茯神、枣仁（即酸枣仁）、生龙骨、石菖蒲益气安神镇怯；炙甘草、大枣、陈淮小麦养心安神，和中缓急。方证恰合，是为情志所伤治疗之法。

十、活用六淫理论案

郭：风温入肺，气不肯降，形寒内热，胸痞，皆膹郁之象。辛凉佐以微苦，手太阴主治。

黑山栀、香豉、杏仁、桑叶、栝蒌皮、郁金。（318页）

按：叶天士倡言卫气营血辨证，本案即活用六淫理论论治时病风温。《温热论》说："温邪上受，首先犯肺。"患者感受风温邪气，肺失宣肃，恶寒发热，胸痞，是肺气郁闭所致。治以香豉（即香豆豉）、桑叶、栝蒌皮（即瓜蒌皮）辛凉宣散风邪；杏仁、黑山栀（即山栀子）、郁金微苦泄热，肃降肺气。温邪易伤津液，初起宜用辛凉，与治疗伤寒用羌活、防风等辛温散寒迥异。本案是"在卫汗之可也，到气才可清气"之活用病例。

冯，三一：舌白，头胀，身痛，肢疼，胸闷，不食，溺阻。当开气分除湿。

飞滑石、杏仁、白蔻仁、大竹叶、炒半夏、白通草。（350页）

按：此活用六淫理论论治湿温案。病者感受自口鼻吸入之湿邪，湿邪重着，病在太阴。湿阻上焦，肺失清肃，故头胀，胸闷。湿阻中焦，脾胃失运，故身痛，肢疼，不食。湿阻下焦则溺涩。舌苔白，湿之象。治当开气除湿，用杏仁肃肺降气；炒半夏、白蔻仁（即白豆蔻）燥湿温中；飞滑石、大竹叶、白通草从上至下，走三焦利湿通阳。若伴寒热，可加芳香化湿之物，如藿香、佩兰。

十一、运用伏气理论案

张：病几一月，犹然耳聋，神识不慧，嗽甚痰粘，呼吸喉间有音。此非伤寒暴感，皆夏秋间暑湿热气内郁，新凉引动内伏之邪，当以轻剂清解三焦。奈何医者不晓伏气为病，但以发散消食寒凉清火为事，致胃汁消亡，真阴尽烁。舌边赤，齿板燥裂血，邪留营中，有内闭痉疭厥逆之变。况右脉小数，左脉涩弱，热固在里。当此阴伤日久，下之再犯亡阴之戒。从来头面，都是清窍。既为邪蒙，精华气血不肯流行，诸窍失司聪明矣。此轻清清解，断断然也。议清上焦气血之壅为先，不投重剂苦寒，正仿古人肥人之病，虑虚其阳耳。

连翘心、元参、犀角、郁金、橘红（蜜水炒）、黑栀皮、川贝、鲜菖蒲根、加竹沥。（335 页）

按：《素问·阴阳应象大论》说："冬伤于寒,春必温病",此论外邪入客人体过时发病,开伏气致病说之先河。张仲景秉承经义而明确提出伏气病名,谓"今月之内,欲有伏气"（《伤寒论》）。宋明诸家对于伏气各有发挥,至清叶天士著《幼科要略》,详论伏气致病。王孟英题为"叶香岩三时伏气外感温热篇"收录于《温热经纬》中,标示着外感伏气温病学说形成。其实叶天士实论四时外感伏气,余已于《朱氏中医世家学验秘传》中辨明。本案因新凉引动内伏之邪,病几一月,经医误治,致胃汁消亡,真阴尽烁,形成耳聋,神识不慧,嗽甚痰黏,呼吸喉间有音,齿板燥裂血,右脉小数,左脉涩弱,舌边赤等症。治以元参（即玄参）养阴,连翘心、黑栀皮（即山栀子皮）、犀角（现已禁用,本书仅作文献研究用）透热凉营,川贝母、郁金、橘红、鲜菖蒲根、竹沥化痰开窍。不用苦寒,一者恐引邪气内陷劫阴伤阳,二者恐伏邪不能透达外出,如此轻清清解,破费匠心。

某：伏邪久咳,胃虚呕食。殆《内经》所谓胃咳之状耶。

麻黄、杏仁、甘草、石膏、半夏、苡仁。（91 页）

按：《灵枢·贼风》尝论人体脏腑失调产生而且久留之"湿气""恶血""血气凝结""血气内乱"等,将其统称之为"故邪"。则《金匮要略》所载之"留饮""伏饮""宿食""阴伏,是瘀血",亦应属"故邪"。余认为此故邪者,原先已存在体内久伏之邪气,皆可称为伏气。此邪气可由内伤产生,进而发生新的诸种疾病。余乃倡言内伤伏气致病说,强调消除伏气于萌芽,注重先期防治（《朱氏中医世家学验秘传》）。《素问·咳论》说："五脏之久咳,乃移于六腑。脾咳不已,则胃受之。胃咳之状,咳而呕……"此案咳嗽已久,其症咳而呕食,显然由脾咳不愈传来,故叶天士谓"伏邪久咳"。其症呕食必兼咳痰气逆、口渴等邪热壅肺之症。故用麻杏石甘汤辛凉宣泄平喘,加半夏、薏苡仁祛湿化痰止呕,力求愈病而妨其传变。案中虽未明言伏邪类型,但属内伤伏气所致已然吐露端倪。

十二、结合岁气时令治疗案

又：近交秋令,燥气加临,先伤于上,是为肺燥之咳。然下焦久虚,厥阴绕咽,少阴循喉,往常口燥舌糜,是下焦阴火泛越。先治时病燥气化火,暂以清润上焦,其本病再议。

扁豆勿研三钱、玉竹三钱、白沙参二钱、麦冬去心三钱、甜杏仁去皮尖勿研二钱、象贝母去心勿研二钱、冬桑叶一钱、卷心竹叶一钱、洗白糯米七合,清汤煎。（10 页）

按：患者往常口燥舌糜,原本有下焦阴火泛越之苦。近日交秋,燥气加临,外邪引动伏热,二者相杂,为害更烈。燥火上炎,必灼肺金致咳。然《金匮要略》中张仲景说："夫病痼疾加以卒病,当先治其卒病,后乃治其痼疾也。"故"先治时病燥气化火,暂以清润上焦"为法。方用白沙参、麦冬润肺燥,甜杏仁降气,象贝母（即浙贝母）清咽化痰,冬桑叶清肺燥,卷心竹叶清热,玉竹、扁豆（即白扁豆）、糯米滋养胃液而益肺气。使燥气平,肺金得润,咳嗽必愈。《素问·五常政大论》说："必先岁气,无伐天和。"吴昆注："岁气有偏胜,人病因之,用药者必明夫岁气,不得更益其邪而伐其天和。"（《素问吴注》,石室藏版）此案说明叶天士重视结合岁气理论而诊疗。

丁：大寒节,真气少藏,阳挟内风旋动,以致痱中。舌边赤,中有苔滞。忌投攻风劫痰,益肾凉肝,治本为法。

生地、元参、麦冬、川斛、远志、石菖蒲、蔗浆。(8 页)

按:大寒节乃一年最后节气,自冬至日后,阳气已经萌动,故谓真气少藏。人亦应之,若因烦劳,则肝阳挟内风旋动,以致痱中。症见四肢废而不用,身无痛,甚则口不能言,神志昏乱等(《诸病源候论·风病诸候》)。患者舌边赤,中有苔滞,乃阴虚痰阻之症。故用刘河间地黄饮子减去温阳药,以生地、元参(即玄参)、麦冬、川斛(即川石斛)、蔗浆益肾凉肝;远志、石菖蒲化痰开窍,确是治本之法,此结合节气变化理论而断病诊疗。

十三、结合地域环境治疗案

刘,三一:濒海飚风潮湿,著于经脉之中,此为周痹。痹则气血不通,阳明之阳不主司事。食腥腻遂不化,为溏泻。病有六七年,正虚邪实,不可急攻,宜缓。

生白术、生黄芪、海桐皮、川桂枝木、羌活、防风。(527 页)

按:《素问》有异法方宜论之文,强调临证须参合地域环境以疗病。患者久居濒海潮湿之地,风湿邪气著于经脉之中,气血不通,发为周痹。加之饮不节,伤脾不化,病为溏泻。年久不愈,正虚邪实,立法扶正祛邪。用生白术、生黄芪益气健脾化湿,合川桂枝木温运中阳;海桐皮、羌活、防风祛风胜湿逐痹。其诊疗立案符合经论也。

李:酒客中虚。粤地潮湿,长夏涉水,外受之湿下起;水谷不运,中焦之湿内聚。治法不以宣通经腑,致湿阻气分,郁而为热。自脾胃不主运通,水湿横渍于脉膜之间,二便不爽。湿热浊气,交扭混乱。前辈治中满必曰分消,此分字,明明谓分解之义。但乱药既多,不能去病。就是脾胃受伤于药,蔓延腿肢肿极且痛。病深路远,药必从喉入胃,然后四布。病所未得药益,清阳先已受伤,此汤药难以进商也。议用丹溪小温中丸三钱,专以疏利肠中。取其不致流散诸经,亦一理也。

小温中丸,八服。(354 页)

按:酒客中虚,脾胃中焦之湿内聚在先。又居粤海潮湿之地,长夏涉水,外伤于湿在后。内外合邪,致脾胃运化失司,湿热交混,治疗不当,病情缠绵以致腿肢肿极且痛。考虑汤药已伤清阳胃气,转拟丸药缓图。用《丹溪心法》小温中丸(苍术、川芎、香附、神曲、针砂)醋糊丸。空心姜盐汤下,午后饭食。健脾理气,和血胜湿,以缓收全功。

十四、遵从逐月养胎说治疗案

朱:脉右涩小数,左弦促。纳食脘胀,常有甘酸浊味。微呕吐清涎旬朝始一更衣,仍不通爽。询知病起情怀抑郁,由气郁化热。如《内经》五志过极皆从火化。就怀妊恶阻,按徐之才逐月安养,亦在足少阳经。正取清热养胎,况肝胆相火内寄,非凉剂无以和平。古人治病,以偏救偏,幸勿畏虚以贻患。

金石斛、黑山栀、茯苓、半夏曲、橘红、竹茹、枳实。(685页)

按:妇科十月怀胎,有妊娠逐月养胎说,其肇始于先秦,至南北朝徐之才已成体系,后世逐渐完善。然拘于说理者较多,切实使用于临证者少。唯叶天士遵其论而验于临床,按徐之才之论,十个月逐月据证以不同方药安养胎元。这一学术对于保障胎儿健康,维护民族繁衍具有重要意义。本案妊娠二月,足少阳胆经主气。"徐之才逐月养胎方""妊娠二月名始膏,无食辛燥,居必静处。"(《备急千金要方》)足少阳胆相火内寄,若情怀抑郁,气从热化。木乘戊土,则脘胀呕吐等症徐发。用山栀子、竹茹、枳实清泄胆热;金石斛、茯苓、半夏曲、橘红益阴和胃。以凉剂达去病保胎,平和安养之目的。

某:怀妊百日,丙丁养胎。胎热,从戊亥时升,耳前赤痱刺痛。当养阴制火。

细生地、茯神、生白芍、建莲、桑叶、钩藤。(683页)

按:怀孕百日,已是三月,乃手厥阴心包主气。按时辰配脏腑,一日戊时属心包,亥时属三焦,胎热不安,故于此时热升,耳前赤痱刺痛。然"手心主内属于心"(《备急千金要方》),其与手少阳三焦相表里,故叶天士将心包三焦二经融入丙丁火(心与小肠)中,谓之"丙丁养胎"。以细生地、生白芍、桑叶、钩藤清心;建莲(即莲子)、茯神宁神,而收养阴制火,除病安胎之效。

第三节　吸收名家经验　扩大临床应用

自汉以后历代名医辈出,创立诸多学说,极大地丰富了祖国医学内容。语传叶天士从学十七师,博采众长。从叶天士所留医案,可见其吸取前贤经验,扩大临床应用。如大便难运用徐之才滑可去涩法;用孙思邈用血肉有情之品通补奇经之虚,用苦辛芳香之药通消奇经八脉之滞;治虚热取张季明元无所归则热灼说;治中风吸取缪希雍的虚风暗动说及治血三要说;治温热病取刘河间辛凉解表、吴又可邪自口鼻而入、喻嘉言温疫之邪流布三焦等学说。至于吸取张子和攻破、李东垣补脾胃、朱丹溪滋阴等等,不胜枚举。今各遴选数案,以见一斑。

一、运用徐之才滑可去涩案

刘,三十七岁:操持用心,心阳扰动,暗耗脂液,上则悸怔气怯,下则肠枯便难,视色苍肉瘦,温补不受。先仿徐之才滑可去涩。

柏子仁、松子仁、郁李仁、冬葵子、杜苏子、麻仁。(《叶天士先生方案真本》)

按:本案因操持用心过度,阴液暗耗,心阳扰动,其人色苍肉瘦,上则怔忡气怯,下则肠枯便难。此症枯涩,乃脂液耗损所致。治宜滋液宁神,润肠通便。故取滑可去涩法,用麻仁(即火麻仁)、柏子仁养液宁心;合松子仁、郁李仁增液润肠。《世医得效方》有五仁丸(郁李仁、柏子仁、松子仁、桃仁、杏仁)治疗津枯便秘;冬葵子甘辛寒通窍滑肠;杜苏子(即紫苏子)辛温含脂液,下气宽肠,《济生》顺气滑大便有紫苏麻仁粥(紫苏子、火麻仁),即此用药。徐之才南北朝医家,著《药对》。其谓"滑可去着，冬葵子、榆白皮之属是也。"叶天士本此而施方药，不温不燥，以润滑而通其涩也。

二、化用孙思邈方治疗案

夏，六三：案牍神耗，过动天君，阳隧直升直降，水火不交，阴精变为腐浊。精浊与便浊异路，故宣利清解无功，数月久延，其病伤已在任督。凡八脉奇经，医每弃置不论。考孙真人九法，专究其事。欲涵阴精不漏，意在升固八脉之气，录法参末。

鹿茸、人参、生菟丝粉、补骨脂、韭子、舶茴香、覆盆子、茯苓、胡桃肉、柏子霜。蒸饼为丸。（172 页）

按：案牍劳神，易耗心血，消烁阴精而损肾气，导致心肾失交，水火不济，阳隧升降无权，阴窍关闭失主，清浊难分，形成自流，久则阴液变为腐浊，不知病已伤及督任二脉。此非实证，所以宣利清解无功，叶天士遍考孙思邈书，无孙真人治疗奇经九法之说。然《备急千金要方》有小牛角䚡散治疗"伤任脉下血"（牛角䚡、鹿茸、禹余粮、当归、干姜、续断、阿胶、乌贼骨、龙骨、赤小豆）；猪肾汤"治产后虚羸，喘乏，乍寒乍热，病如疟状，名为蓐劳"（猪肾、香豉、白粳米、葱白）；《千金翼方》"治妇人下血阿胶散"（阿胶、乌贼骨、芍药、当归）；鲍鱼汤"治妇人漏血崩中"（鲍鱼、当归、阿胶、艾）等等，皆为奇脉虚损，冲气失纳，阳维失调等症，而用牛角、鹿茸、阿胶、乌贼骨等治疗任督八脉之药。叶天士吸收孙思邈所制诸方用药深义，以鹿茸、生菟丝粉（即生菟丝子粉）、补骨脂、舶茴香、韭子（即韭菜子）壮肾督而强阳隧，人参、覆盆子、胡桃肉、柏子霜滋任脉而增阴液，俾升奇阳，固精窍。督任得权，则清浊自分，漏精焉有不止。叶天士治病重视奇经八脉，故惋惜医者每置之不论，其受孙思邈治疗奇经疾病方药的启发于斯可见。李时珍说："八脉散在群书者，略而不悉，医不知此，罔探病机。"（《奇经八脉考》）叶天士则谓："医人不晓八脉之理，但指其虚，刚如桂附，柔如地味，皆非奇经治法。"（669 页）其进一步从临床角度丰富了奇经证治内容。

邱钟，由吉巷，二十八岁：凡交三月胎殒，是足厥阴肝经内怯，热入于阴，冲脉胎形渐长，任脉不司担任而坠。见症脊椎尻垂，腰酸痿弱。肾肝奇经虚不固摄，议孙真人方。

桑寄生、清阿胶、生白芍、细生地、蕲艾炭、条黄芩、砂仁末、当归身。（《叶天士先生方案真本》）

按：妇人屡次怀孕三月而胎堕，证属肝肾阴虚内热，冲任失职，不能固摄所致。刻诊脊椎尻垂，腰酸痿弱，乃肝肾冲任奇经虚损未复。治宜补肝肾益冲任，俾腰脊得以滋养，方可复原。故取孙思邈麦门冬汤（麦冬、人参、甘草、黄芩、干地黄、阿胶、生姜、大枣）、艾叶汤（艾叶、阿胶、川芎、当归、甘草）等治疗妇人妊娠不安腹痛腰痛等方意，用清阿胶、生白芍、细生地、当归身滋阴养血，以溉冲任奇经；桑寄生、蕲艾炭固任带奇经以强腰；条黄芩坚阴清热；砂仁末健中，使补而不腻。此案可见叶天士吸取孙思邈治疗妇人奇经疾病的心法。近贤程门雪说："其选药味至精湛，一味之换，深意存焉，六味之中，涵咏不尽。每含古昔名方数种为一炉治，加减变化之美，从来所无。"（《未刻本叶氏医案》校注）洵非虚语。

三、取钱仲阳方治疗案

王，十二：稚年纯阳，诸阳皆聚于骨。阴未充长，阳未和谐。凡过动烦怒等因，阳骤升巅为痛，热寐痛止，阳潜入阴也，此非外邪。

常用钱氏六味丸，加龟甲、知母、咸秋石，以滋养壮阴。（41 页）

按：此童病头巅（现作"颠"）痛，热寐痛止。诊为肾阴不足，虚阳上浮所致。钱仲阳治疗肾怯失音，囟开不合，神不足者有地黄丸，是从张仲景肾气丸去补阳之桂附而成，专补肾阴。叶天士用其方，加龟甲、知母补阴，咸秋石引热下行归肾，使阴复阳潜，病可向愈。此虽症不同，但病机相同，故活用钱仲阳方，体现圆机活法，《素问·著至教论》所谓"说意而已"。

王，二四：脉如数，垂入尺泽。病起肝肾下损，延及脾胃。昔秦越人云：自下焦损伤，过中焦则难治。知有形精血难复，急培无形之气为旨。食少便溏。

与钱氏异功散。（55 页）

按：脉数垂入尺泽，是肝肾下损之象。然延及脾胃，必然纳化俱差，故食少便溏。据秦越人观点"自下焦损伤，过中焦则难治"，后天化源不足，则精血难复。故治疗必取治中为主，用钱仲阳异功散（党参、白术、茯苓、陈皮、炙甘草）补脾健胃，俾后天健则先天易于康复。

四、活用陈无择方治疗案

又：阳微寒胜，疟久不已。理胃阳以壮中宫，使四末之邪，不令徒犯脾胃。

人参、炒半夏、生姜、乌梅、草果、炒常山，秋露水煎。（441 页）

按：陈无择云，"五脏气虚，喜怒不节，劳逸兼并，以致阴阳相胜，结聚涎饮，与卫气相搏，发为疟疾"（《三因极一病证方论》），制四兽饮。本案疟疾，阳微寒胜，取其方去陈皮、甘草、大枣，用人参、炒半夏、草果、生姜、乌梅益气温中祛痰，加炒常山增强截疟之效。

叶氏：脉右大，热升风动，郁冒为厥。宗陈无择羚羊角散方。

羚羊角、小生地、元参、丹参、连翘、黑豆皮。（556 页）

按：《金匮要略》云："厥阳独行何谓也？师曰：此为有阳无阴，故称厥阳。"本案阴虚邪热上扰神明，以致郁冒为厥。方用小生地、玄参、黑豆皮养阴涵阳；羚羊角凉肝息风；丹参、连翘清心透气醒神。俾阴阳相调而收神清厥回之效。考陈无择书无羚羊角散方，当系误记。

五、拟朱肱法治疗案

朱：七疝在肝，《内经》谓冲脉为病。但冲脉隶于阳明，肝木必乘克胃土。胃翻涌逆，致吐蛔，呕涎，汤饮不入，呃忒不止，皆逆乱无已，为脏厥危病矣。肝体本刚，相火内寄。一派热燥药饵，以刚济刚，竟有缺折之虞。欲泄其浊，拟用朱南阳法。

韭白根、两头尖、金铃子、延胡、归须、肉桂心。（575页）

按：《素问·骨空论》说："冲脉为病，逆气里急。"《诸病源候论·卷二十》说："七疝者，厥疝、癥疝、寒疝、气疝、盘疝、胕疝、狼疝，此名七疝也。"本案所谓七疝乃泛指逆气为病。患者"胃翻涌逆，致吐蛔，呕涎，汤饮不入，呃忒不止，皆逆乱无已"，是肝木乘土，冲气上逆所致。前医用热燥药饵，以刚济刚，与肝体相火不合，故取朱肱（南阳）通阳泄浊法。韭乃肝之菜，用韭白根辛温行气，两头尖辛通理气，皆有通阳之力；当归须养肝；肉桂心抑肝；金铃子、延胡索泄肝热平冲逆。使木不乘土，得胃和而安。在《临证指南医案》涉及"朱南阳法"医案四则，"疝"与"淋浊"各二案，皆用通阳泄浊法。此法柔剂辛通，与刚剂燥热大不相同。

马：淋闭，属肝胆居多。桂附劫阴，与刚脏不合。诊脉沉涩无力，非五苓八正可投。议用朱南阳法，仍是厥阴本方耳。

老韭根白一两、两头尖一百粒、小茴香五分、川楝子肉一钱、归须二钱、穿山甲末一钱。（170页）

按：淋闭为肝胆湿热下注与血络互结，阻塞尿道所致。与膀胱湿浊不同，与心火移热于小肠成淋更异，所以用五苓、八正治疗不效。而桂附尤非所宜，因肝为刚脏，用之耗竭阴液，病必增剧。乃取朱南阳法，用老韭根白化行气浊；两头尖理气通阳；当归须养血通络；小茴香、川楝子化气；穿山甲（现已禁用，本书仅作文献研究用）末活血通窍利尿。水瘀阻窍，非此药不能入于厥阴之地，故云此法"仍是厥阴本方"。

六、仿许淑微经验案

某，二九：肾厥，由背脊而升，发时手足逆冷，口吐涎沫，喉如刀刺。盖足少阴经脉上循喉咙，挟舌本，浊阴自下上犯，必循经络而至。仿许学士椒附意，通阳以泻浊阴耳。

炮附子、淡干姜、川椒、胡芦巴、半夏、茯苓，姜汁泛丸。（546页）

按：足少阴经虽居下焦，而前则上循喉咙挟舌本，后行背脊。浊阴上犯，由背而升，阳气被抑，发时手足逆冷。寒邪扰胃，呕吐涎沫。阴火犯喉，痛如刀刺，此肾气厥逆之痛证案也。叶天士吸收许淑微治肾厥经验。方用炮附子、川椒、胡芦巴温阳破阴；淡干姜散寒；姜汁、半夏去秽止呕；茯苓安神引药下行。肾阳一振，阴浊自消，则诸症自愈。按许淑微有椒附散（附子、川椒、生姜），原方"治肾气上攻，项背不能转移"者甚效。其谓"肾气腰自夹脊上至曹溪穴（指风府），然后入泥丸宫（脑府）。曹溪一穴（指风府），非精于搬运者（指气功家任督循环）不能透，今逆至此不得通，用椒以引归经则安矣"（《普济本事方·卷二》）。叶天士活用许淑微理法也甚明。

孙，二四：肾气攻背项强，溺频且多，督脉不摄。腰重头疼，难以转侧。先与通阳，宗许学士法。

川椒炒出汗三分、川桂枝一钱、川附子一钱、茯苓一钱半、生白术一钱、生远志一钱。（608页）

按：叶天士云："凡冲气攻痛，从背而上者，系督脉主病，治在少阴。从腹而上者，治在厥阴；系冲任主病，或填补阳明，此治病之宗旨也。"本案攻背项强，腰重头疼，难以转侧，溺频且多，显系督脉不摄，故治在少阴。用川附子、川椒温少阴而暖督脉；川桂枝、生白术通阳，治腰重头疼而摄尿；远志、茯苓安神，引药入阴。此方系从许淑微椒附散化裁而来。

七、用寇宗奭法案

华，二九：神伤于上，精败于下，心肾不交。久伤精气不复谓之损，《内经》治五脏之损，治各不同。越人有上损从阳，下损从阴之议。然必纳谷资生，脾胃后天得振，始望精气生于谷食。自上秋至今日甚，乃里真无藏，当春令泄越，生气不至，渐欲离散。从来精血有形，药饵焉能骤然充长。攻病方法，都主客邪，以偏治偏。阅古东垣丹溪辈，于损不肯复者，首宜大进参术，多至数斤。谓有形精血难生，无形元气须急固耳。况上下交损，当治其中。若得中甦加谷，继参入摄纳填精敛神之属。方今春木大泄，万花尽放，人身应之。此一月中，急挽勿懈矣。

参术膏、米饮调送；接进寇氏桑螵蛸散去当归，此宁神固精，收摄散亡，乃涩以治脱之法。（154 页）

按：青年不重调摄，神色两伤，致心肾不交，自秋至春逐日加重。适春令阳升发泄之时，遗精益甚，渐有元气欲脱之险，已由病至损矣！此非实证，无邪可攻。然有形精血不能速生，故其治疗当急固元气，并止塞厄漏。方取参术膏、米饮调服，既能益气扶元，培育后天，又符合上下交损，当治其中之义。接进寇氏桑螵蛸散去当归以固精治脱。据二诊案，遗滑即止，收效甚佳，末以归脾丸收功。寇宗奭在《本草衍义》中载：邻家有一男子，小便日数十次，如稠米泔，色亦白，心神恍惚，瘦瘁食减，以女劳得之。令服此桑螵蛸散（桑螵蛸、远志、菖蒲、龙骨、人参、茯神、当归、龟甲醋炙，以上各一两，为末，夜卧，人参汤调下二钱），未终一剂而愈。此方安神魂，定心志，可治健忘、遗精、小便数等症。叶天士此案乃吸取寇宗奭经验，若非成竹在胸，临证则无所措手足也。

八、用张季明法案

又：暮夜热炽，阴虚何疑。但从前表散，致卫阳疏泄；穿山甲钻筋流利后，致经络气血劫撒，内损不复。卫阳藩篱交空，斯时亦可撑半壁矣。失此机宜，秋收冬藏主令，其在封固蛰藏耳。张季明谓：元无所归则热灼，亦是。

方丸：人参、河车、熟地、五味、莲肉、山药、茯苓；食后逾时服六神汤。（39 页）

按：据案分析，患者应有筋络疼痛旧恙，曾服辛温表散、穿山甲走窜之品，致卫阳疏泄，气血内损，故发暮夜热炽之症。张季明即宋代名医张杲，其谓"气属阳，阳虚则阴凑之，故发厥。血者阴也，血虚则阳凑之，故发热也。气虚发厥者，当用温药；血虚发热者，不宜用凉药，当用温养气血之药以补之，宜养阴黄芪建中汤之类是也。"（《医说·卷四·气血虚发厥热》）叶天士简约而言之"元无所归则热灼"。故用人参、山药、莲肉（即莲子肉）、茯苓补脾；熟地、五味即五味子补肾；紫河车大补元气，调补先后二天，以冀虚损渐渐复元而平息虚热。同时食后逾时服六神汤（四君子加山药、白扁豆、姜、枣），增强培补后天元气之功。

九、拟刘河间法案

又：昨进分消方，热势略减，小便略通。所有湿热秽浊，混处三焦，非臆说矣。其阴茎囊肿，是湿热甚而下坠入腑，与方书茎肿㿗症有间。议河间法。

飞滑石、石膏、寒水石、大杏仁、厚朴、猪苓、泽泻、丝瓜叶。（285页）

按：湿热下流入腑，小便不利，影响下焦水腑，致阴茎囊肿，三焦气化失司也。议刘河间甘露饮法，以大杏仁、石膏清降上焦肺气；寒水石、厚朴清降中焦胃热；飞滑石、猪苓、泽泻、丝瓜叶利下焦，清热利水消肿。合奏分消三焦湿热秽浊之邪而愈病。

金：失血有年，阴气久伤。复遭忧悲悒郁，阳挟内风大冒，血舍自空。气乘于左，口喎肢麻，舌喑无声，足痿不耐行走。明明肝肾虚馁，阴气不主上承。重培其下，冀得风熄。议以河间法。

熟地四两、牛膝一两半、萸肉二两、远志一两半炒黑、杞子二两、菊花二两炒、五味一两半、川斛二两四钱、茯神二两、淡苁蓉干一两二钱，加蜜丸，服四钱。（1页）

按：患者多年失血伤阴，渐至阳挟内风上冒，左侧口肢发麻，舌喑无声，足痿不耐行走。方拟滋补肝肾，以息风阳。刘河间有"内夺而厥，舌喑不能言，二足废不能用……地黄引子主之"（《黄帝素问宣明论方》），叶天士此案即遵刘河间方增减而成。关于地黄引子，冉雪峰说"此方汇集滋补肝肾之品，而温煦以鼓荡之，为温补缓补之剂，目的在于扶正，而不在于祛邪。"（《中风临证效方选注》）叶天士保留原方之熟地、川石斛、山茱萸、淡苁蓉、五味子、远志、茯神补肾；加枸杞子、牛膝、菊花养肝；去肉桂、附片、巴戟天、麦冬、石菖蒲、姜、枣等刚性药物，凸显柔润筋络之功，重培其下，冀得风息。其活用前贤治则方药于斯可见。

十、吸收张子和经验案

汪：自云郁怒不已，夏季忽起腹胀。医以快气疏滞汤药，其胀竟入小腹下坠，青筋外突，胀甚延及肾囊，乃肝疝之症，议子和法。

归须、橘核、青木香、青皮、小茴、黑山栀、青葱管。（574页）

按：郁怒最易伤肝，肝气失调而成疝。前医不以疏肝散郁为事，而投快气疏滞之破药，故使其胀直入小肠，青筋外露，坠入肾囊而成肝疝。《儒门事亲》有荡疝丹，药用川楝子、小茴（即小茴香）、破故纸（即补骨脂）、黑牵牛、青皮、陈皮、莪术、木香等，叶天士用药即从此方化出。叶天士吸收张子和治疝经验，变破气为温通。方用当归须养肝通络，小茴香温经，青木香、橘核行气散结，青葱管入络通阳，山栀子清火为佐。方证合拍，乃善学前人成方加以化裁者。

又：脉左坚，经阻半载。戌亥阴时，厥逆肢掣，逾时方苏，即欲渴饮。龙荟宣窍，咸苦清火未效。且大便两旬不解，定是热结在血。仿古人厥应下之义。用张子和玉烛散。

玉烛散。（547页）

按：经停半载，血已瘀滞。戌亥夜深，厥逆肢掣，瘀血凌心所致。前医见渴饮，误以为热，予咸苦清火等药未效。结合大便两旬不解,诊为热结在血。乃取张子和玉烛散(当归、芍药、川芎、甘草、芒硝、熟地黄、大黄、黄芩)养血清热,泻积通便,并有活血通经之效。此方是四物汤合调胃承气汤加黄芩,可见张子和善化裁前人方,而叶天士亦善活用前人方也。

十一、用李东垣法案

陈,三八:厥阴三疟半年,夏至节交,春木退舍,大寒热而後解。病伤未旺,雨湿蒸逼外临,内受水谷不运。洞泄之后,而神倦食减。湿伤脾胃清气,用东垣清暑益气主之。

清暑益气法。(187 页)

按:久疟阴虚,夏来阳气未旺,病虽减轻,健康未复。雨湿外逼,水谷内滞,发为洞泄。元气大伤,神倦食减。用李东垣清暑益气汤(黄芪、苍术、升麻、人参、泽泻、神曲、橘皮、白术、麦冬、当归身、炙甘草、青皮、黄柏、葛根、五味子、生姜、大枣)健脾胃,祛湿热,升清气,和营卫。不独湿热疟邪祛除,而饮食增加,身体必渐复原。叶天士用药少而精,而李东垣用药味多而量轻,有韩信降兵,多多益善之誉,其方严谨,叶天士仍然采用。

李,三六:脉小弱,形瘦,肠风已久。年来食少便难,得嗳噫泄气,自觉爽释。夫六腑通即为补,仿东垣通幽意。

当归、桃仁、红花、郁李仁、冬葵子、柏子霜、芦荟、松子肉,水熬膏,服五钱。(283 页)

按:肠风已久,脉小弱,形瘦,血虚之征。食少便难,得嗳噫泄气爽释,乃脾胃纳化不健。取李东垣通幽汤加减,用当归、柏子霜、桃仁、红花养血和血润肠;郁李仁、松子肉、冬葵子、芦荟润肠通便,共奏养血润肠通便之功。因胃纳不佳,故去原方之生地、熟地;腑以通降为顺,故去原方之升麻、炙甘草,而增加润肠药物。可见叶天士善化裁如此。

十二、取朱丹溪意治疗案

夏,二十:食下膜胀,旬日得一更衣,肠胃皆腑,以通为用。丹溪每治肠痹,必开肺气,谓表里相应治法。

杏仁、紫菀、冬葵子、桑叶、土瓜蒌皮。(276 页)

按:肺与大肠相表里,肺失清肃,腑气不通,则气闭膜胀;胃液不得下润,则大便旬日不行。肠胃属腑,以通为顺。夫肠痹者,肠腑闭塞不通也。朱丹溪论麻仁丸曾谓"肺失传送之官,宜大便秘而难下"(《格致余论·脾约丸论》),有肺失肃降,则影响腑气痹塞不通之义。叶天士取朱丹溪意而自组方药,乃用"开肺气"法,腑病从脏论治。方用桑叶肃清肺热,杏仁下肺气合紫菀润肠,冬葵子滑肠通痹合土瓜蒌皮润肺降气通便。肺气肃降,大便行,膜胀自然化解。宋代史载之治蔡京便秘,仅用紫菀一味愈,亦取紫菀清肺气以通便也(拙著《中国宫廷医疗轶事及秘方选评》)。

高:多郁多怒,诸气皆痹。肠胃不司流通,攻触有形。乃肝胆厥逆之气,木必犯土。呕咳恶心，致纳食日减。勉进水谷，小肠屈曲不司变化，为二便不爽。所谓不足之中而兼有余，医勿夯视。

　　丹溪小温中九，每服二钱五分。（286 页）

　　按：肝气郁结，木必犯土，脾胃升降失调，气滞肠腑，攻触有形。气逆于上，则呕咳恶心，致纳食日减。小肠变化失司，为二便不爽。用朱丹溪小温中丸（苍术、川芎、香附、神曲、针砂醋炒红，上药为末，醋糊为丸），疏肝健胃化食，调节肝胃气机。

十三、从罗谦甫法案

　　某：阳虚体质，食入不化，饮酒浓味即泻，而肠血未止。盖阳微健运失职，酒食气蒸湿聚，脾阳清阳日陷矣。当从谦甫先生法。

　　人参二钱半、干姜二钱半煨、附子三钱、茅术五钱、升麻三钱、白术二钱半、厚朴二钱半、茯神二钱半、广皮二钱半、炙草二钱半、归身一钱半、白芍一钱半、葛根二钱半、益智一钱半、地榆三钱半、神曲一钱半，右药各制，姜、枣汤丸。（504 页）

　　按：患者食入不化，饮酒浓味即泻，并带便血。此系脾阳衰减，健运失职，清气下流，脾失统摄所致。罗谦甫师承李东垣，治疗脾胃病善用甘温之剂，重益气升阳用药法，叶天士从之。故用人参、白术、附子、干姜、益智（即益智仁）、炙甘草温脾益气；升麻、葛根升清；茅术（即苍术）、厚朴、陈皮、茯神、神曲健脾化湿；当归身、白芍、地榆和营止血；姜、枣调和气血。为丸缓调，体现了叶天士对补土派学术的具体运用。

十四、应用虞抟虚损疗法案

　　孙，四二：形体丰溢，脉来微小，乃阳气不足体质。理烦治剧，曲运神机，都是伤阳之助。温养有情，栽培生气，即古圣春夏养阳，不与逐邪攻病同例，用青囊斑龙丸。（48 页）

　　按：虞抟著《医学正传》，其论虚损引《难经》"损其肾者益其精"，大凡真阳虚损，老人体虚者，可用青囊斑龙丸治疗，由鹿角胶、鹿角霜、菟丝子、柏子仁、熟地、白茯苓、补骨脂组成，具有温补元阳，益寿延年之效。主治真阳不足，腰膝疼痛，阳痿早泄，或小便增多，耳鸣，体倦心烦，或老年阳虚，时常畏寒，气力衰微。方中鹿角胶、鹿角霜通督脉，补命门，大补精髓而益元阳；菟丝子、补骨脂补命门益督脉；熟地滋补肾阴，益阴以配阳；柏子仁养心安神；白茯苓引诸药归于下焦。本案体丰脉小，乃外强内虚之象，再加工作曲运神机，阳气复伤，是病已入奇经。故用补精养阳入于奇经督脉之剂，投青囊斑龙丸栽培生气，改善体质，有先期预防疾病之效。此方疗法成为叶天士温润通补治疗络脉疾病重要依据之一。

十五、应用缪希雍学术案

　　李：暴怒肝阳大升，胃络血涌甚多，已失气下为顺之旨。仲淳吐血三要云："降气不必降火，目今不饥不纳,寒腻之药所致。

炒苏子、降香汁、山栀、炒山查、郁金、茯苓、川斛、丹参。(134 页)

按:暴怒则肝失疏泄之职,横乘脾胃;肝阳暴涨而易升,脉络不固,血随气涌,失去顺行之序。前医不察,妄投寒腻之品,冀其止血,不但血不能止,反而使脾胃更加凝滞不运,造成不饥不食。叶天士吸收缪希雍治吐血三要法,"宜降气,不宜降火"(《先醒斋广笔记》),采取降气,盖气降则火自下,血亦随气而循行脉中矣。方用炒苏子(即炒紫苏子)降气,山栀(即山栀子)清火,炒山查(即炒山楂)化滞止血,郁金入络止血,川石斛养阴,丹参和血,茯苓安神。气降火下,血自归经而不上溢,是善用他人经验,变为已有者。

翁,二二:问诵读静坐,痰血夏发,入冬不已。胸胁痛引背部,脉小微涩。非欲伤阴火,夫痛为络脉失和,络中气逆血上。宗仲淳气为血帅。

苏子、苡仁、茯苓、山查、桑叶、丹皮、降香末、老韭白。(138 页)

按:本案向有吐血病症,吐血虽止,因诵读劳神伤阴,火自内生而灼伤肺络,故痰血夏发,入冬不已。并胸胁痛引背部,脉小微涩,是络脉失和,络中气逆血上所致。乃遵缪希雍治疗吐血法,以紫苏子降气;桑叶、丹皮清热凉血;降香末、山查入络活血止血;薏苡仁、茯苓祛痰湿;老韭白之辛入络开胸散结止痛。缪希雍说,治吐血"宜行血,不宜止血,血不行经络者,气逆上壅也,行血则血循经络,不止自止。止之则血凝,血凝则发热、恶食,病日痼矣"(《先醒斋广笔记》),故案中不用止血药。

十六、吸取薛立斋经验案

某:恼怒肝郁,思虑脾伤。面黄脉涩,寤不成寐。宗薛氏法治之。

人参、黄芪、熟于术、茯神、枣仁、桂圆肉、当归、炙草、黑山栀、丹皮、远志。(399 页)

按:此症由情志失调所引起,面黄脉涩,寤不成寐,显系脾虚,营血不足所致。薛立斋在其《内科摘要》中用归脾汤治疗不寐少纳。叶天士宗其法,取该方补气血而养心脾;因恼怒肝郁,更加山栀子、丹皮泄肝解郁,不使乘土,则更全面。

汪氏:女科首列调经。今经不调和,耳鸣,心漾,汗出,畏恐神瘵,两足皆冷兼浮肿。冬至节交,病甚于前。都因肝肾内怯,阳不交阴所至。

薛氏加减八味丸,淡盐汤送三钱。(49 页)

按:月经失调,并耳鸣,心漾,汗出,畏恐神瘵,两足皆冷兼浮肿。此系肾阳虚怯,心阳失煦,阴阳不交所致。在上则耳鸣,心漾,汗出,畏恐;在下则足冷浮肿。用薛氏加减八味丸,即桂附地黄丸去附子之刚燥,加五味子纳气归肾组成。具有补肾温阳宁心,引火归元,消除浮肿之效。

十七、依据王肯堂病机治疗案

汤胥门,五十六岁:酒客大便久溏,世俗谓聚湿伤脾损肾。脾病入肾,有久泻久痢为肾病矣。失血用滋阴凉降者,十居七八。以少年阴虚火旺为多。如中年积劳,走动欲喘,久立肛坠后重,所宜在乎摄肾固纳。理中汤劫胃水,能止上下失血。王损庵法立见,非是杜撰,不效之所以然,以肾虚恶燥者。

人参、黄肉、茯苓、石莲子、木瓜、炙草、五味子。(《叶天士先生方案真本》)

按:患者嗜酒,久之伤脾损肾,以致大便溏泻。若夹便血,则滋阴凉降法不宜。若走动欲喘,久立肛坠后重,理中汤温中亦不适宜,因理中汤能温中摄血,但伤胃津。王损庵即王肯堂,尝谓"肾脉小甚为洞泄。小者,气血皆少,肾主闭藏,今气血皆少,无以闭藏,故泄。"(《证治准绳·杂病·泄泻滞下总论》)叶天士据其肾失闭藏而施治,以摄肾固纳法:用人参、茯苓、炙甘草通补阳明之气;山茱萸、石莲子、五味子摄肾固纳;木瓜化湿,酸收止泄。此案叶天士赞同王损庵病机论,而灵活自处方药。

十八、吸收张凤逵论暑治疗案

顾:右脉空大,左脉小芤,寒热,麻痹,腰痛冷汗。平素积劳内虚,秋暑客邪,遂干脏阴。致神迷心热烦躁,刮痧似乎略爽,病不肯解。此非经络间病,颇虑热深劫阴,而为痉厥。张司农集诸贤论暑病,谓入肝则麻痹,入肾为消渴,此其明征。议清阴分之邪,仍以养正辅之。

阿胶、小生地、麦冬、人参、小川连、乌梅肉。(342页)

按:本案右脉空大,左脉小芤,寒热,麻痹,腰痛,冷汗,神迷心热烦躁,乃炎热未退,入秋暑气仍盛,患者积劳体虚,感受其邪,故医者施用刮痧治疗不能缓解。因暑热邪气已经劫伤脏阴,证与张司农所论暑病深入肝肾而见麻痹、消渴类同(参见《伤暑全书》),虑其有劫阴痉厥之变。故用阿胶、小生地、乌梅肉酸甘育阴,濡养肝肾;人参、麦冬、小川连(即小川黄连)益心阴而泄热邪为治。叶天士论病虽从张司农,而其用药则从张仲景炙甘草汤与乌梅丸化出,用心之灵巧,宜认真体味。

十九、参用李时珍经验案

张:丹溪谓五淋症湿热阻窍居多,三年前曾有是病。月前举发,竟有血块窒塞,尿管大痛,不能溺出。想房劳强忍,败精离位,变成污浊瘀腐。且少腹坚满,大便秘涩,脏气无权,腑气不用。考濒湖发明篇中,有外甥柳乔之病与此适符。今仿其义,参入朱南阳法。

两头尖、川楝子、韭白、小茴、桂枝、归尾、冲入杜牛膝根汁。(170页)

按:五淋,朱丹溪每以湿热阻窍施治。患者三年前曾得病,月前又发尿管大痛,不能溺出。尿有血块窒塞,少腹坚满,大便秘涩,此是癃闭,较湿热淋症更重一成。李时珍尝治"外甥柳乔,素多酒色。病下极胀痛,二便不通,不能坐卧,立哭呻吟者七昼夜。医用通利药不效,遣人叩予。予思此乃湿热之邪在精道,壅胀隧路。病在二阴之间,故前阻小便,后阻大便,病不在太阳膀胱也。乃用楝实、茴香、穿山甲诸药,入牵牛加倍,水煎服。一服而减,三服而平。牵牛能达右肾命门，走精隧，人所不知。（《本草纲目·卷十八·牵牛子》）"按此所谓精道、精隧，在二阴之间，即男子之精室，今称前列腺体，其气通于肾。张与柳病相类，故用两头尖消壅肿以利阴窍；桂枝、韭白、当归尾通阳和血；川楝子、小茴香化浊止痛；杜牛膝根汁泻浊引药下行。此证与五苓散、八正散类利尿通淋方不同，所谓"参入朱南阳法"，即通阳泄浊方法。非对诸家学术精熟者，不能有此通变。

二十、运用张景岳法案

李氏：脉细小如无，素多郁怒，经来即病。冬月胃痛，随有咯血不止，寒战面赤，惊惕头摇，显是肝阳变风，络血沸起。四肢逆冷，真气衰微。《内经》有肝病暴变之文，势岂轻渺。议用景岳镇阴煎法，制其阳逆，仍是就下之义。

熟地炭、牛膝炭、肉桂、茯神、生白芍、童便。（134页）

按：郁怒伤肝，冲任失调，故经来即病。冬月胃痛，随有咯血不止，寒战面赤，惊惕头摇，实为肝阳变风，挟冲气上逆，络血失藏。《景岳全书》镇阴煎治疗阴虚于下，格阳于上，真阳失守，血随而溢，以致大吐大衄，六脉细脱，手足厥冷，危在顷刻而血不能止者，由熟地、牛膝、炙甘草、泽泻、肉桂、制附子组成。故取此方，用熟地炭滋阴涵阳；生白芍平肝；牛膝炭、肉桂导火下行；茯神宁心引药下行；童便滋阴降火，平冲止血。化裁原方，引火归元，而效力尤著。

姜，五三：经营无有不劳心，心阳过动，而肾阴暗耗液枯，阳愈燔灼。凡入火之物，必消烁干枯，是能食而肌肉消瘦。

用景岳玉女煎。（416页）

按：劳心则心阳易动，心火起必暗耗肾阴，燔灼津液。食而易消，饮则易渴；且壮火食气，饮食不为肌肤，肌肉消瘦。治用张景岳之玉女煎，熟地滋补肾阴，麦冬清金养肺阴，生石膏、知母清泄胃肠火热，牛膝引火下行。俾肾水生，胃火去，消渴必然缓解。此案若加乌梅合甘药生津，黄连直泄心火，可增强疗效。

二十一、变通吴又可法案

口鼻吸入秽浊，着于膜府，不饥，呕逆，中焦病也。宜通浊痹为正法，忌清凉发散。

杏仁、草果仁、槟榔、藿香、蔻仁、制半夏、厚朴、姜汁。（《眉寿堂方案选存·时疠湿温》）

按：《温疫论·原病》说："疫者，感天地之厉气……无论老少强弱，触之者即病。邪自口鼻而入，则其所客，内不在藏府，外不在经络。舍于夹脊之内，去表不远，附近于胃，乃表里之分界，是为半表半里，即《针经》所谓横连膜原是也。"本案"口鼻吸入秽浊，着于膜府，不饥，呕逆"，实即疫病。吴又可治疗温疫制达原散：槟榔、厚朴、草果仁、知母、芍药、黄芩、甘草。本案中所用槟榔、厚朴、草果仁即其方中药。吴又可又说："证有迟速轻重不等，药有多寡缓急之分。务在临时斟酌。"本案中去达原散原方中清热滋阴之知母、芍药、黄芩、甘草，而易以藿香、杏仁、蔻仁(即白豆蔻)、制半夏、姜汁,加强芳化温燥,祛湿通浊之功,必是湿浊严重之故。叶天士变通吴又可温疫治法以治疗湿痪颇具匠心。

二十二、活用喻嘉言法案

马,六十:劳心劳力经营,向老自衰。平日服饵桂附生姜三十年,病食噎不下膈,吐出。此在上焦之气不化,津液不注于下,初病大便艰涩。按经云:味过辛热,肝阳有余,肺津胃液皆夺,为上燥。仿嘉言清燥法。

麦冬、麻仁、鲜生地、甜水梨、桑叶、石膏、生甘草。(246页)

按:患者平日服饵辛辣三十年,味过辛热,致阴虚液耗,肝阳有余。今年及花甲,病大便艰涩,食噎不下膈,吐出,肺津胃液皆夺。喻嘉言倡言燥气论,自制清燥救肺汤,治疗诸痪喘呕。谓此汤"大约以胃气为主,胃土为肺金之母也"(《医门法律》)。叶天士效其法,取麦冬、甜水梨甘寒以养胃津;鲜生地润津血之枯;桑叶柔润清宣上焦虚火;石膏清肃泄肺胃邪火;麻仁润燥通便;生甘草甘平缓和燥急。此乃噎膈重症,寻求治方,颇费心机。

某:上燥治气,下燥治血,此为定评。今阳明胃腑之虚,因久病呕逆。投以辛耗破气,津液劫伤,胃气不主下行,致肠中传送失司。经云:六腑以通为补。半月小效,全在一通补工夫,岂徒理燥而已。议甘寒清补胃阴。

鲜生地、天冬、人参、甜梨肉、生白蜜。(363页)

按:久病呕逆,胃津必伤;复投辛耗破气之剂,津液劫耗,致胃气不主下行,肠腑传导失司而便闭。用三才补益气阴,甜梨肉、生白蜜润燥滑肠,俾水满则舟行,肠润则便下。喻嘉言论治燥必分气血,谓"治燥病者……除肠中燥热之甚,济胃中津液之衰,使道路散而不结,津液生而不枯,气血利而不涩,则病日已矣"(《医门法律》),本案即据此而用药。而案中"上燥治气,下燥治血",又引发俞根初"上燥治气,中燥增液,下燥治血"说,前贤治疗燥症理论逐步完善。

二十三、遵李中梓意治疗案

此悬饮也。邪恋日久,虽属络病,正气暗伤,是以汩汩有声,究非全是顽痰窃据。李士材谓屡攻屡补,以平为期,当遵之。

生牡蛎、白蒺藜、桂心、甘遂、姜黄、麦芽,汤法丸。(《未刻本叶天士医案》)

按:《金匮要略》说,"饮后水流在胁下,咳唾引痛,谓之悬饮。"本案悬饮,或其胁下胀满,咳唾痰涩,汩汩有声。方用咸寒之生牡蛎化痰软坚;苦辛温之白蒺藜下气行水;辛苦温之姜黄行气,通经络,消胀满;苦寒之甘遂逐水饮;辛甘温之桂心温络脉而化饮;并仿张仲景硝石矾石散法,用一味麦芽和中,取其甘平调中以保养胃气,共奏祛邪逐饮之效。李中梓尝论张子和说"其所用药,惟大攻大伐,其于病也,所在神奇";又谓薛立斋,"其所以药,惟大温大补,其于病也,亦所在神奇(《医宗必读·富贵贫贱治病有别论》)。"二医治病皆收敏效,而运用补泻之法大不相同,其必重在辨证施方,以平为期。本案饮邪入络日久,虽正气暗伤,但邪气未除,仍然以逐邪大攻为主,邪去则正安,故引李中梓之论作为治疗悬饮的理论依据。

二十四、变通王子接学术案

陈氏:未病先有耳鸣眩晕,恰值二之气交,是冬藏根蒂未固,春升之气泄越,无以制伏。更属产后精气未复,又自乳耗血。血去液亏,真阴日损,阳气不交于阴,变化内风,上巅犯窍。冲逆肆横,胃掀吐食,攻肠为泻。袭走脉络,肌肉皆肿。譬如诸门户尽撤,遂致暴风飘漾之状。医者辛散苦降重坠,不但病未曾理,致阳更泄阴愈涸,烦则震动即厥,由二气不能自主之义。阅王先生安胃一法,最为卓识。所参拙见,按以两脉,右手涩弱,虚象昭然;左脉空大,按之不实,亦非肝气肝火有余,皆因气味过辛散越,致二气造偏。兹以病因大旨,兼以经义酌方。

人参、茯苓、半夏、白芍、煨姜、炒粳米。(259页)

按:此病产后阴血未复,于冬春交接之时,变化内风,横逆犯胃,气逆吐食,攻肠为泻,袭走脉络,肌肉皆肿。前医用辛散苦降重坠,反伤阳明胃土,土虚木摇,烦则震动即厥。其脉右手涩弱,中虚之象昭然;左脉空大,按之不实,此非肝气肝火有余,而因气味过辛散越所致。转仿王子接先生安胃平肝法,用人参、茯苓、半夏、煨姜、炒粳米,通补阳明,和胃止呕,补中安木;白芍平肝息风,肝胃同治。

叶天士师承王子接,王子接著《绛雪园古方选注》,其论方重视以五味理论治疗脏腑疾病,其辛润通络、奇经用药等对叶天士的影响颇大。有腹胀嘈杂、纳少不运之症,责之肝胃失和者,王子接制安胃汤(川花椒、乌梅、川黄连、人参、枳实、生淡干姜),即苦辛酸泄用药。此方实际是从乌梅丸变化而来,叶天士极赏其制,并创立酸苦辛甘泄肝安胃法,用以治疗胃痛、腹胀、呕吐等疾病,故案中有"阅王先生安胃一法,最为卓识"之语。

包:老年隆冬暴中,乃阴阳失交本病。脉左大右濡,内风掀越,中阳已虚。第五日已更衣,神惫欲寐。宗王先生议,阳明厥阴主治,法以候裁。

人参、茯苓、白蒺藜、炒半夏、炒杞子、甘菊。(6页)

按:本案老年隆冬中风,脉左大右濡,病机为阴阳失交,具体落实在中阳已虚,内风掀越,故其治疗以治阳明厥阴为主,调其肝胃。药用人参、茯苓、炒半夏通补胃阳,白蒺藜、炒枸杞子、甘菊缓肝息风。王先生即王子接,临床重视肝胃关系,不但上案与本案应用如此,在《临证指南医案·痃疟》中蒋案也有"王先生用苦辛酸法极通"。本案虽然是"阳明厥阴主治",却也是变通苦辛酸法,可见叶天士对老师学术的继承但又不墨守成规。

二十五、综合多家经验应对临床案

又:三焦不通,脘痹腹胀,二便皆秘。前方用开手太阴肺,苦辛润降,小溲得利。兼进小温中丸泄肝平胃,胀势什减有五。但间日寒热复来,必是内郁之气,阳不条达,多寒战栗。议用四逆散和解,其小温中丸仍用。

生白芍、枳实、柴胡、黄芩、半夏、竹茹、生姜。(217页)

按:本案脘痹腹胀,浮肿,二便皆秘,是肝脾失调所致。前服苦辛润降药,兼进小温中丸,尿利肿减半,余症尚存。加之间日寒热复来,多寒战栗,是少阳内郁气失条达之征。案谓用"四逆散和解",实为四逆散与小柴胡汤合方增减。用四逆散去甘草以疏畅气机;用小柴胡汤去人参、甘草、大枣免其甘壅,和解少阳,以治疗寒热往来;加竹茹,增强清降之功。小温中丸出自《丹溪心法》,由针砂、香附、山楂、神曲、黄连、栀子、厚朴、苍术、半夏、川芎组成,有疏肝燥脾祛除湿热胀满之效。可见此案综合应用了张仲景与朱丹溪二家经验。

包,五三:寝食如常,脉沉而缓,独两腿内外肌肉麻木。五旬又三,阳脉渐衰,跷维不为用事,非三气杂感也。温通以佐脉络之流畅,仿古贤四斤金刚之属。

淡苁蓉、枸杞子、牛膝、茯苓、白蒺藜、木瓜、萆薢、金毛狗脊膏丸。(522页)

按:患者两腿内外肌肉麻木,寝食如常,脉沉而缓。诊为阳脉渐衰,跷维不为用事所致。方用淡苁蓉、枸杞子、牛膝填精补肾,八脉隶于肝肾,俾精血充沛入于跷维,濡养筋肌;金毛狗脊、萆薢温通脉络;白蒺藜、木瓜解肌肉麻木;茯苓引诸药归于下焦。共奏营养肌肤,去除麻木之效。

然此方乃化用《太平惠民和剂局方》(简称《局方》)之四斤丸(木瓜、牛膝、天麻、苁蓉、附子、虎骨)与《素问病机气宜保命集》之金刚丸(萆薢、杜仲、苁蓉、菟丝子)而成。叶天士应用前贤成方每活用而不呆用,综合多家经验应对临床,颇多可取之处。

第四节 脱化成法成方 创制新法新方

治法能规范组方选药,法善则方良。叶天士善于吸收前人成法成方来创制新法新方。例如从张仲景炙甘草汤化裁出复脉汤以救治温热伤阴耗液,从人尿猪胆汤化出治湿热伏于阴分的方剂,以及络脉治法,奇经八脉治法等等。叶天士所立新法新方,表面似属平淡,其实奇特不凡,是经过一番惨淡经营,匠心独运拟定的。《素问·天元纪大论》说"神用无方谓之圣",故多"法外之法",并为后人所遵从。如其方药被吴鞠通大量采用,或于原方证候略为润色,或于方药增减一二味,从而另立方名,载于《温病条辨》中,便于阅览。而后世医家则广泛使用,可见叶天士方药对于医林影响之深远。兹选评十八则,于管中窥豹。

一、清气润燥之桑杏汤方

某:脉右数大。议清气分中燥热。

桑叶、杏仁、大沙参、象贝母、香豉、黑栀皮。(363页)

按:秋燥为病,或温燥,或凉燥,初起必在肺卫,皆有伤津之症。温燥其症或微恶风,微热,或干咳,口舌干,舌苔薄白乏津,脉右数大。叶天士用桑叶、杏仁、象贝母、香豆豉、山栀子皮清气分中燥热,大沙参养肺阴而润燥。或更加雪梨、麦冬等。吴鞠通于《温病条辨·上焦篇·秋燥》五十四条将本案方去雪梨汁换梨皮(欠妥)命名为桑杏汤,成为后世治疗秋感温燥咳嗽之常用方。

二、辛凉清上法之翘荷汤方

某:燥火上郁,龈胀,咽痛。当辛凉清上。

薄荷梗、连翘壳、生甘草、黑栀皮、桔梗、绿豆皮。(363 页)

按:叶天士此案治疗燥火上干清窍,用辛凉清上法。吴鞠通于《温病条辨·上焦篇·秋燥》五十七条将本案改写为"燥气化火,清窍不利者,翘荷汤主之。"翘荷汤用于治疗"清窍不利,如耳鸣目赤,龈胀咽痛之类"。翘荷汤:薄荷一钱五分、连翘一钱五分、生甘草一钱、山栀子皮一钱五分、桔梗二钱、绿豆皮二钱。并示加减法:耳鸣者,加羚羊角、苦丁茶;目赤者,加鲜菊叶、苦丁茶、夏枯草;咽痛者,加牛蒡子、黄芩。《温病学》教材亦采用之。

三、开气除湿法之三仁汤方

冯,三一:舌白,头胀,身痛肢疼,胸闷不食,溺阻,当开气分除湿。

飞滑石、杏仁、白蔻仁、大竹叶、炒半夏、白通草。(350 页)

按:患者头胀,身痛肢疼,胸闷不食,溺阻,舌白。肺主一身之气,此湿阻上焦,肺失肃降,气不宣通所致。叶天士用杏仁宣肃上焦肺气,使气化有助于湿化;白豆蔻化浊宣中,理中焦湿滞;炒半夏燥湿消痞,行气散满;飞滑石、大竹叶、白通草清利湿热。诸药合用,共成宣上、畅中、渗下之剂,有化湿清热,祛除混浊之功。此后吴鞠通于《温病条辨·上焦篇·湿温》四十三条将本案方药加厚朴、薏苡仁命名为三仁汤,治疗湿温初起及暑温挟湿之湿重于热者。今人用此方治疗湿热之湿重于热的多种杂病,并不断扩大其应用范围,可见叶天士自组新方影响之深远。

四、宣肺清热燥湿法之杏仁滑石汤方

张:舌白罩灰黑,胸脘痞闷,潮热呕恶,烦渴汗出,自利。伏暑内发,三焦均受。然清理上中为要。

杏仁、滑石、黄芩、半夏、厚朴、橘红、黄连、郁金、通草。(342 页)

按:此叶天士治疗伏暑案,用宣肺清热燥湿法组方。吴鞠通于《温病条辨·中焦篇·暑温》四十二条将本案方药命名为杏仁滑石汤。并解释其机理云:"舌白胸痞,自利呕恶,湿为之也。潮热烦渴,汗出溺短,热为之也。热处湿中,湿蕴生热,湿热交混,非偏寒偏热可治,故以杏仁、滑石、通草、先宣肺气,由肺而达膀胱以利湿,浓朴苦温而泻湿满,芩、连清里而止湿热之利,郁金芳香走窍而开闭结,桔、半强胃而宣湿化痰以止呕恶,俾三焦混处之邪,各得分解矣。"推广应用。

五、微苦辛寒兼芳香法之三石汤方

杨,二八:暑热必挟湿。吸气而受,先伤于上。故仲景伤寒,先分六经。河间温热,须究三焦。大凡暑热伤气,湿著阻气。肺主一身周行之气,位高,为手太阴经。据述病样,面赤足冷,上脘痞塞,其为上焦受病显著。缘平素善饮,胃中湿热久伏。辛温燥烈,不但肺病不合;而胃中湿热,得燥热锢闭,下利稀水即协热下利。故黄连苦寒,每进必利甚者,苦寒以胜其辛热药,尚留于胃底也。然与初受之肺邪无当,此石膏辛寒,辛先入肺。知母为味清凉,为肺之母气。然不明肺邪,徒曰生津,焉是至理。昔孙真人未诊先问,最不误事。再据主家说及病起两旬,从无汗泄。经云:暑当汗出勿止。气分窒塞日久,热侵入血中,咯痰带血,舌红赤,不甚渴饮。上焦不解,漫延中下。此皆急清三焦,是第一章旨。故热病之瘀热,留络而为遗毒,注腑肠而为洞利,便为束手无策。再论湿乃重浊之邪,热为熏蒸之气。热处湿中,蒸淫之气,上迫清窍,耳为失聪,不与少阳耳聋同例。青蒿减柴胡一等,亦是少阳本药。且大病如大敌,选药若选将。苟非慎重,鲜克有济。议三焦分清治,从河间法。

飞滑石、生石膏、寒水石、大杏仁、炒黄竹茹、川通草、莹白金汁、金银花露。(344页)

按:此案系暑温蔓延三焦之重症,议刘河间法,从三焦厘清治疗。吴鞠通于《温病条辨·中焦篇·暑温》四十一条将本案方药命名为三石汤。并解释其机理云:暑温"蔓延三焦,则邪不在一经一脏矣,故以急清三焦为主。然虽云三焦,以手太阴一经为要领。盖肺主一身之气,气化则暑湿俱化,且肺脏受生于阳明,肺之脏象属金色白,阳明之气运亦属金色白。故肺经之药多兼走阳明,阳明之药多兼走肺也。再肺经通调水道,下达膀胱,肺痹开则膀胱亦开,是虽以肺为要领,而胃与膀胱皆在治中,则三焦俱备矣,是邪在气分而主以三石汤之奥义也。"解释其方义云:"此微苦辛寒兼芳香法也。盖肺病治法,微苦则降,过苦反过病所,辛凉所以清热,芳香所以败毒而化浊也。按三石,紫雪丹中之君药,取其得庚金之气,清热退暑利窍,兼走肺胃者也;杏仁、通草为宣气分之用,且通草直达膀胱,杏仁直达大肠;竹茹以竹之脉络,而通人之脉络;金汁、银花,败暑中之热毒。"又依据其邪入心宫而补充治疗,云"若邪气久羁,必归血络,心主血脉,故以加味清宫汤主之。内窍欲闭,则热邪盛矣,紫雪丹开内窍而清热最速者也。"为后世治疗暑温重症大开方便之门。

六、苦辛渗利之二金汤方

蒋:由黄疸变为肿胀,湿热何疑?法亦不为谬。据述些少小丸,谅非河间、子和方法。温下仅攻冷积,不能驱除湿热。仍议苦辛渗利,每三日兼进浚川丸六七十粒。

鸡肫皮、海金沙、厚朴、大腹皮、猪苓、通草。(310页)

按：此案由黄疸变为肿胀治法，其因湿热黄疸，叶天士用二金汤化食利湿为主；合厚朴、大腹皮、猪苓、通草苦辛渗利以祛除湿热。因其肿胀，故兼进浚川丸增强逐水消肿之力。吴鞠通于《温病条辨·下焦篇·湿温》七十条将本案及方药命名为二金汤，以治疗夏秋黄疸，二金汤亦成为后人主治湿热黄疸之方。

七、苦辛温法淡法之草果茵陈汤方

陆：湿滞如痞。

山茵陈、草果仁、茯苓皮、大腹皮绒、厚朴、广皮、猪苓、泽泻。（355 页）

按：本案述症甚为简单，以方推证，当是寒湿阻滞中焦，有脘痞腹胀便溏尿不利等症。吴鞠通《温病条辨·中焦篇·寒湿》四十七条将本案及方药命名为草果茵陈汤，并补充脉症云："足太阴寒湿，舌灰滑，中焦滞痞，草果茵陈汤主之。"解释方义云："湿滞痞结，非温通而兼开窍不可，故以草果为君。茵陈因陈生新，生发阳气之机最速，故以之为佐。广皮、大腹、浓朴，共成泻痞之功。猪苓、泽泻，以导湿外出也。"

八、温燥化浊法之术附汤方

王，六二：病人述病中厚味无忌，肠胃滞虽下，而湿留未解。湿重浊，令气下坠于肛，肛坠痛不已。胃不喜食，阳明失阖。舌上有白腐形色。议劫肠胃之湿。

生茅术、人参、厚朴、广皮、炮姜灰、生炒黑附子。（358 页）

按：此病滞下，即今所称痢疾。先病已虚，故欲进补。然因厚味无忌，饮食失洁，湿浊之邪入客肠腑，气滞而里急后重，肛门坠痛不已。湿滞胃纳不开，舌苔白腐，寒湿浊邪留滞胃肠显然。叶天士"议劫肠胃之湿"，取平胃散合参附汤加炮姜炭而成，具有温中祛寒，燥湿化浊行滞之效。其后吴鞠通录此案于《温病条辨》中，凡二见。一在该书中焦篇第四十九条，作为中焦寒湿证，题为附子理中汤去甘草加浓朴广皮汤。一在该书下焦篇第五十七条，作为下焦湿温证，题为术附汤。前者谓脾阳已伤，后者谓肾阳亦困。前者谓辛甘兼苦法，后者谓苦辛温法。取案同而条文文字少异，论病机有脾肾之别，其用药同而又云法不同。吴鞠通未能正确理解叶天士案原义，将其作为湿温病不同条文有失严谨。然而其化裁叶天士方而立方名，说明吴鞠通已然认可叶天士之学术。

九、苦辛通痹法之宣痹汤方

徐：温疟初愈，骤进浊腻食物。湿聚热蒸，蕴于经络。寒战热炽，骨骱烦疼，舌起灰滞之形，面目痿黄色，显然湿热为痹。仲景谓湿家忌投发汗者，恐阳伤变病。盖湿邪重著，汗之不却，是苦味辛通为要耳。

防己、杏仁、滑石、醋炒半夏、连翘、山栀、苡仁、野赤豆皮。（360 页）

按：此病疟愈后饮食不节，致湿热蕴阻经络，发为湿热痹。叶天士拟苦味辛通，入络通痹。其后吴鞠通录此案于《温病条辨·中焦篇·湿温》撰为六十五条："湿聚热蒸，蕴于经络，寒战热炽，骨骱烦疼，舌色灰滞，面目萎黄，病名湿痹，宣痹汤主之。"原案药加蚕砂，取名宣痹汤。谓"以防己急走经络之湿，杏仁开肺气之先，连翘清气分之湿热，赤豆清血分之湿热，滑石利窍而清热中之湿，山栀子肃肺而泻湿中之热，薏苡淡渗而主挛痹，半夏辛平而主寒热，蚕砂化浊道中清气，痛甚加片子姜黄、海桐皮者，所以宣络而止痛也"。此方用以治疗湿热痹，收效殊佳。

十、淡渗化湿法之薏苡竹叶散方

某：汗多身痛，自利，小溲全无，胸腹白疹。此风湿伤于气分，医用血分凉药，希冀热缓。殊不知湿郁在脉为痛，湿家本有汗不解。

苡仁、竹叶、白蔻仁、滑石、茯苓、川通草。（361 页）

按：湿为重浊有质之邪，其伤于气脉，故汗多身痛，胸腹白疹；水走肠间，自利无尿。叶天士用薏苡仁、竹叶、滑石、茯苓、川通草淡渗，开支河而止泄；白豆蔻温脾化湿，以助气机流行。吴鞠通录此案于《温病条辨·中焦篇·湿温》撰为六十六条，取名薏苡竹叶散方，谓"湿郁经脉，身热身痛，汗多自利，胸腹白疹，……辛凉淡法，薏苡竹叶散主之"，即叶天士案方加连翘。吴鞠通将原案加"身热"，而删去"小溲全无"，是为不妥。然其认同叶天士方则无异议。

十一、养阴透热法之青蒿鳖甲汤方

王，十八：夜热早凉，热退无汗，其热从阴而来。故能食，形瘦，脉数左盛。两月不解，治在血分。

生鳖甲、青蒿、细生地、知母、丹皮、淡竹叶。（326 页）

按：邪入于阴，暮热早凉，病已两月不解，消耗精血，故能食而瘦。叶天士用生鳖甲养阴，入络搜邪；青蒿芳香透络，引邪从少阳外出；细生地滋阴清阴络之热；丹皮凉血，知母清气；淡竹叶透邪转气。共奏养阴透热之效。吴鞠通录此案于《温病条辨·下焦篇》撰为十二条，去竹叶，取名青蒿鳖甲汤，谓"夜热早凉，热退无汗，热自阴来者，青蒿鳖甲汤主之"。后世方剂学皆谓此方出自吴鞠通，可见其影响之深远。

十二、清营透热法之清营汤方

又：脉虚，舌赤，消渴。伏暑热气，过卫入营，治在手厥阴。

竹叶、犀角、生地、麦冬、元参。（338 页）

程：暑久入营，夜寐不安，不饥，微瘰。阴虚体质，议理心营。

鲜生地、元参、川连、银花、连翘、丹参。（340页）

又：晚诊，阴中伏邪，晡时而升，目赤羞明，舌绛而渴，与育阴清邪法。

生地炭、元参心、川石斛、炒麦冬、犀角、石菖蒲。（330页）

陈妪：热入膻中，夜烦无寐，心悸怔，舌绛而干，不嗜汤饮。乃营中之热，治在手经。

犀角、鲜生地、黑元参、连翘、石菖蒲、炒远志。（322页）

按：叶天士倡导以卫气营血辨治温热病，其谓"在卫汗之可也，到气才可清气，入营犹可透热转气，如犀角、玄参、羚羊角等物"（《外感温热篇》）。上引四案，皆症见脉虚，夜寐不安，消渴，舌赤，目赤羞明，皆热邪过卫入营，故治在手厥阴。所用药物中，犀角、生地、玄参、竹叶、麦冬、丹参、川黄连、银花（即金银花）、连翘等具有清营透热之效。如此治疗方法，被吴鞠通所吸收，如《温病条辨·上焦篇·暑温》三十条："脉虚，夜寐不安，烦渴，舌赤，时有谵语，目常开不闭，或喜闭不开，暑入手厥阴也。手厥阴暑温，清营汤主之。"其谓邪热入手厥阴症状与上引诸案同，所命名之清营汤即以上药物组成。而今成为治疗邪热入营之典型方剂。可见叶天士在温病学开创新方之贡献。

十三、甘药养胃法之玉竹麦门冬汤方

陈：秋燥复伤，宿恙再发。未可补涩，姑与甘药养胃。

麦冬、玉竹、北沙参、生甘草、茯神、糯稻根须。（363页）

按：秋燥复伤胃阴，必有口舌干燥，不思饮食等症。叶天士用麦冬、玉竹、北沙参甘寒滋养胃阴，生甘草、茯神、糯稻根须甘平扶养胃气，是谓甘药养胃。吴鞠通《温病条辨·中焦篇·秋燥》一百条云："燥伤胃阴，五汁饮主之，玉竹麦门冬汤亦主之。"其方玉竹麦门冬汤即此案方去茯神、糯稻根须，或加白扁豆、人参，成为后世补益胃阴之名方。

十四、育阴复脉法之复脉汤方

又：热病误投表散消导，正气受伤。神昏舌强，势如燎原。前进复脉法，略有转机。宜遵前方，去桂加参，以扶正气为主。

复脉汤去桂加人参、甘蔗汁代水煎药。（326页）

按：热病误表动阳，消导损阴，少阴心液被劫，神昏舌强。亟宜救阴复液，叶天士用《伤寒论》复脉汤去桂枝、生姜、大枣、酒助阳之辛温热药，以甘寒之甘蔗汁代水煎药，冀挽危局。如此用法，被温病家所认可。吴鞠通《温病条辨》治疗热邪深入下焦，劫夺阴液，邪少虚多，病在少阴厥阴者，即从本案悟出而立加减复脉汤。其谓"故以复脉汤复其津液，阴复则阳留，庶可不至于死也。去参、桂、姜、枣之补阳，加白芍收三阴之阴，故云加减复脉汤。在仲景当日，治伤于寒者之结代，自有取于参、桂、姜、枣，复脉中之阳；今治伤于温者之阳亢阴竭，不得再补其阳也。用古法而不拘用古方，医者之化裁也。"（《温病条辨·下焦篇·风温》一条）复脉汤用于温病救危，屡见效验,此叶天士脱化成法成方,创造新法新方之成就也。

十五、育阴息风法之小定风珠方

顾:平昔肠红,阴络久伤。左胁下宿瘕,肝家风气易结。形瘦面青,阴虚阳气易冒,血络不得凝静。诸阳一并遂为厥,冲气自下犯胃为呃。症似蓄血为狂,奈脉细劲,咽喉皆痛,真阴枯槁之象。水液无有,风木大震。此刚剂强镇,不能熄其厥冒耳。

生鸡子黄一枚、真阿胶二钱、淡菜泡洗五钱、龟版五钱,冲入热童便一杯。(552页)

按:患者平素有大便带血,左胁下气滞而痛之恙。刻诊形体消瘦,面色青晦,咽喉皆痛,气从下上逆而呃,时而如狂,或神昏而厥,脉细劲。阴络伤损,故血渗于下;左胁瘕气,乃肝气久郁。宿疾已久,阴血潜伤,肝失所养,易化风阳上冒。况冲脉隶于肝肾,冲为血海,冲脉阴血失储,冲气易于上逆。今冲气、肝阳一并上扰,胃气不降则呃;阳热灼咽则痛;上冒心君,则神明失职,或狂或厥乃作。脉细劲者,是阴伤风木大震之征。此症阴竭风劲,刚剂重镇,不能平息其风阳,必以滋液救精,育阴涵阳为治。叶天士以生鸡子黄甘咸血肉有情,混元一气,上以补心,下以补肾,中以安奠中焦,合真阿胶之沉降则能育阴补液而息肝风之震动。龟版(即龟板)补阴而镇冲逆。淡菜生于咸水之中,外偶内奇,有坎卦之象,其形翕阖,能补肾阴而潜虚阳。童便乃浊液咸寒,上可清阳,导风阳而下归浊道。诸药合用,能育阴平冲息风。

本案乃内伤疾病,系失血阴虚,风阳上冒神明,乃发如狂、发厥等症。考《伤寒论》原有蓄血如狂,方用桃核承气汤,下瘀血乃愈。彼为邪热与血结所致,为外感转化之实证,与此不同。吴鞠通将本案改写为《温病条辨·下焦篇》十五条,曰"既哕且厥,脉细而劲,小定风珠主之",其小定风珠即本案方药。《伤寒论》之方原为外感伤寒而设,但可用治杂病。本方为叶天士治内伤杂病而定,可用于治外感温病。温病邪入下焦,竭灼阴液,致成痉厥,故吴鞠通取之育阴息风,以救其急,全在病机相同。及观《吴鞠通医案》或后世医家治疗温病痉厥类案,其运用大、小定风珠者甚多,学者可以索验。笔者曾应用此方治疗一例流行性乙型脑炎后遗症失语之女童而获愈。可见阅读前贤医案必须入细,灵活应用于临床,造福生灵,将获益多多!

十六、补阳生精法之安肾汤方

庞,四四:湿久脾阳消乏,中年未育子,肾真亦惫。仿安肾丸法。

鹿茸、胡芦巴、附子、韭子、赤石脂、补骨脂、真茅术、茯苓、菟丝子、大茴香。(359页)

按:患者中年未育,由湿气伤脾,久之损及肾阳,肾真精气亦惫,以致不育。叶天士取鹿茸大补肾阳,附子、胡芦巴、小茴香温阳,韭菜子、补骨脂、菟丝子、赤石脂补肾生精;茅术、茯苓补脾渗湿,以治致病之源。使阳充精盛,恢复施化功能。《局方》原有安肾丸(肉桂、制川乌、破故纸、巴戟、肉苁蓉、石斛、山药、白术、茯苓、草薢、桃仁、白蒺藜),治疗肾经积冷,下元虚惫,目暗耳鸣,夜梦遗精等症。叶天士取《局方》安肾丸壮阳益肾,温脾祛湿之旨,而变通方药,治疗男子少精、弱精不育有效,方更简约而精要。此方吴鞠通《温病条辨·下焦篇·寒湿》四十四条,去赤石脂,取名安肾汤,谓"湿久,脾阳消乏,肾阳亦惫者,安肾汤主之。"用于寒湿伤阳,虽为活用,足见其对叶天士新方之认可。

十七、血中宣气法之山楂青葱汤方

流贞巷,四十九:漏经,继下如卵形,已见血损气结。按任脉为病,女子带下瘕聚,少腹形象是也。血伤忌投气燥温热,但血药不取沉滞,血中宣气为是。

南山查、茺蔚子、青葱、新绛、生香附。(《叶天士医案存真·卷三》)

按:少腹如怀孕,但与正常月份不符而腹较大,且忽然漏下,状如卵形而成串,此葡萄胎也。此非正常胎孕,乃任脉血损,水气互结,瘕聚之形。治宜血中宣气,祛其结聚,以复任脉之用。叶天士以南山查、新绛活血调任;茺蔚子辛散苦泻,通络逐水。青葱、生香附辛通理气散结。共奏化瘕聚,复任脉之功。余著《奇经证治条辨·任脉》第十七条云:"少腹如怀妊,漏经下如卵形,山查青葱汤主之。"即叶天士此案方加薏苡仁并为之新命方名。举用此方治愈葡萄胎病例,可见叶天士方案之实用价值。

十八、温通太阳督脉法之香茸丸方

某:症如历节,但汗出,筋纵而痛,冬月为甚,腰脊伛偻形俯。据述未病前,梦遗已久。是精血内损,无以营养筋骨。难与攻迫,议香茸丸,温通太阳督脉。

鹿茸三两、生当归二两、麝香一钱、生川乌五钱,雄羊肾三对,酒煮烂,捣丸。(524页)

按:本案刻诊汗出,筋纵而痛,腰脊伛偻形俯,遇寒加重,实为大偻病。《素问·生气通天论》曰:"阳气者,精则养神,柔则养筋。开阖不得,寒气从之,乃生大偻。"类似今之类风湿性脊柱炎。患者前有遗精久恙,精血内损,加之感受风寒湿邪,筋骨失营,络脉不通,导致腰脊逐渐变形。叶天士拟香茸丸,鹿茸壮肾阳,益精血,强筋骨,温通太阳督脉;麝香通络通窍,散瘀去痛;生当归味甘微苦,温润补血活血;雄羊肾味甘,温补肾气,益精髓,治疗腰脊酸痛,足膝软弱;生川乌祛风除湿,散寒止痛力强。诸药合用温养精血,通调络脉筋骨,祛除外邪,为丸缓调,祛痛以复其型。

香茸丸最早见于《圣济总录》,由鹿茸、麝香、山茱萸、沉香组成,用于阳气衰弱,精耗血少者。至《杨氏家藏方》将上方去山茱萸加附子、肉苁蓉,易名沉香鹿茸丸,用于补虚损,益真气,暖下焦,助老扶弱,久服强健。叶天士有见于此方之活用,再在沉香鹿茸丸之基础上,去沉香,以生川乌取代附子,则去痛之力加强;用雄羊肾之血肉有情之品换肉苁蓉,则补精血之力更佳,而仍以香茸丸名方。此方温通太阳督脉,成为叶天士温润通络法用药之所本。而叶天士之香茸丸方又被稍后之医家如陈修园(《南雅堂医案》)、林珮琴(《类证治裁》)等所引用。可见叶天士化用前人经验而重新组方,并得后世医家之认可。

　　总结：本文对叶天士临证方法与创新的探讨，指出其运用经典理论，指导临床实践；发扬基础学说，补充精要新义；吸收名医经验，扩大临床应用；脱化成法成方，创造新法新方等，可以概见叶天士学术思想和治疗经验。叶天士守正而能化，由于化而能创新，体现出法外之法，值得深入研究。

第二章 叶天士治疗立法研究

叶天士学验俱富,本章特对其治疗立法进行讨论。《素问·至真要大论》曰:"谨守病机,各司其属。"叶天士针对不同病机立法处方遣药,灵活有据。从阴阳、五行、脏腑、经络、气化、病因等方面掌握病机,随证立法。通过按评,知其立新法而不违古法,不泥陈法。神明于规矩之中,变化于规矩之外。观者可以心悟,于临床触类旁通,必有左右逢源之妙。

第一节　阴阳双调立法

一、回阳摄阴法

杨:中后不复,交至节四日,寒战汗泄,遂神昏不醒。是阴阳失于交恋,真气欲绝,有暴脱之虑。拟进回阳摄阴法。

人参、干姜、淡附子、五味、猪胆汁。(8页)

按:中风后健康未复,而阴液耗损,心神失养,故神昏不醒;阴虚不能抱阳,阳越而汗泄,寒战汗出,阴阳失于交恋,形成真气欲绝之危症。治以回阳摄阴。方用干姜、淡附子回阳;人参、淡附子益气固脱;五味(即五味子)、猪胆汁收纳摄阴,共奏交恋阴阳之效。此方为张仲景通脉四逆加猪胆汁去甘草加人参、五味而成。此案非阳气不固,下漏亡阴;亦非阴虚逼阳,大汗亡阳。乃阴阳失恋,两下脱交,故立回阳摄阴法,须仔细体味。

二、养阴和阳法

某:高年水亏,肝阳升逆无制,两胁漐漐如热,则火升面赤,遇烦劳为甚。宜养肝阴和阳为法。

九蒸何首乌四两、九蒸冬桑叶三两、徽州黑芝麻三两、小黑稆豆皮三两、巨胜子二两(即胡麻)、浸淡天冬去心一两、真北沙参二两、柏子仁一两半去油、云茯神二两、女贞实二两,右为末,青果汁法丸。早服三钱,开水送。(21页)

按:肝属木而主升降,肝肾阴虚,木失涵养,肝阳易升,气从两胁而发动,漐漐蒸热,阳升血沸则面赤。《素问》云:"阳气者,烦劳则张。"故烦劳病益甚。治以九蒸何首乌、徽州黑芝麻、女贞实(即女贞子)、小黑稆豆皮(即小黑豆皮)、胡麻滋养肝肾之阴;九蒸冬桑叶清肝和阳;浸淡天冬、真北沙参养肺阴,清金以制木;云茯神、柏子仁去烦宁心;青果汁甘酸化阴,缓急和阳为引。此方养肝阴,和肝阳,能使升降平和而愈病,故名养阴和阳法。

三、育阴和阳法

陈:日来寒暄不匀,烦劳阳升,咳呛,震动络血上沸。诊脉左数,五心热,知饥纳谷。议育阴和阳方法。

生地、清阿胶、天冬、麦冬、茯神、川斛、炒牛膝、青铅、童便。（105页）

按：肾阴亏虚，木失所涵，不耐烦劳，肝阳犯肺灼胃，络血上沸，故咳呛动红，杀谷知饥。脉左数、五心热，皆虚火之象。方以生地、清阿胶育肾阴；天冬、麦冬、川石斛养肺胃之阴液而清热；茯神宁神去烦；炒牛膝、童便引火下行而止血；青铅平肝镇逆坠痰，收浮阳而归下。不用苦寒泄下之品，而阴平阳秘，故曰育阴和阳法。

又：神识略苏，常欲烦躁，皆是阴液受伤，肝风不息。议毓阴和阳。

生地、牡蛎、阿胶、麦冬、木瓜、生白芍。（791页）

按：阴液受伤，乙木失濡，肝风上扰，神识昏昧，心中烦躁。生地、牡蛎、阿胶、麦冬毓阴；木瓜、生白芍敛阴和阳。实即滋水涵木法，毓为育之古字，音义同，然较育阴潜阳证为轻，而较和阳坚阴证为重，此中区别宜细加体察。

四、固阴和阳法

陆，十六：知识太早，真阴未充，龙火易动，阴精自泄，痰吐带血，津液被烁。幸胃纳安谷，保养少动宜静，固阴和阳可瘥。

熟地水制、萸肉、山药、茯苓、芡实、远志、五味、煅牡蛎、白莲须，蜜丸。（106页）

按：少年情窦早开，真阴未充，龙火易动，或手淫频施，致精关不固，久则阴精自遗，精气大虚。虚火上损阳络，形成咳嗽吐痰带血，津液被烁矣。幸胃纳未减，尚可生精。若非静养，不能葆真。乃取熟地水制、山茱萸、山药、煅牡蛎滋肾阴以和阳；芡实、五味、白莲须固涩精液而保阴；远志、茯苓交通心肾以安神。故曰固阴和阳法。

五、补阴潜阳法

梅，二九：性情过动失血，失血贵宁静，不宜疏动，疏动则有泛溢之虞。瘦人阳有余，阴不足。补阴潜阳法。

补阴丸。（110页）

按：性情急躁，肝火易动，微络灼伤，则易失血。案遵朱丹溪阳常有余，阴常不足之旨，用熟地、猪脊髓补阴以滋肾水；黄柏、知母坚阴以折相火；龟板乃阴中至阴之勿，行任脉上通心气，下通肾经，故能补阴治血治劳。温病家用以补阴潜阳，能潜肝阳而平虚火。是为补阴潜阳法，可治疗阴虚阳动之失血。

六、潜阳固阴法

又：精血损伤，五液必燥，问六七日更衣。以润剂涵下，用后有遗精，而阳乘巅顶。法当潜阳固阴。

龟甲心、生地、阿胶、锁阳、川石斛。（282页）

按：精血损伤，阴液亏虚，肠失濡润，则便秘结。然清润下后又遗精，可见精关不固。阴火上炎，阳乘巅顶（现作"颠顶"），上窍不灵，虚劳是虑。方用龟甲心补阴潜阳，生地、阿胶、川石斛滋阴补液濡润，合锁阳之温润固阴止遗，故名潜阳固阴法。

七、理阴和阳法

曹，十四：春病及长夏，痫厥屡发。前用龙荟丸意，苦泄肝胆，初服即泻。此久病阴分已虚，议理阴和阳，入酸以约束之。

生鸡子黄、阿胶、川连、黄柏、生白芍、米醋。（564页）

按：肝胆火旺，神志不宁，发为痫厥，当归龙荟丸即为此症而设。然久病阴伤，若仍用苦泄，非所宜也。此案活用张仲景黄连阿胶汤，以黄柏易黄芩。阿胶补阴血；生白芍、米醋敛阴气，共为理阴。黄柏坚阴合川黄连直折心火；生鸡子黄混元一气，交合心肾，升降水火，共奏和阳，使阴平阳秘而止痫厥，是为理阴和阳法。

八、和阳坚阴法

陈，二七：色苍脉数，是阴不足。心中泛泛，即头晕腹痛。经水仍来，兼有带下。肝阳内扰，风木乘土。法当酸以和阳，咸苦坚阴。

生白芍、细生地、清阿胶、牡蛎、樗根皮、黄柏。（667页）

按：肾阴不足，肝木失涵，虚阳上扰则头晕；横乘犯胃则心中泛泛，克脾则腹痛；升降失调，带脉不健，经来带下。故用生白芍敛肝和阳；细生地、清阿胶滋肾；牡蛎、黄柏、樗根皮咸苦坚阴。谨守病机，和阳坚阴，令其和平，此治是也。

九、填阴和阳法

某，二五：遗止，心嘈，目泪。仍是阳气过动，当填阴和阳。

熟地、杞子、天冬、萸肉、五味、生地、茯苓、菊花、山药，蜜丸。（628页）

按：遗泄虽止，肾阴未复。水不济火，阳气易动，故心嘈，目泪。方以熟地、生地、山茱萸、山药、茯苓，即六味地黄汤去丹皮、泽泻以填肾阴；加枸杞子、菊花、天冬、五味和肝阳，故以为名。

十、填阴潜阳法

某，三二：心烦不宁，目彩无光，少阴肾水枯槁，厥阳上越不潜。议用填阴潜阳。

人参一钱半、熟地五钱、天冬一钱、麦冬三钱、茯神三钱、龟版一两。(47页)

按:心属火为阳,肾属水为阴。若水亏无以济火,则心烦不宁;水枯无以涵木,则阳越不潜,而目彩无光。方用熟地填阴;天冬、麦冬补肺生水;茯神宁心;龟板潜阳,使心肾相交,人参为之媒介。填肾水以济心火,使浮阳潜伏归位,故名填阴潜阳法。

十一、通阳摄阴法

费:经水紫黑,来时嘈杂,脉络收引而痛,经过带下不断,形瘦日减。脉来右大左弱。上部火升,下焦冷彻骨中。阴阳乖违,焉得孕育。阅医都以补血涩剂,宜乎鲜效。议通阳摄阴法。

鲍鱼、生地、淡苁蓉、天冬、当归、柏子仁、炒山查、牛膝、茯苓,红枣蕲艾汤法丸。(656页)

按:《金匮要略》云:"脉大为劳,极虚亦为劳。"脉切右大左弱,呈血气亏虚之象。下元不足,子宫虚寒,虚火上升,寒彻于骨;经水紫黑,收引而痛。阴阳乖违,血气不畅,不得孕育。予方鲍鱼、淡苁蓉、当归、蕲艾通阳益血;生地、天冬、柏子仁清润滋阴;牛膝、炒山楂行血化滞;红枣甘温补中;叶天士谓茯苓为"阳明本药,能引诸药入于至阴之界"(512页),诸药共奏通阳摄阴之效。病程已久,故拟丸方缓图。

十二、煦阳涵阴法

项:脉左弱右弦,色黄食少,腹胀便溏。常有梦遗泄,此非阴柔涩腻可服。用煦阳以涵阴。

生菟丝子、覆盆子、蛇床子、五味子、韭子、益智仁煨、补骨脂、龙骨、建莲粉丸。(157页)

按:中土健运,必得肾阳温煦。此患者常有梦遗泄,久之肾阳衰惫,不能暖土,健运失职,故色黄食少,腹胀便溏。其治疗不可阴柔涩腻,一则有碍脾运,二则难以止遗。治必温肾阳以暖土,强阳气以摄精。药用生菟丝子、覆盆子、蛇床子、韭菜子、补骨脂大队温养柔和之品养肾阳以温煦脾土,其与温热刚燥之药迥异;合五味子、龙骨、莲子粉摄精固阴;益智仁(煨)既能温肾,亦可运脾化气。于是可收愈腹胀便溏,止梦遗之恙。故立煦阳涵阴法,良有以也。

十三、理阳驱阴法

陈:食伤脾胃复病,呕吐,发呃,下利,诊两脉微涩。是阳气欲尽,浊阴冲逆。阅方虽有姜附之理阳,反杂入芪归呆钝牵掣;后方代赭重坠,又混表药。总属不解,今事危至急。舍理阳驱阴无别法。

人参、茯苓、丁香、柿蒂、炮附子、干姜、吴萸。(306页)

按:脾胃旧恙未愈,复发呕吐、下痢,并起呃逆,两脉微涩。乃中阳式微,浊阴冲逆之危候。方用人参、炮附子、干姜、茯苓温中阳而扶脾土;干姜、吴茱萸驱浊阴止呕痢;丁香、柿蒂温胃,降逆止呃。是为理中焦之脾阳而复安和,驱腹中之阴寒以调脏腑,故立此法。

十四、固阴益阳法

又:连年半产不育,瘕泄,足跗浮肿。前用养胃和肝,非治本病,因暑湿伤而设。拟固下焦之阴,益中宫之阳。

人参、禹余粮、紫石英、五味子、菟丝子饼、砂仁,用蒸饼为丸。(《种福堂公选良方·续医案》)

按:连年半产不育,可见下焦冲任带脉亏虚;瘕泄,乃中焦阳虚失健;渐至足跗浮肿,脾虚何疑?故以禹余粮、紫石英、五味子、菟丝子饼固涩下焦之阴而止胎坠;人参、砂仁补益中宫之阳而复脾运。若再加入白术、干姜,可加强补益中阳作用,且有利于益冲固带。病日久,为丸缓治,必守方取效。

十五、升阳摄阴法

吴,五六:脱肛漏血,遇劳即发。病经十六载,色萎黄,背脊痛,诊脉尺中下垂。法当升阳摄阴,兼理奇脉。

斑龙丸加五味子,蜜丸。(516页)

按:脱肛带血,有湿热下陷者,用清热祛湿,兼以升提,凉血解毒,鲜有用温补之剂。然此案脱肛漏血,经十六载,其虚可知。又遇劳即发,色萎黄,背脊痛,诊脉尺中下垂,更非湿热火毒,已呈虚劳之象。

斑龙丸由鹿角胶、鹿角霜、菟丝子、柏子仁、熟地、白茯苓、补骨脂组成。鹿角胶、鹿角霜通补督脉,补精生血而益元阳;菟丝子、补骨脂助肾阳而温升;熟地滋补肾阴,益阴以配阳;柏子仁辛香润养心神;加五味子摄阴;白茯苓引诸药归入奇脉。诸药合用,共奏温通升阳,摄阴止血之效。《素问·骨空论》曰:"督脉为病……痔……"督脉循会阴至尾闾,若脉气郁滞于肛周,则发为痔疮。案用斑龙丸加五味子升阳摄阴,兼理奇脉,当为变法。

十六、通阳固阴法

又:淋带年久,少腹拘急胀痛,溲不爽,大便艰涩,得泄气则胀宽。食物少纳,脘中不降,必抚摩始下。此病久脏阴腑阳皆伤,热药难受,以通阳固阴兼之。

早服:人参、归身、炒杞子、茯苓、麋茸、河车。

暮服:震灵丹二十粒。(670页)

按:患者淋带年久不愈,是恙在冲任,脏阴不藏;少腹拘急胀痛,二便不畅,乃腑阳失运,故云"此病久脏阴腑阳皆伤"也。然其病在下焦,况久病穷必及肾,故治疗用人参、麋茸、炒枸杞子、当归身、河车(即紫河车)、茯苓通补其阳,益其气血;合震灵丹(禹余粮、紫石英、赤石脂、代赭石、乳香、五灵脂、没药、朱砂,《局方》)暖冲任,活血震涩,以固其阴。此与刚燥热药不同,故曰通阳固阴法。

十七、和阳存阴法

阴液损伤,阳气上冒,衄血、咳痰,理宜和阳存阴,冀津液稍复,望其转机。至于疏滞解表和表诸法,自然另有高见,非敢参末议也。

秋石拌人参、阿胶、生地、麦冬。(《叶氏医案存真·卷二》)

按:衄血、咳痰乃阳气上冒,火灼肺金,阳络损伤所致。且使阴液耗损,治宜和阳存阴,方有血止津液恢复之望。前医失察,竟用疏滞解表和表诸方,病情加重。观案中所言"另有高见,非敢参末议",当系名医误治,不便指明,而婉言之。转方用秋石滋阴润肺,引火归真。《本经逢原》谓"能滋阴降火而不伤胃,补益下元真火,散瘀血,助阴精,降邪火,归真阳,止虚热嗽血,骨蒸劳瘵。"人参、麦冬补气阴而益肺;阿胶、生地滋阴止衄。本方通润轻灵,妙在以秋石拌人参导下,人参配秋石降气愈速,秋石得人参散瘀止血之力更佳。又与诸滋阴药合用,阴充勿使阳气上冒,诸药相辅相成,乃收和阳存阴之效。

十八、益阴和阳法

又:脉两手已和,惟烦动恍惚欲晕,议静药益阴和阳。

三才汤加金箔。(109页)

按:心阳动则烦,神志不宁,恍惚欲晕。用人参、天冬、地黄三才益肾阴以济心阳,加金箔镇心安魂,宁神定志。药味阴柔为主,故为静药益阴和阳。

第二节 理阳平病立法

一、镇阳息风法

王,五十:惊恐恼怒动肝,内风阳气沸腾,脘痹咽阻,筋惕肌麻。皆风木过动,致阳明日衰。先以镇阳熄风法。

阿胶、细生地、生牡蛎、川斛、小麦、茯神。(29页)

按:惊则气乱,怒则气上,恼怒系病因。怒则肝火挟风横乘,阳明日衰,故脘痹咽阻;肝主筋,风木过动,故筋惕肌麻。用阿胶、细生地滋水涵木;生牡蛎镇肝潜阳;川石斛养胃阴以益阳明;小麦、茯神宁心息怒。故曰镇阳息风法。

二、和阳镇摄法

曹:肝胆阳气挟内风上腾不熄,心中热,惊怖多恐。进和阳镇摄方法。

龟甲、龙骨、牡蛎、茯神、石菖蒲、远志。(25 页)

按:肝胆火起,阳气化风上腾,母病及子,故心中热,神志不宁,惊怖多恐。案用龟甲、龙骨、牡蛎重镇肝逆以和阳;茯神、石菖蒲、远志宁神而止惊。肝风平息,胆得其净而不恐;心火得清,下交于肾而得宁。和心肝之阳,镇心肝之火,摄心肝之神魂,是以名和阳镇摄法。

三、引阳下纳法

又:因触胁气闪,络血复上,过戌亥时自缓。早上诊脉,细促无神。左目珠痛,假寐喉息有音,足胫冰冷。皆血冒不已,孤阳上升。从肝肾引阳下纳法。

人参、熟地炭、炒杞子、茯神、淡菜、炒牛膝,四服。(108 页)

按:胁乃肝经布野,触胁气闪,肝气上升,火灼阳络,咯血复作。戌亥司阴,阳得阴解故病缓。早上诊脉,元气未动,脉细促无神,阴血已虚,阳气偏旺,左目珠痛,喉息有音,孤阳在上;下失其温,足胫冰冷。方用熟地炭、炒枸杞子滋阴;人参、茯神安神;牛膝、淡菜引阳气下纳。俾阴阳定位,和燮不离,上下交泰,疾病自已,故名引阳下纳法。

四、通阳泄浊法

金:参药不受,皆浊阴在上,阻塞气机,几无法矣。勉与白通汤加人尿猪胆汁,急进以通阳泄浊。

附子、生淡姜、葱白五寸、人尿、猪胆汁。(262 页)

按:《伤寒论》白通加猪胆汁汤原治疗"少阴病……利不止,厥逆无脉,干呕而烦者"之阴盛格阳证。本案虽未明言干呕、厥逆等症,但参药不受,皆浊阴在上,阻塞气机,是阴盛格阳无疑。故急取原方,以附子、生淡姜回阳祛寒;葱白温通阳气;人尿、猪胆汁咸苦导引下行,引虚阳下入阴中而泄浊邪,方能阳通浊泄脉复而挽危急。此方不但可治疗霍乱吐泻而见厥逆者,举凡中风卒倒、小儿慢惊风以及一些暴卒之病、阳脱之症,皆建奇功。其以厥逆药不受纳为准,方不死于《伤寒论》条注下。此医之所以为良,于斯可见。

五、通阳驱饮法

冯:悬饮流入胃中,令人酸痛,涌噫酸水。当辛通其阳以驱饮。

桂枝木、半夏、茯苓、炒黑川椒、姜汁。(393 页)

按:《金匮要略》曰:"饮后水流在胁下,咳唾引痛,谓之悬饮。"而本案系胃中酸痛,涌噫酸水,非悬饮,属胃脘痛范畴无疑。邹时乘云:"噫酸作饱,胸膈不爽,而为心下痞鞕(现作"硬"),噫气不除,乃胃阳虚而为阴所格阻"(254页)。华岫云则云:"有胃阳衰微,以致积饮内聚,水气泛溢,似有凌心之状,凄凄戚戚,似酸非酸"(414页)。可见本案乃胃阳虚,积饮泛溢之阴邪所致。《金匮要略》曰:"病痰饮者,当以温药和之。"故借用治疗痰饮之法,用桂枝木、炒黑川椒、姜汁温通胃阳;半夏、茯苓驱饮除酸,和胃降逆。此叶天士活用仲景之法。

六、通阳驱浊法

汪:脉右涩左弱,面黄瘦,露筋,乃积劳忧思伤阳,浊阴起于少腹,渐至盘踞中宫,甚则妨食呕吐,皆单鼓胀之象大著,调治最难。欲驱浊阴,急急通阳。

干姜、附子、猪苓、泽泻、椒目。(228页)

按:此案面黄瘦,腹胀露筋,妨食呕吐,脉右涩左弱,是中阳不足,运化失健,气水浊阴盘踞中宫之单鼓胀(现作"臌胀")病,故曰调治最难。投以干姜、附子温通中阳;猪苓、泽泻利水;椒目利小便,除腹胀满,合为通阳驱浊法。然则其症露筋,可见病及血络瘀阻,若加入泽兰、赤芍等活血药,血行水亦行,应能增强疗效。

七、健阳驱浊法

某,四五:产后未满百日,胸胁骨节收引,四肢肌肉麻木,浮肿,腹胀,早轻夜重,食减,畏寒,便溏,脉得右迟左弦,先与理中,健阳驱浊。

人参、炮姜、淡附子、焦白术、枳实、茯苓。(706页)

按:产后元气未复,或洗冷饮寒,寒湿内侵,流窜骨节则收引,侵入肌肉则麻木,犯肤则浮肿,伤内则腹胀;中阳被困,早轻夜重而畏寒;胃不纳则食减,脾不健则便溏。用人参、炮姜、焦白术理中;淡附子温阳驱寒;枳实消气滞;茯苓渗湿。淡附子、炮姜温阳,若日丽中天,寒湿消散。中阳一健,湿浊自行。故曰健阳驱浊法。

八、通阳驱邪(湿)法

某,四七:风暑湿浑杂,气不主宣,咳嗽,头胀,不饥,右肢若废。法当通阳驱邪。

杏仁三钱、苡仁三钱、桂枝五分、生姜七分、厚朴一钱、半夏一钱半、汉防己一钱半、白蒺藜二钱。(361页)

按:风暑湿浑杂,主要在湿,凡暑必夹湿。风湿流注肢节,故曰风湿。但风易散,暑易清,惟湿难去。古谓湿如油裹面,实阅历之言。本案三邪混集,肺气不宣而咳嗽、头胀;经络受阻,血流不周,右肢若废。方用桂枝、生姜通阳而利散湿;杏仁利肺气而驱风暑湿邪;薏苡仁甘淡微寒、汉防己苦寒,共为清热利湿,解除经络不适;半夏辛温燥化痰湿;厚朴苦温宽中化湿;白蒺藜苦辛平,疏风通经络,共奏通阳驱邪之效。

九、护阳驱浊法

又:脉微为无阳,下利,冷汗,呕逆不食,肢厥不肯回阳。一团浊阴阻蔽,却有闭脘之危。议四逆之属,护阳驱浊。

人参、淡附子、枳实、茯苓、生淡干姜。(553 页)

按:浊阴阻蔽,中阳式微,下利,呕逆不食,此为脾胃俱病。冷汗时出,肢厥不温,有闭脘之危。议四逆之属,用人参、淡附子、淡干姜回阳救逆;生姜止呕;枳实行气散结;茯苓去湿,使阳回而浊阴化。虽云护阳驱浊,实乃阳回化浊也。

十、通阳理虚法

又:昨用泄木救胃土法,安受不见呕吐。然中焦阳气大虚,浊气上僭,则为昏厥。津液不升,唇舌干燥,岂可苦寒再伐生气。今如寐神倦,阳陷于阴何疑。仲景通阳理虚,后贤钱氏、薛氏,皆宗其义。

人参、炒半夏、茯苓、广皮、煨姜、南枣。(786 页)

按:肝木犯胃而呕吐,用泄木救土方药,症状好转。但中虚难复,浊气难降,反而上僭,发为昏厥。脾困不能为胃行其津液,唇舌干燥。若以为燥热再用苦寒,必伐生气。今如寐神倦,是中虚而阳陷于阴。故用人参、大枣补脾理虚;人参、煨姜、茯苓通阳;炒半夏、陈皮健脾化湿,而收通阳健中,理虚去病之效。按昏厥是从下逆上之病,治疗此病云是宗仲景通阳理虚法,何也?盖仲景治疗厥症,寒厥用四逆汤、血厥用当归四逆汤、水厥用茯苓甘草汤等,皆是温通之药,使气机流畅平和而愈病。叶天士谓通阳理虚,其言甚有见地。后贤钱氏当指钱乙,如《小儿药证直诀》中有败毒散,其方在羌独等祛风散寒中配伍人参、茯苓、甘草,为通补阳明,叶案中每遵其法。薛氏指薛己,其重视脾胃,喜用温升。叶天士虽有"皆宗其义"之说,其实遣药与仲景仍有区别。

十一、通阳暖胃法

又:脉缓濡弱,阳气不足。过饮湿胜,大便溏滑,似乎不禁。便后血色红紫,兼有成块而下。论理是少阴肾脏失司固摄,而阳明胃脉,但开无合矣。从来治腑,以通为补,与治脏补法迥异。先拟暖胃通阳一法。

生茅术、人参、茯苓、新会皮、厚朴、炮附子、炮姜炭、地榆炭。(503 页)

按:大便溏滑不禁,便后血色红紫,兼有成块而下,病由过饮湿胜引起,证系阳明开而无合。

中阳已伤,故脉缓濡弱。与火不暖土,肾阳失固有关。方予炮附子、炮姜炭温阳暖土;人参、生茅术、茯苓通补阳明;新会皮(即陈皮)、厚朴、地榆炭化湿止血。治腑病以通为补,与治脏守补固摄不同,故拟通阳暖胃法。

十二、升阳散郁法

俞,十九:腹痛六七年,每发必周身寒凛,吐涎沫而痛止。此诸气郁痹,得涌则宣之象。法当升阳散郁。

半夏、草果、金铃子、延胡、厚朴、生姜、苏梗。(604 页)

按:久痛无热,暴痛无寒。病腹痛六七年,发作时周身寒凛,吐涎沫而痛止。此为诸气为寒所郁,得吐涌则宣。故用生姜辛温升阳;紫苏梗上下宣行气机;草果温脾祛寒;厚朴温中下气;半夏化涎沫;金铃子、延胡索散郁止痛。药虽七味,而升阳散郁,宣行气机之功力颇强,不可忽视。

第三节 理阴却病立法

一、滋养壮阴法

王,十二:稚年纯阳,诸阳皆聚于骨,阴未充长,阳未和谐。凡过动烦怒等因,阳骤升巅为痛;熟寐痛止,阳潜入阴也,此非外邪。

常用钱氏六味丸、加龟甲、知母、咸秋石,以滋养壮阴。(41 页)

按:小儿纯阳之体,此说创自钱乙。因阳聚于骨之故,若过动烦怒,阳易升而头颠作痛;所以夏季小儿头面易生疮疖,是阳旺阴弱之征。夜间阴气用事,故熟寐痛止,阳潜入阴也。方以钱乙六味地黄丸加龟甲、知母滋阴潜阳;咸秋石引阳下行入阴,于是阴阳和谐,颠痛可却。药皆阴柔,滋阴壮阴,故曰滋养壮阴法。

二、育阴滋液法

又:镇摄汗止,火升咳嗽,仍属阴虚,难得充复。育阴滋液为治。

熟地炭、人参、炒麦冬、五味、炒萸肉、川斛、茯神、女贞子,接服琼玉膏方。(177 页)

按:汗出过久,阴液被耗,用镇摄法,汗虽止而阴未生,故火偏旺,火升咳嗽。欲治其咳,必先育阴。药用熟地炭、女贞子育阴,炒山茱萸敛汗,川石斛养胃阴,茯神宁心,人参、炒麦冬、五味益肺阴而生脉。使阴充而能配阳,则虚火自降而咳止,故曰育阴滋液法。

三、息风坚阴法

某:能食,肠血,脉细色痿,肛痔下坠。议酸苦熄风坚阴。

荬肉炭、五味炭、黄柏炭、地榆炭、禹粮石、赤石脂。(507页)

按:患者肠血,肛痔下坠,其病肠风并兼肛痔。虽色痿,脉细,所幸能食,脾胃尚健。故取急则治其标,用黄柏炭坚阴;山茱萸、五味子、地榆诸炭合禹粮石(即禹余粮)、赤石脂酸收敛涩以止血。乃名息风坚阴法。

四、养阴通腑法

又:滞浊下行,痛缓,议养阴通腑。

阿胶、生地、猪苓、泽泻、山栀、丹皮。(164页)

按:滞浊下行且痛,症属膀胱不利,湿热伤阴。故取《伤寒论》猪苓汤化裁,阿胶、生地养阴;山栀、丹皮清热;猪苓、泽泻化湿利尿。合为养阴通腑法。通腑者,通膀胱之水腑也。

第四节　五行辨治立法

一、培土生金制木法

汪:初咳不得卧。今左眠咳甚,并不口渴欲饮,周身絷絷汗出。此积劳内伤,木反乘金。不饥不纳,滋腻难投。惟以培中土,制木生金,合乎内伤治法。

川桂枝、茯苓、淡干姜、五味子、生甘草、大枣。(91页)

按:脏病日久,必盗母气。咳嗽不愈,至不饥不纳,肺金病而及脾土也。今左眠咳甚,《素问·刺禁论》曰"肝藏于左",是肝气应于左,显为木反侮金。为脾土虚,木失栽培所致。况且周身汗出,并不渴饮,乃肺金不固,并非热邪。其病机在土不生金,木失栽培,气反侮金。故治疗惟以培中土,制木生金。方取张仲景桂苓五味甘草汤加淡干姜、大枣而成。茯苓、大枣、生甘草补土生金制木;川桂枝能克木以降逆气;五味子敛金止咳;淡干姜、大枣和营止汗。此借伤寒外感方治疗内伤案也。

二、培土制木法

汪:晨起腹痛,食谷微满,是清浊之阻。按脉右虚左弦,不思饮食,脾胃困顿,都属虚象。古人培土必先制木,仿以为法。

人参、淡吴萸、淡干姜、炒白芍、茯苓。(197 页)

按:脉右虚左弦,乃乙木乘克己土之象。中土困顿,清浊难分,胃不纳故不思饮食;脾失运则腹痛微满。欲培土虚,必先制木。取《伤寒论》之吴茱萸汤加减。方用淡吴茱萸暖木祛寒,合炒白芍酸敛木气;人参、茯苓培土,配淡干姜温中健运。活用经方,有本有源,而收培土制木之效。

某:脉微小弱,是阳气已衰。今年太阴司天,长夏热泄气分,不食不运,味变酸苦,脾胃先受困也。稍涉嗔怒,木乘土中,益加不安。从东垣培土制木法。

人参、广皮、茯苓、益智、木瓜、淡姜渣。(203 页)

按:患者时值长夏湿热汗泄,不食不运,脉微小弱,是脾胃之阳气已衰。口味酸苦,稍怒益加不安,是木乘土中。方取《兰室秘藏》李东垣和中丸(人参、干生姜、陈皮、木瓜、炙甘草),有培土制木,补胃进食之效。叶天士去炙甘草之守中,加茯苓利脾湿;益智仁温脾化湿。李东垣有益智和中丸、益胃散等方,可见其喜用益智仁与人参、陈皮等配伍治疗脾胃虚损之症。可见叶天士善用李东垣法并为变通。

三、泄木安土法

席:大便未结,腹中犹痛,食入有欲便之意。胃阳未复,肝木因时令尚横。用泄木安土法。

人参、木瓜、厚朴、茯苓、益智仁、青皮。(203 页)

按:大便未结,脾土未虚;食入欲便,胃阳未复;腹中犹痛,肝木横乘。此木盛土衰之候。仍取李东垣和中丸化裁:人参补土扶脾,益智仁温阳暖土,厚朴温中,茯苓利湿,青皮疏肝破气,木瓜敛肝泄木。中土得安,痛泻自调。

某:头痛损目,黎明肠鸣泄泻,烦心必目刺痛流泪。是木火生风,致脾胃土位日戕。姑议泄木安土法。

人参、半夏、茯苓、炙草、丹皮、桑叶。(468 页)

按:黎明泄泻,疑似肾虚。但目痛流泪,应属木火生风,乙木乘脾犯胃,故议泄木安土法。以人参、茯苓补脾;半夏、炙甘草健胃,是为安土。丹皮、桑叶凉肝和阳,祛风止泪。叶天士认为丹皮、桑叶凉肝和阳,即是泄木也。

四、补土泄木法

程,四六:少阳络病,必犯太阴。脾阳衰微,中焦痞结。色痿如瘁(现作"悴"),便后有血。论脾乃柔脏,非刚不能甦阳。然郁勃致病,温燥难投,议补土泄木方法。

人参、当归、枳实汁、炒半夏、桑叶、丹皮。

参、归养脾之营;枳、半通阳明之滞;桑、丹泄少阳之郁。(505 页)

按：少阳甲木乘土，系脾阳衰微，不能敌木。脾阳一虚，运化疲惫，中焦痞结。营养失供，色痿如瘁（现作"悴"）；湿伤阴络，便后有血。叶天士认为，脾乃柔脏，非刚药不能振奋阳气。然郁勃致病，温燥难投，议补土泄木方法。用参、归养脾之营；枳、半通阳明之滞；桑、丹泄少阳之郁。其自释方义，可供参考。

金：能食运迟，舌纹裂，左颐肉肿，不喜饮水。太阴脾阳郁，法当补土泄木。

于术、茯苓、新会皮、炙草、煨益智、柴胡、丹皮、白芍。（205 页）

按：能食乃胃腑戊土无恙；运迟为己土脾阳失健；不喜饮水者太阴恶湿也。左颐肉肿，因肝木火旺。乃用白术、茯苓、陈皮、煨益智仁、炙甘草温补己土，以健脾阳；合柴胡、白芍疏肝平木，丹皮清泄相火。即为补土泄木法。

张，二九：脉小弱，是阳虚体质。由郁勃内动少阳木火，木犯太阴脾土，遂致寝食不适。法当补土泄木。

人参一钱半、白术一钱半、半夏一钱、茯苓二钱、甘草五分、广皮一钱、丹皮三钱、桑叶一钱、姜一钱、枣二钱。（205 页）

按：脉小弱，而寝食不适，为脾虚之象。病由郁勃，情志失调，内动少阳木火，以犯太阴脾土所致。药用六君子汤补土健脾；丹皮、桑叶清火和阳以泄甲木；姜、枣调和气血。余意既然患者是阳虚体质，火热并不明显，可不用丹皮、桑叶之寒凉，易以柴胡、白芍疏肝平木为上。

五、培土泄木法

朱氏：嗔怒动肝，气逆恶心，胸胁闪动，气下坠欲便。是中下二焦损伤不复，约束之司失职。拟进培土泄木法，亦暂时之计。

乌梅、干姜、川连、川椒、人参、茯苓、川楝、生白芍。（200 页）

按：嗔怒动肝，木气乘土，故气逆恶心；胸胁乃厥阴阳明经行之所，气逆故胸胁闪动不平；木火旺，土气虚，则气下坠欲便。方用人参、茯苓培土，通补阳明；干姜、川黄连辛开苦降以和胃；川椒、川楝（即川楝子）寒温并用，以调肝木逆气；乌梅、生白芍敛肝泄木。此从乌梅丸化出，有制肝安胃之效，亦曰培土泄木法。

六、温土泄木法

僧，四七：俗语云：膏粱无厌发痈疽，淡泊不堪生肿胀。今素有脘痛，气逆呕吐，渐起肿胀。乃太阴脾脏之阳受伤，不司鼓动运行。阴土宜温，佐以制木治。

生于术、茯苓、广皮、椒目、厚朴、益智仁、良姜。（209 页）

按：脾虚生寒，阳气不运，水湿潴留，泛溢肌肤，发生肿胀；水气上冲，逆行呕吐。案谓阴土宜温，温其脾阳，促其运行之机；佐以制木，防肝乘克之犯。方用生白术、良姜（即高良姜）、益智仁温暖脾土；陈皮、厚朴行气滞而宽中；茯苓、椒目利水祛湿。冀其水湿除，肿胀消。虽然崇土可以制木,但究之尚缺"佐以制木"之药,如白芍、木瓜亦可加入。徐灵胎评曰:"胀满之病,即使正虚,终属实邪,古人慎用补法"(232 页)。虽然气行则水行,而疾病至此阶段,必由气及血。血行水亦行,若于方中更加活血通络药,如当归、丹参、泽兰等,必可增强疗效。

七、扶土泄木法

朱:经月减食泄泻,下焦无力。以扶土泄木法。

人参、焦术、炒益智、茯苓、木瓜、广皮。(468 页)

按:减食久泻,化源不济,精血衰微,下焦无力。用人参、焦术(即焦白术)补脾土;陈皮健胃;炒益智仁温脾暖胃;茯苓祛湿,木瓜敛肝,泄木止泻。土木协调,纳化复常,泄泻自愈。

八、扶土制木法

程:劳损经年,食入腹胀痛泻,心中寒凛,肤腠热蒸。此阳不内潜,脾胃久困。万无治嗽清降之理,议用戊己汤,扶土制木法。(469 页)

按:食入腹胀痛泻,为土木不和之候。心中寒凛,肤腠热蒸,外热内寒,是中土虚,虚阳外越所致。其人虽兼咳嗽,但不宜用清降之药,以防再损脾阳。戊己汤乃泄木安土良方,方中黄连清胃热,苦味健中;吴茱萸温脾胜寒,白芍平肝制木,以治痛泻。三药合用,能收扶土制木之效。

九、益火生土法

某:脾肾虚寒多泻。由秋冬不愈,春木已动,势必克土。腹满,小便不利,乃肿病之根。若不益火生土,日吃疲药,焉能却病。

人参、白术、附子、生益智、菟丝子、茯苓。(213 页)

按:脾肾虚寒,运化不健,最易腹泻。秋冬不愈,阳虚不固。至春木肝旺,势必乘土,腹满乃起。肾阳不能温化水液,小便不利,故为肿病之根。乃用附子益命火以生脾土;生益智仁、菟丝子温养肾阳;人参、白术补土;茯苓利水,开支河而止泻。若重者,可早晚送服济生肾气丸与六君子丸,亦为益火生土,补土制水之法。

十、从火生土法

吕,二四:阴疟一年方止。羸瘦妨食,食入不运,不饮汤水,四肢无力,诊脉微弱不鼓。屡进六君益气无效,当温里通阳,从火生土意。

人参、熟附子、生益智、茯神、白芍、生姜。(453 页)

按:患阴疟一年,脾土已伤。食入不运,后天化源何来?脾主肌肉四肢,营血失养,故羸瘦四肢无力,而脉微弱,鼓动无力也。服六君益气无效,当是釜底无薪,命火不能暖土。故取熟附子补命门之火;生益智(即生益智仁)温肾暖胃;人参、生姜补脾胃之阳气;白芍和营益阴;茯神宁心。使命火心火同时焕发,脾土自得温暖。若再加白术、肉桂,则从火生土之力似可更强。

十一、补土生金法

某:风温客邪化热,劫烁胃津。喉间燥痒,呛咳。用清养胃阴,是土旺生金意。

《金匮》麦门冬汤。(69页)

按:风温客邪化热,损伤肺阴,当清散滋润为治。其谓"劫烁胃津",应有口干欲饮等症。然胃分胃阴胃阳,症见喉间燥痒,呛咳,是子病及母,肺胃阴津两伤。乃用清养胃阴,使土旺生金,以敌病邪。取张仲景麦门冬汤,必重用麦冬;而石斛、沙参、枇杷叶可以加入,亦为补土生金法。

十二、益水制火法

倪:多痛阳升,阴液无以上注。舌润赤绛,烦不成寐。当益肾水以制心火。

鲜生地、元参、麦冬、绿豆皮、银花、竹叶心。(410页)

按:《素问·至真要大论》曰:"诸痛痒疮,皆属于心。"痛久伤阴,肾水亏虚,不能上济心火,火旺故舌润赤绛,烦不成寐。用鲜生地、玄参、麦冬滋肾增液止渴;竹叶心清心除烦;绿豆皮、金银花解毒制火。是为益水制火法,亦属泻南补北法。然则叶氏尝云:"热入于营,舌色必绛。"本案舌润赤绛,则凉营如丹皮、赤芍不妨取用。

十三、滋水制火法

又:下血,阴伤走泄。虚阳上升,头目清窍。参、芪、术、桂辛甘助上,致鼻塞耳聋。用清上五六日,右脉已小,左仍细数。乃阴亏本象,下愈虚则上愈实。议以滋水制火之方。

生地、元参、天冬、川斛、茯神、炒牛膝。(509页)

按:下血走泄,必伤其阴。阴虚于下,阳浮于上,肾水不能涵养肝木,携风火上扰清窍。不思泻火,反投参、桂等辛甘以助其焰,致使鼻塞耳聋。转用清上方药五六日,症乃减轻。然右脉小,左仍细数,乃阴亏火旺之象,治必滋水,乃能制火。用生地、玄参、川石斛滋肾水;天冬补肺金,有助生水;茯神宁心;炒牛膝引火下行。余谓桑叶、菊花得秋冬寒凉之气,有清风火,利上窍之功,与生地、玄参相配伍,能治疗上实下虚之症,可以加入。是为滋水制火法。

十四、壮水制火法

曹,十三:肌肉苍赤,脉小数疾。童真阴未充长,囊下肛前已有漏卮。阳独升降,巅窍如蒙。

常与壮水制火,犹虑变幻损怯。

生六味去萸肉,加生白芍、黄柏、知母、人中白,蜜丸。(41页)

按:少年童真阴未充,阳盛火旺,故发肌肉苍赤,肛有漏卮,脉小数疾。治以六味地黄丸去萸肉之酸收,加生白芍壮水养阴;黄柏、知母坚阴泻火;人中白咸凉,清热降火解毒,引热下行。诸药合用壮水制火之力颇强,故以为法。

十五、金水同治法

某,二七:脉数,冲气咳逆。当用摄纳肾阴,滋养柔金,为金水同治之法。

熟地四钱、白扁豆五钱、北沙参三钱、麦冬二钱、川斛三钱、茯神三钱。(83页)

按:肺主呼气,肾司纳气。咳嗽日久不愈,穷必及肾。气不归元,逆而上冲,治必摄纳肾水,滋养肺金。方用熟地、川石斛滋肾;北沙参、麦冬养肺;白扁豆、茯神补脾,以资化源。然既用摄纳,则五味子、酸萸肉应予加入。是为金水同治之法。

某,五十:脉数,咳血。曾咯腥痰,若作肺痈。体质木火,因烦劳阳升逼肺,肺热不能生水。阴愈亏而阳愈炽,故血由阳而出也。当金水同治为主。

熟地四两、生地二两、天冬二两、麦冬二两、茯神二两、龟版三两、海参胶二两、淡菜胶二两、川斛膏四两、女贞一两半、北沙参二两、旱莲草一两半,胶膏丸。(110页)

按:木火体质之人,曾患肺痈,咯腥痰。因烦劳阳升逼肺,阴亏阳炽,故损肺络而复发咳血,脉数。用熟地、生地、女贞(即女贞子)、旱莲草(即墨旱莲)滋补肾阴;北沙参、天冬、麦冬、川石斛膏清养肺阴;龟板、海参胶、淡菜胶血肉有情补阴潜阳而止血;茯神安神引阳归下。炼膏缓服,改善体质以治疗疾病,故为金水同治。

第五节 脏腑辨治立法

一、温肾凉肝法

李,七三:高年颇得纳谷安寝。春夏以来,头晕,跗肿,不能健步。此上实下虚,肾气衰,不主摄纳。肝风动,清窍渐蒙。大凡肾宜温,肝宜凉。温纳佐凉,乃复方之剂。

附都气加车前、淡天冬、建莲丸。(34页)

按:肾虚肝旺,风火上扰清窍,上实下虚,故发头晕,跗肿,不能健步。都气丸系六味地黄丸加五味子组成,则熟地黄、山萸肉、山药、建莲温肾,摄纳精气;淡天冬、丹皮凉肝;泽泻、茯苓、车前利湿消肿。肾气充而肝风靖,是为温肾凉肝法。

脐旁有块,仍流动,按之软,或时攻胁刺痛。外肾寒冷拘束。病属肝血肾精之损。凡肾当温,肝宜凉。肾主藏纳,肝喜疏泄。收纳佐以流通,温肾凉肝是此病制方之大法。

当归身、枸杞子、生牡蛎、炙鳖甲、小茴香、沙蒺藜。(《叶氏医案存真·卷一》)

按:脐旁有块,能流动,按之软,或时攻胁刺痛,是肝失疏泄,病为㿗气无疑。外肾者,指睾丸,其寒冷拘束,乃肾寒所致。因肝藏血,肾藏精,究其病机,必由肝血肾精亏损,导致气滞寒生。治病必求其本,故用当归补肝血;小茴香、枸杞子温养肾精;生牡蛎强骨节,缓拘束;炙鳖甲散㿗气;沙蒺藜疏肝散郁气,去胁痛。若就五脏喜恶而言,肾当温,肝宜凉。本案并无热象,虽云"温肾凉肝是此病制方之大法",实则临证变通,以温肾养肝流通为法。

二、益肾凉肝法

丁:大寒节,真气少藏,阳夹内风旋动,以致痱中。舌边赤,中有苔滞。忌投攻风劫痰,益肾凉肝,治本为法。

生地、元参、麦冬、川斛、远志、石菖蒲、蔗浆。(8页)

按:肾应冬而主藏,肾虚不纳,真气少藏,木失涵养,肝阳挟内风旋动,致成痱中。肾水不济心火,火炎于上,故舌边赤。虽有苔滞,不可攻风劫痰,虑伤其正。用生地、玄参、川石斛益肾水以凉肝;麦冬、远志、石菖蒲清心醒神;蔗浆生津养胃。本案所谓凉,取其甘寒滋润之药,若苦寒是泄而非凉,不可不知。若风火盛肢体麻木舌蹇,则羚羊角、钩藤、丹皮等凉肝和阳之药亦可选用。

三、镇肝摄肾法

沈:冲气左升,当镇肝摄肾。

地黄、阿胶、黄肉、淡菜、茯苓。(22页)

按:肾虚肝木失养,气从左升,以肝气应于左也。方用地黄、阿胶、淡菜滋肾填精,摄纳耗散之阴;山茱萸酸收以敛肝气;茯苓引导诸药下行。方中并无重镇之药,应为敛肝摄肾为妥。

四、温肾宣肝法

朱,二五:厥阴三疟久延,邪攻肝经络脉,少腹痛渐硬,气串绕阴器筋痛,乃结疝瘕之象。病久,虽少壮,不可专于泄气,温肾宣肝为急。

淡苁蓉、归身、枸杞子、炒黑小茴、穿山甲、全蝎。(578页)

按:厥阴绕阴器,疟久伤阴,少腹痛渐硬,气串绕阴器筋痛,乃邪入厥阴脉络之征。方用淡苁蓉、枸杞子、炒黑小茴香温肾;穿山甲、全蝎搜风散结,宣通肝络;当归身养肝和血。此攻补兼施,立温肾宣肝法治疗疝瘕。

五、收固肾肝法

某：骤惊，阳逆暴厥，为肝胆病。昼则心悸是阳动，夜则气坠属阴亏。用收固肾肝可效。

生地五钱、萸肉一钱、龙骨三钱、牡蛎三钱、五味一钱、真金箔三张。（561 页）

按：因惊恐而暴厥，《素问·举痛论》说"惊则气乱""恐则气下"，故气不行而厥逆。《灵枢·本神》又说"肝气虚则恐""肾气虚则厥"，是以此案必肝肾先虚，而后又受惊恐以致发病。乃用生地、山茱萸、五味子补肝肾之阴；龙骨、牡蛎、金箔镇固神魂。从收固肾肝入手，而收止心悸回厥逆之效。

六、安胃和肝法

程，二八：擫梅逾期，病由情志郁伤。庸医不究病因，朝暮更方，病延日久。《内经》谓"二阳之病发心脾"。盖思伤心，郁伤脾，二脏有病，不司统血。笄年莫重于经水通调，今经闭半载，呕吐清涎，腹痛泄泻，心热皮寒，显是木郁乘土。胃口渐败，生气曷振，病成干血劳怯。考古通经等丸，难施于胃惫乏谷之体。姑议安胃和肝，俟秋深时再议。

人参、白芍、川楝子、生淡干姜、川连、乌梅、粗桂枝、炒焦归身。（《种福堂公选良方·续医案》）

按：婚嫁衍期，情志抑郁，损伤肝脾，以致月经失调。庸医方不符病机，病延日久，致经闭半载，呕吐清涎，腹痛泄泻，热寒不调，形成干血劳怯。方用人参扶元益胃；生淡干姜、川黄连辛开苦泄调胃，止呕吐泄泻；当归身养肝，川楝子泄肝，乌梅敛肝，可缓腹痛；粗桂枝、白芍调和气血，通经并调热寒。俾肝胃调和，胃口开而能进食，则化源不竭，经水通调乃能痊。案云病机"显是木郁乘土"，则所引《黄帝内经》文似不恰合。

七、通胃平肝法

唐：积劳内伤，脘闷胁胀，呕吐格拒，眩晕不得卧。阳夹内风暴张，恐其忽然瘛厥。议通胃平肝法。

小川连、姜汁、半夏、牡蛎、川楝子、生白芍。（202 页）

按：积劳内伤，致肝胃失调。风阳暴张，故眩晕、胁胀；横乘胃腑，则脘闷、呕吐格拒。用牡蛎、生白芍、川楝子平肝泄热；小半夏汤加小川黄连和胃降逆止呕。腑以通为顺，是谓通胃平肝法。

八、制肝益胃法

又：动怒，脘下痛，不饮食。是肝厥犯脾胃，病外生枝。最非善调之理，理气皆破泄难用。

议进制肝木益胃土一法。

人参一钱、炒焦白芍一钱半、真枷南香汁冲五小匙、炒焦乌梅三分、茯苓五钱切小块、化橘红五分。（204 页）

按：怒动肝气，横乘胃腑，气滞于中，故脘下痛而不思饮食。用炒焦白芍、炒焦乌梅酸泄肝阳；真枷南香、化橘红宣通缓痛；人参、茯苓甘淡益胃。平调土木，是为制肝益胃法。

九、养脾泄胆法

范，五七：脾窍开舌，舌出流涎为脾病，克脾者少阳胆木。以养脾泄胆治。

人参、于术、天麻、姜黄、桑叶、丹皮。（204 页）

按：心开窍于舌，脾开窍于口，且足太阴脾经连吞本，散舌下。脾主湿，故流涎本为脾病，然因少阳胆木克脾所致。故用人参、白术养脾以御甲木；天麻、桑叶、丹皮和阳以泄胆热；姜黄苦泄行气。《本草纲目》云："姜黄兼入脾，兼治气；速药则入肝，兼治气中之血"，故能入木泄胆也。全方共奏养脾泄胆之功。

十、泄肝和胃法

某：脉左弦，少寐，气从左升，泄肝和胃。

生左牡蛎五钱、川楝子肉一钱、化州橘红一钱半、茯苓三钱、泽泻一钱。（191 页）

按：经云肝气应于左，胃不和则卧不安。症见气从左升，少寐，脉左弦，是肝气犯胃所致。方以生左牡蛎、川楝子泄肝气；化州橘红和胃化气；茯苓安神；泽泻利湿引邪气归下。乃谓泄肝和胃法。

十一、泄肝救胃法

柳，四二：络血不注冲脉则经阻。气攻入络，聚而为瘕乃痛。冲脉是阳明属隶，痛升于右，胀及中脘，作呕清涎浊沫。操家烦怒，犯胃莫如肝，泄肝正救胃。

金铃子、炒延胡、蓬莪术、青橘叶、半夏、厚朴、姜汁、茯苓。（723 页）

按：烦怒伤肝，肝气犯胃；冲脉隶于阳明，阳明病，无以灌注冲脉，则冲气逆胃气亦逆，故痛升于右，胀及中脘，呕清涎浊沫。阳明络血不注冲脉，经水不来。方用金铃子、青橘叶、蓬莪术泄肝通络；炒延胡索行气止痛；厚朴平冲；半夏、姜汁、茯苓救胃，治呕涎沫。共收泄肝救胃，平冲通络之效。

十二、和阳益胃法

朱氏：上冬用温通奇经，带止经转。两月间，纳谷神安。今二月初二日，偶涉嗔忿，即麻痹干呕耳聋,随即昏迷如厥。诊脉寸强尺弱,食减少,口味淡,微汗。此厥阴之阳化风,乘阳明上犯,蒙昧清空。法当和阳益胃治之。

人参一钱、茯苓三钱、炒半夏一钱半、生白芍一钱、乌梅七分肉、小川连二分、淡生姜二分、广皮白一钱。

此厥阴阳明药也。胃腑以通为补,故主之以大半夏汤。热拥于上,故少佐姜、连以泻心。肝为刚脏,参入白芍、乌梅,以柔之也。(201页)

按:病因嗔忿致使肝木失调,阳化内风,上犯清空神明,故麻痹耳聋,微汗,随即昏迷如厥。乘阳明而胃气逆,故干呕,食减少,口味淡。取大半夏汤之人参、炒半夏合茯苓补中降逆;淡生姜、川黄连辛开苦泄以和胃;生白芍、乌梅柔肝以和阳。两调肝胃,故曰和阳益胃法。

十三、镇肝安胃法

黄:脉小舌白,气逆呃忒,畏寒微战。胃阳虚,肝木上犯。议用镇肝安胃理阳。

人参、代赭石、丁香皮、茯苓、炒半夏、淡干姜。(307页)

按:胃阳一虚,畏寒微战,脉小舌白。且肝气易犯,气逆上冲,呃忒乃作。用人参、茯苓通补胃气;炒半夏、淡干姜、丁香皮温阳,安胃止呃;代赭石镇肝降逆。方从大半夏汤、旋覆花汤、丁香柿蒂散合化而来,而曰镇肝安胃,善用古方也。

十四、镇逆安胃法

又:古人云,上升吐蚘,下降狐惑,皆胃虚少谷,肝脏厥气上干耳。既知胃中虚,客气上冲逆犯,斯镇逆安胃方,是遵古治法。

人参、代赭石、乌梅肉、川椒、川楝子、茯苓。(272页)

按:胃虚少纳,木失栽培,肝气上升,蚘不安于肠,逆行于胃,故发吐蚘。治用代赭石镇肝止逆;乌梅肉安蚘;川楝子伏蚘;川花椒杀蚘;人参、茯苓益胃不使伤正。方从旋覆代赭石汤合乌梅丸化裁而来,谓镇逆安胃法。

十五、温胃制肝法

顾:脉濡弱,左胁下久有聚气,纳食酿积于胃脘之中,两三日呕噫吞酸,积物上涌吐出。此皆怫怒动肝,肝木犯胃,胃中阳伤,不能传及小肠,递变化失司,每七八日始一更衣,为胃气不主下行故也。法当温胃阳,制肝逆。宿病纠缠,恐多反复。

淡附子、淡干姜、姜汁、生白芍、淡吴萸、白粳米。(256页)

按:脉濡弱是气血不足之象。左胁下久有聚气,乃肝气郁结之征。胃弱阳微,食积呕噫吞酸涌吐;胃气不主下行,大便七八日一行。病因怫怒动肝,肝气犯胃所致。用淡附子温命火以暖土;淡干姜、淡吴茱萸温胃阳以制酸;姜汁通阳止呕;生白芍平肝;白粳米养脾胃。使中阳健运,肝气平和,胃气下行,便通乃愈。是为温胃制肝法。再生姜、干姜同用最早见于张仲景《伤寒论》之生姜泻心汤。叶天士师其方,常以生姜、干姜配合应用,但又不局其法。淡干姜是生姜用沸水泡浸,干燥后应用。此案淡干姜、姜汁同用,其谓"姜汁与干姜附子并用,三焦之阳皆通耳"(249页)。孟河医家贺季衡治疗痰饮久积肺络哮喘,用小青龙汤化裁时即以姜汁与干姜同用,是继承叶天士之经验也。

十六、补脾和肝法

李,五十:少阳木火犯太阴之土,持斋淡薄,中虚热灼,以补脾和肝,为久长调理。

四君子加芩、芍、桑叶、丹皮。(205页)

按:胃脘热灼,诊为中虚,为少阳木火犯太阴之土所致。或伴有不饥少纳,乏力口苦等症。方用四君子汤补脾益气,黄芩、芍药、桑叶、丹皮和肝,泻少阳之火。使脾胃健,相火平,必守方调理,病乃能愈。故曰补脾和肝法。

十七、益肝利脾法

患溺血症已三月矣,前用升补法不应。右脉虚涩无神,左关独弦。茎中作痛,下多血块。形色憔悴,又多嗳气。据脉论症,乃肝脾积热也。肝热则阴火不宁,而阴血自动,以血为肝脏所藏,而三焦之火又寄养于肝也,故溺血茎中作痛。脾热则湿气内壅而生气不伸,以脾为湿土之化,而三焦之气又运行于脾也。故时时嗳气,形色憔悴。法当益肝之阴,则火自平,利脾之湿,则气自和。

生地、白芍、草薢、丹皮、甘草、车前。

继用逍遥散加车前、草薢。(《叶氏医案存真·卷三》)

按:肝藏血,肝热则阴火不宁,阴血自动;三焦相火附寄于肝,故尿血,茎中作痛;此肝病故左关独弦。脾为湿土,脾热则湿气内壅,三焦水腑行气于脾,湿壅故时时嗳气,形色憔悴;此脾病故右脉涩无神。方用生地滋肝阴;白芍、丹皮平肝泄热;草薢祛脾湿而利尿;车前利水腑而止血;甘草清热调和诸药。益肝之阴则火自平,利脾之湿则气自和。继用逍遥散加车前,调和肝脾利尿祛湿,则三焦通利,水腑自清。病经三月,前医失治,叶天士结合脉症,谨守病机,乃立益肝利脾法。

十八、疏脾降胃法

某,二八:脉弦,食下膜胀,大便不爽。水谷之湿内著,脾阳不主默运,胃腑不能宣达。疏脾降胃,令其升降为要。

金石斛三钱、厚朴一钱、枳实皮一钱、广皮白一钱半、苦参一钱、神曲一钱半、茯苓皮三钱、麦芽一钱半。（187页）

按：脾为湿土主运，胃为燥土主纳。脾阳不运，食入则胀，大便不爽。胃阴失润，则不能宣达。用厚朴、广皮白（即陈皮）、苦参、茯苓皮苦燥淡渗，运脾祛湿，消胀调便；金石斛养胃阴，枳实皮降胃气；神曲、麦芽化食助运。共成疏脾降胃法。

十九、疏腑养脏法

吴，二八：中满过于消剋，便血，食入易滞，是脾胃病。血统于脾，脾健自能统摄。归脾汤嫌其守，疏腑养脏相宜。

九蒸白术、南山查、茯苓、广皮、谷芽、麦芽、姜、枣汤法。（507页）

按：医治中满，用药过于消剋，致使脾胃肠腑损伤，故食入易滞不化，并损阴络致便血。脾主统血，若用归脾汤益气摄血，嫌其呆补。乃用九蒸白术、茯苓通补胃腑；陈皮行气；南山楂、谷芽、麦芽化滞消食；姜、枣调和气血。是健胃腑以养脾脏，脾复健自能摄血，亦称疏腑养脏法。

秋季寒热滞下，总是长夏为暑湿病。盖夏令脾胃司气，治失其宜，致腹满泄泻，跗浮囊肿，皆湿邪无以走泄，阻遏流行气机使然。肿胀势减，仍不饥少食，兼吐瘀浊痰血。要知湿是阴浊，久郁于中，必从热化。初伤气分，久而入络。《病能篇》中以湿肿属脾。以脾为阴土，得阳乃运。今气困无以运行诸经，腑为窒痹。消则愈困，补则壅滞。当疏腑养脏为宜。凡腑以宣通为补，非徒偏热偏寒治矣。

茯苓、厚朴、生谷芽、新会皮、生益智、泽泻。（《叶氏医案存真·卷一》）

按：滞下即痢疾，又兼寒热，是由长夏伤于暑湿而起，病情较重。况夏令为脾胃司气，治疗失当，气机阻滞，湿邪潴留，渐致腹满泄泻，跗浮囊肿。目下肿胀势虽减，仍不饥少食，兼吐瘀浊痰血，是脾运未复，湿浊郁久化热伤络所致。经腑窒痹，气滞不行，治疗用消则愈困，补则壅滞。法宜疏通腑气以健脾运，用茯苓、泽泻利水渗湿；生益智仁补火温脾；厚朴下气宽肠；陈皮燥湿消痰；生谷芽消食化滞。方虽平淡，法则轻灵，显养胃健脾之功。余谓既有热化之象，又兼吐痰血，可以加入黄芩、仙鹤草。既可清热治利，又能入络止血。黄芩清热而不伤脾，张仲景黄土汤治疗远血用之；仙鹤草具有"强壮性收敛止血剂，兼有强心"作用（《现代实用中药》），民间用于脱力劳伤也。《素问·至真要大论》曰："诸湿肿满，皆属于脾。"《病能篇》中无此说，当系误记。

二十、养胃供肺法

汪裕当：喉痒呛甚，形寒忽热。今早便溏，卧醒咽干，不为口渴。议养胃阴以供肺。

扁豆、北沙参、南枣、元米煎汤。（《叶氏医案存真·卷二》）

按：胃土气阴不足，肺金失养，致咽喉失润，咽干喉痒呛甚。肺主皮毛，气不外固则形寒，虚热外浮则忽热。湿气下流则便溏也。用白扁豆健脾和胃；大枣、元米补益胃气；北沙参益肺胃之阴津而清虚热。胃气足乃生液,液充则养肺。肺胃得调,则诸症自释,故立养胃供肺法。叶天士尝谓阴柔之药易滞,刚燥之品易伤,唯果壳之类,为害较少,故多常用。

杨,十九:疮痍四肢偏多,长夏入秋,懒倦欲眠,干咳无痰,颇知味,所纳已少。此阳明胃阴,因热致耗,即热伤元气之征。当与甘药,养胃阴以供肺。

如《金匮》麦门冬汤去半夏、加黄芪皮。(638页)

按:疮痍四肢偏多,日久不愈,必伤元气。入秋精神懒倦,干咳无痰,知味纳少,肺胃同病。土为金之母,因热耗阳明胃阴,肺胃元气不足导致诸症。用人参、麦冬生津液润肺胃;粳米、大枣养胃;黄芪皮益元气;甘草解毒和诸药。亦为养胃供肺法。

邵,六八:脉坚,形瘦久咳,失血有年。食物厌恶,夜寝不适。固以培本为要。所服七味八味汤丸,乃肝肾从阴引阳法,服之不效。此液亏不受桂附之刚,当温养摄纳其下,兼与益胃津以供肺。

晨服:熟地、苁蓉、杞子、五味、胡桃肉、牛膝、柏子仁、茯苓,蜜丸。

晚服:人参、麦冬、五味、炙草、茯苓、鲜莲子、山药。(118页)

按:形瘦久咳,失血有年,夜寝不适,脉坚,虚劳证候也。所服八味汤等不效,阴虚不耐桂附刚燥之药。况食物厌恶,乃胃阴虚乏,纳谷不行,何以受药。治疗虚劳用丸方,以温养柔和之品摄纳其下。再投人参、麦冬、五味子益胃气生津液;炙甘草、茯苓、鲜莲子、山药补脾,脾健为胃行其津液。人参、茯苓、炙甘草是叶氏通补阳明常用之法;人参、麦冬、五味子为生脉散,补气阴,宁心气,于虚劳亦有助益。脉无胃气则死,虚劳而见坚脉,脉症不符,是胃气大虚,故补益胃津非常有必要。

二十一、敛心滋肺法

又:诊脉同前述。心中怯冷,交四更咽中干,咳呛连声,必血已盈口。论心营肺卫,皆在上焦。更拟敛心液滋肺津一法。

炒枣仁五钱勿研、鲜生地三钱、天冬一钱、炒麦冬一钱、茯神一钱半、黑牛膝一钱半、茜草一钱、参三七一钱磨冲。(127页)

按:四更之时,肺金主气。咽中干,咳呛连声,必血已盈口。是肺阴虚,虚火灼损营络所致。肺主气,心主血,心中怯冷乃失血而营气虚也。故曰心营肺卫,疾病皆在上焦。用炒酸枣仁、茯神敛心安神;鲜生地、天冬、炒麦冬滋养肺阴,以清虚火而止咳;茜草、参三七和血止血;黑牛膝引火下行。辨证施方,立敛心滋肺法。

二十二、益肾水制心火法

倪:多痛阳升,阴液无以上注,舌润赤绛,烦不成寐。当益肾水以制心火。

鲜生地、元参、麦冬、绿豆皮、银花、竹叶心。(410页)

按:俗谓痛病难害。《素问·至真要大论》说:"诸痛痒疮,皆属于心。"痛症日久,阳气升腾,必伤阴液。阴不配阳,心失其养,故舌涸赤绛,烦不成寐。用鲜生地、玄参、麦冬益肾水以制心火;竹叶心清心透热;绿豆皮、金银花清热解毒。共建益水制火之功。

二十三、达肺疏肝法

发热痰喘,胸满身痛,左边睾丸不时逆上,痛不可忍。肝脉弦急,肺脉独大。此肺肝受邪之故。肝为木脏,其化风,其生火,风火合邪,旺于木位,则为热为痛;乘于肺金,则为痰为喘。法宜滋达肺金,兼疏肝木。

蒌仁、紫菀、半曲、川贝、桔梗、枳壳、杏仁、苏子、柴胡、秦艽。(《叶氏医案存真·卷三》)

按:发热痰喘,胸中满,身痛,肺脉独大,是肺金受邪,肺失肃降之征。左边睾丸不时逆上痛不可忍,肝脉弦急,乃肝木气滞所致。故用秦艽辛苦平润以祛风;瓜蒌仁、杏仁、紫苏子肃降肺气以平喘;紫菀、半曲(即半夏曲)、川贝、桔梗化痰祛痰而去满;柴胡、枳壳疏肝以解其逆气,是为达肺疏肝法。此方达肺之药多而疏肝之药少,因肺金肃杀之令行,肝畏其威而木气自调。其中巧思,值得细细体味。案中谓肝木化风生火,风火合邪,为热为痛,然其症无热象,方无寒药,则语欠恰当。

二十四、宣肺通肠法

陈,三十:夏季坐蓐,秋月热病,半年来不寐不便,无皮毛焦落之象。是痰饮为气所阻,以致升降失常,乃痹之基也。议宣肺以通肠。

紫菀八钱、杏仁三钱、枳壳一钱、桔梗一钱、栝蒌皮一钱、郁金一钱。(710页)

按:产后未复元,又患热病,每多虚证。然半年来不寐便结,又颇似实症。察其无皮毛焦落之象,断为痰饮为气所阻,以致升降失常,乃肠痹之征,所谓怪病多痰也。肺与大肠相表里,重用紫菀降肺气以通大肠,此法吸取用紫菀一味治疗宋权臣蔡京苦大肠秘结之经验而来(见拙著《中国宫廷医疗轶事秘方选评》);配合瓜蒌皮、杏仁宣降肺气,化痰饮,润肠通便;郁金行气解郁清心;枳壳、桔梗升降气机。脏腑同调,曰宣肺通肠法。

第六节　气味治疗立法

一、辛甘化风法

某:汗出寒凛,真气发泄,痰动风生,用辛甘化风法。

生黄芪、桂枝、炙草、茯苓、防风根、煨姜、南枣。（176页）

按：卫阳虚不能固外，毛孔常开，真气泄而汗出恶寒。肺胃失调，动风生痰。用生黄芪、炙甘草补气固卫；桂枝、炙甘草通阳温卫；桂枝、煨姜、茯苓温化痰湿；防风根止汗。桂枝、煨姜味辛，生黄芪、炙甘草味甘，故名辛甘化风法。《韩非子·五蠹》说："以化腥臊。"化即消除。本案谓"化风"，是化除客肺之风痰。《素问·阴阳应象大论》说："辛生肺……在味为辛。"《素问·藏气法时论》说："肺病者……用酸补之，辛泻之。"此论用辛以发散肺外感之邪。《素问·阴阳应象大论》说："辛甘发散为阳。"说明了散邪皆以辛为主。然本案用药以甘固护为主，辛通次之。语云：酸甘化阴，辛甘化阳。此方甘辛温，宜用于卫气不足之感受风邪者。

又：芪术固卫升阳，左肩胛痛未已，当治营中，以辛甘化风法。

黄芪、当归、炙草、防风、桂枝、肉桂。（535页）

按：风湿着于肌肉，服芪术后阳升卫固，而左肩胛痛未已，乃营血虚而失养，虚多邪少。君用当归养营益血，桂枝通阳行血，肉桂温阳活血；佐黄芪、炙甘草补气；使以防风祛风。当归、桂枝、肉桂、防风性辛，黄芪、炙甘草味甘，辛甘合用化阳，能去除风湿余邪。而当归味甘性辛，与桂枝、肉桂合用，以治入营之风痹更为恰当。

陈，四五：操持烦劳，五志阳气，挟内风上扰清空，头眩耳鸣，目珠痛。但身中阳化内风，非发散可解，非沉寒可清，与六气火风迥异。用辛甘化风方法，乃是补肝用意。

枸杞子、桂圆肉、归身、炙草、甘菊炭、女贞子。（20页）

按：烦劳伤肝，肾水失涵，则阳气化内风上扰脑海，清空不宁，致头眩耳鸣，目珠痛。方用女贞子、枸杞子滋水涵木；当归身、桂圆肉（即龙眼肉）养肝血；炙甘草缓急；甘菊炭平肝息风。叶天士认为肝阳化风与外感六气火风不同，治法迥异。非辛散可解，非苦寒可清。《素问·藏气法时论》说："肝苦急，急食甘以缓之。"又说："肝欲散，急食辛以散之，用辛补之，酸泻之。"《素问·至真要大论》说："木位之主，其泻以酸，其补以辛。"本案枸杞子、龙眼肉、炙甘草皆味甘，当归身味辛而补，药用辛甘，符合治肝经旨，此方甘辛寒，可以平息肝风。

病减六七，惟纳食不易消化，饮食不易下趋。口中味淡，时或作酸，大便燥艰，乃脾阳不振，肾阴未复，故润剂之中，佐以辛香，有合经旨辛甘化风之意。

柏子仁、小茴、苁蓉、车前、茯苓、牛膝、当归身、桂心。（《叶氏医案存真·卷二》）

按：大病之后，必须注意饮食能否消化，而测脾胃之旺与不旺，从而判定虚实。病减六七，尚未痊愈。脾胃纳化未复，故口味淡，食难化；蕴湿时或作酸；肾阴失濡，大便燥艰，此虚中有实。方用柏子仁甘香阅脾润肠，茴香开胃理气，桂心、车前、茯苓温脾化湿，当归身养血润肠，牛膝、苁蓉补肾。所谓润者指柏子仁、苁蓉、当归身三味，所谓辛者系小茴香、当归身、桂心，即佐以辛香之意。然则化即变，《易·系辞传》"知变化之道"。所谓风即气，《素问·六微旨大论》说："故气有往复……迟速往复，风所由生。"此病由于脾胃未复，所以润剂之中佐以辛香流动之品以化气，流动而不成呆补，有合经旨辛甘化风之说，可知当时拟方之匠心独运矣。

二、辛甘理阳法

沈：精气内损，是皆脏病，萸地甘酸，未为背谬。缘清阳先伤于上，柔阴之药，反碍阳气之旋运。食减中痞,显然明白。病人食姜稍舒者,得辛以助阳之用也。至于黄芪、麦冬、枣仁更蒙上焦,斯为背谬极。议辛甘理阳可效。

桂枝汤去芍加茯苓。(240 页)

按:精气内损,用甘酸化阴之药,本为对症。但清阳先伤,用阴柔之药,有碍中阳之转运,腻滞脾胃,饮食不但减少,形成痞塞,所以不得不改用辛甘理阳。此活用张仲景治疗水气病之茯苓甘草汤与茯苓桂枝甘草大枣汤,以桂枝、生姜之辛散,启发阳气之转动,甘草、大枣之甘甜补脾益胃,用茯苓利其湿邪,使清阳之气得升,痞塞之象自然消失。故名辛甘理阳法。

三、辛通瘀滞法

潘氏:脉弦涩,经事不至,寒热胃痛拒格,呕恶不纳,此因久病胃痛,瘀血积于胃络,议辛通瘀滞法。

川楝子、延胡、桂枝木、五灵脂、蒲黄、香附。(596 页)

按:脉弦涩乃血涩不行之象,肝失其舒,冲任失调,经事不至。久有胃痛,痛呕不纳,可见气滞瘀血不通,久病已入胃络。脉证互参,非孕娠恶阻。用金铃子散合失笑散加桂枝木、香附,取其辛通瘀滞、破气行血之力而治疗胃痛呕恶。此方且有入络通经之效。

四、辛香活络法

周,三十:瘕聚结左,肢节寒冷,病在奇脉。以辛香治络。

鹿角霜、桂枝木、当归、小茴、茯苓、香附、葱白。(721 页)

按:瘕者,假也。脏气结聚,无形成瘕,或痛或胀。《脉经·手检图》说:"后部左右弹者,阴跷也。动苦……皮肤强痹……少腹痛里急。"瘕聚结左,或在少腹,肢节寒冷,此乃阴跷络脉不通,阳气不达所致。督脉为诸阳之主,故用鹿角霜温通督脉之阳;桂枝木辛甘温行阴跷之气;当归辛香甘微苦补血活血通经络;小茴香温辛香散寒行气;香附辛香微苦散结,行气通经;葱白辛温,通阳散寒;茯苓祛湿并引药入于奇脉。取诸药气温辛香入通阴跷之络而愈病。

五、辛香流气法

又:昼日气坠少腹,夜卧不觉,甚则头昏胸闷。今年五月,初用疏滞,继通三焦,续进通幽,其坠胀仍若。议辛香流气法。

川楝子、延胡、小茴、黑山栀、青木香、橘核、生香附磨汁法丸。(219 页)

按:本案气坠少腹,夜睡不觉,甚则头昏胸闷,似属狐疝。初用疏滞,继通三焦,续进通幽,其坠胀依然。因此症已入肝络,必用辛香入络之品,叶天士尝谓"络虚则胀,气阻则痛,非辛香何以入络?(722 页)"方用川楝子、延胡索、小茴香温通肝络,行气活血止痛;青木香、橘核行气舒滞;生香附汁辛香流气;山栀子清热,以妨诸药温燥伤津。药味辛香居多,能使肝络气血流通而解病痛。

六、辛香温通法

郭,三五:痛必右胁中有形攻心,呕吐清涎,周身寒凛,痛止寂然无踪。此乃寒入络脉,气乘填塞阻逆,以辛香温通法。

荜拨、半夏、川楝子、延胡、吴萸、良姜、蒲黄、茯苓。(599页)

按:痛必右胁中有形攻心,呕吐清涎,周身寒凉,乃肝寒郁气犯胃,病在肝络与胃络之间,用吴茱萸、荜拨(即荜茇)散寒行气;高良姜辛温祛寒止痛;川楝子、延胡索温通肝络,行气活血止痛;蒲黄入络活血;半夏、茯苓化痰湿而止呕涎。辛温药居其半,辛香具有散寒温中,通络理气活血之功,故云辛香温通法。

七、辛香缓通法

王,二四:左前后胁板著,食后痛胀,今三年矣,久病在络,气血皆窒,当辛香缓通。

桃仁、归须、小茴、川楝子、半夏、生牡蛎、橘红、紫降香、白芥子,水泛丸。(600页)

按:肝郁不舒,前后胁板痛,犯胃伤脾,食后胀痛,久病在络,气血滞闭。用桃仁、当归须活血通络;降香、小茴香行气除痛;半夏、橘红化痰;生牡蛎平肝消积;白芥子利膈消痰。气血痰结均被溶解,经络才能畅通,胀痛自然获释。辛香性大,久病为丸则缓,此法治慢性病,取其缓通之意,勿急于攻破。若将小茴香易茵陈,白芥子换丹参,半夏改大青叶,可治现代医学所说的慢性肝炎。

八、芳香逐秽法

程:秽浊阻遏中焦,气机不宣,腹痛脘痞,当用芳香逐秽,兼以疏泄。

藿香、厚朴、杏仁、莱菔子、半夏、广皮白。(604页)

按:秽浊之气,由鼻吸入,脾易受伤,中焦阻遏不化,气机不能宣畅,腹痛脘痞。用藿香芳香除秽,厚朴温中,莱菔子消积,陈皮理气,杏仁肃肺降气,芳香之药不但避秽,更能化气开窍,消除痞塞。法从藿香正气散化裁而来,方甚简洁可喜。

某,三三:秽暑吸入,内结募原,脘闷,腹痛,便泄不爽。法宜芳香逐秽,以疏中焦为主。

藿香梗、杏仁、厚朴、茯苓皮、半夏曲、广皮、香附、麦芽。(339页)

按:暑天患脘闷,腹痛,便泻不爽,诊为秽暑吸入,内结中焦募原所致,疫病也。用藿香梗芳香除秽,杏仁肃肺降气,厚朴温中除湿,半夏曲、陈皮、香附、茯苓皮化湿行气,麦芽化食,一派芳香苦温之药,共奏消除秽浊之功。惜脉舌未辨,若舌苔黄秽,则黄连、黄芩似可加入。

九、芳香淡渗法

某：秋暑秽浊，气从吸入。寒热如疟，上咳痰，下洞泄。三焦蔓延，小水短赤。议芳香辟秽，分利渗湿。

藿香、厚朴、广皮、茯苓块、甘草、猪苓、泽泻、木瓜、滑石、檀香汁。（459页）

按：此案秋时暑热未退，患者寒热如疟，上咳痰，下洞泄，尿短赤，是吸入暑热秽浊之邪，弥漫三焦所致。方用藿香、檀香汁芳香辟秽，以祛上焦之邪；厚朴、陈皮、木瓜行气化湿，以祛中焦邪气；茯苓块、猪苓、泽泻、滑石淡渗利湿，以祛下焦之邪；甘草调和诸药。使暑热秽浊邪气分从三焦化除。若苔黄有热者，黄芩、连翘亦可加入。

十、芳香清透法

盛，四九：脐上心下热炽，咽喉间陈腐气，遂神昏仆厥。经时汗出而醒，病来口涌血沫，乃膻中热拥以致心窍受蒙。若非芳香清透，不能宣通络中瘀痹。

生乌犀角一两、天竺黄一两、丹参一两、郁金一两、云茯神一两、石菖蒲五钱、麝香一钱、冰片五分。各生研，野赤豆皮煎汤泛丸。竹叶汤送下二钱，食后服。（546页）

按：温热之邪热郁闭膻中心窍，络脉瘀痹，遂神昏仆厥；且温邪逼迫血液上走清道，口涌血沫，有燎原劫阴之势。治必芳香清透，用生乌犀角清心凉血；丹参宣通络中瘀痹；石菖蒲、郁金、天竺黄芳香化痰开窍；野赤豆皮（即野赤小豆皮）、竹叶、云茯神清宫；麝香、冰片芳香醒神。合为芳香清透法，清膻中热邪以救危急。

十一、辛凉解散法

某，三十：风袭肺卫，咳嗽鼻塞，当以辛凉解散。

杏仁、嫩苏梗、桑皮、象贝、桔梗、苡仁。（67页）

按：风为阳邪，伤人卫表，肺气不宣，则鼻塞咳嗽。故用杏仁、紫苏梗辛宣以散肺卫表邪，所谓在卫汗之可也。桑皮（即桑白皮）泄肺热；浙贝母、桔梗化痰止咳；薏苡仁渗湿，合紫苏梗以除鼻塞。此当系风热之邪，脉或浮数，苔或白微黄。虽辛温与苦寒合剂，而仍谓之辛凉解散，与银翘散辛凉有别。

十二、辛甘凉润法

宋，二一：脉右浮数，风温干肺化燥，喉间痒，咳不爽。用辛甘凉润剂。

桑叶、玉竹、大沙参、甜杏仁、生甘草、糯米汤煎。（69页）

按：感受风温之邪，喉间痒，咳不爽，脉右浮数，有温邪化燥伤津之征。用桑叶、甜杏仁辛凉祛风宣肺；玉竹、大沙参甘润生津；生甘草、糯米补中驱邪。是为辛甘凉润法。

十三、辛热开浊法

王，二四：早上水饮米粥，至晚吐出不化，知浊阴酉戌升逆，瘕形痛而渐大，丸药吐出不化，胃肠乏极矣。两进平肝理气不效，法当辛热开浊。

吴萸、熟附子、良姜、川楝子、茯苓、草果。（258 页）

按：早进饮食不化而暮吐，瘕形痛而渐大，乃胃阳虚微，浊阴浓结气阻之象。用熟附子补火温阳以暖土；吴茱萸入阴破浊，高良姜温中，草果散寒，川楝子通络泄浊，此四味又有行气散瘕之功；茯苓渗湿。除茯苓平淡利水外，余皆辛热，入阴开化浊邪，故名辛热开浊法。

十四、苦辛泄降法

胡，四六：悲泣，乃情怀内起之病，病生于郁，形象渐大，按之坚硬，正在心下，用苦辛泄降，先从气结治。

川连、干姜、半夏、姜汁、茯苓、连皮瓜蒌。（397 页）

按：悲泣情志不遂，气郁易生痞塞。况心下胃脘瘕形渐大，按之坚硬，可见痞塞之重。用川黄连之苦，半夏、干姜、姜汁之辛，泄结开郁，以降其气；茯苓渗湿；连皮瓜蒌消坚散结。法从泻心汤化裁而出，应有一定疗效。

高，四四：咽阻，吞酸痞胀，食入呕吐，此肝阳犯胃。用苦辛泄降。

吴萸、川连、川楝子、杏仁、茯苓、半夏、厚朴。（255 页）

按：肝阳犯胃，乙木乘土，气逆则咽阻；胃受克制则痞胀；火煎胃汁则吞酸；食入与胃气冲逆则呕吐。用吴茱萸、半夏之辛，合黄连之苦，则辛开而苦降；川楝泄肝火；厚朴宽中下气，杏仁下气润肠，茯苓渗湿。诸药苦辛泄降，具有通阳明而抑肝木之效。

十五、辛开酸苦泄法

刘：热气痞结，非因食滞，胃汁消烁，舌干便难，苦辛开气，酸苦泄热，是治法矣。

川连、生姜、人参、枳实、橘红、乌梅、生白芍。（237 页）

按：热结最易消烁胃汁，主要表现为舌干便难，胃脘痞塞。用川黄连苦以清热，生姜辛以开结，枳实、橘红行气散结，乌梅酸以生津泄热，生白芍敛阴，人参补气益胃。用生姜、川黄连辛开苦泄，法从张仲景泻心汤化裁而来。

十六、酸苦泄热法

某：热渐入里，胸痞，便泄，议酸苦泄热。

黄芩、川连、枳实、白芍、广皮白、滑石、甘草、谷芽。（484页）

按：邪热入里，三焦失调，胸脘痞塞，大便泄下，治宜清泄热邪，以复三焦之职。《素问·阴阳应象大论》说："酸苦涌泄为阴。"苦主泄下，酸主收降。故用黄芩、黄连之苦以泄热；白芍之酸以敛阴；枳实、陈皮、谷芽健脾行气开痞；滑石、甘草清热利湿止泄。是为酸苦泄热法。

江：暑邪深入厥阴，舌缩，少腹坚满，声音不出，自利，上下格拒。危期至速，勉拟暑门酸苦泄热，辅正驱邪一法。

黄连、淡干姜、乌梅、生白芍、半夏、人参、枳实。（347页）

按：暑邪深入厥阴，土败木乘，正虚邪炽，最为危候。故有舌缩，少腹坚满，声音不出，自利之上下格拒证候。用黄连苦以泄热；乌梅、生白芍之酸以敛阴；淡干姜、半夏辛以温中开结；枳实行气；人参扶脾补土。此法酸苦泄热，辅正驱邪，吴鞠通以之加黄芩、川椒名椒梅汤收入《温病条辨》中，朱丹溪评之为酸苦复辛甘法，实为乌梅丸之加减法。

十七、苦坚淡渗法

朱，三四：形瘦尖长，木火体质。自上年泄泻，累用脾胃药不效。此阴水素亏，酒食水谷之湿下坠，阴弱不能包涵所致。宜苦味坚阴，淡渗胜湿。

炒川连、炒黄柏、厚朴、广皮白、茯苓、猪苓、泽泻、炒查肉。（462页）

按：阴弱火旺体质，泄泻累用脾胃药不效，当系酒食水谷不化精，反化湿下流所致。故用炒川黄连、炒黄柏苦以健胃，坚阴止泄；厚朴、陈皮、炒山楂肉行气化食；茯苓、猪苓、泽泻开支河，淡渗利水胜湿。合为苦坚淡渗法。

十八、咸苦入阴法

顾妪：阳明脉大，环跳尻骨筋掣而痛，痛甚足筋皆缩，大便燥艰常秘，此老年血枯内燥风生。由春升上僭，下失滋养。昔喻氏上燥治肺，下燥治肝。盖肝风木横，胃土必衰。阳明诸脉，不主束筋骨，流利机关也。用微咸微苦以入阴方法。

鲜生地八钱、阿胶三钱、天冬一钱半、人中白一钱、川斛二钱、寒水石一钱。（282页）

按：老年津液不足，内燥失濡，故大便燥结。若阳明脉大，骨筋掣而痛，甚则足筋痿缩，形成血枯内燥生风，是阳明诸脉，不主束筋骨，流利机关所致。用鲜生地、阿胶益血养阴；天冬、川石斛增液；寒水石泄热除燥；人中白咸寒清热引阳入阴。阴血充沛，肠腑得濡，筋骨得养，诸恙可释，符合喻嘉言下燥治肝之义。人中白味咸，天冬微苦，所谓微咸微苦，气味不大，如非服过而不易知。为人医者,应知药之性能,必亲身尝试,才有体会。

十九、咸寒降逆法

又:煎厥者,下焦阴液枯燥,冲气上逆为厥。议用咸寒降逆,血肉填阴。

细生地、元参、龟胶、阿胶、淡菜、蚌水。(545页)

按:《素问·生气通天论》说:"阳气者,烦劳则张。精绝,辟积于夏,使人煎厥。目盲不可以视,耳闭不可以听,溃溃乎若坏都,汨汨乎不可止。"此人必因烦劳过度,夏暑之时,阳盛阴亏,水不涵木,冲气上逆,发作昏蒙耳闭厥逆之煎厥风症。故用细生地、玄参滋阴;蚌水甘咸寒滋阴息风;龟胶、阿胶、淡菜咸寒血肉填阴。诸药合用共奏滋水涵木,咸寒降逆,平冲息风之效。

二十、甘酸固涩法

蔡,三八:脉濡小,食少气衰。春季便血,大便时结时溏。思春夏阳升,阴弱少摄。东垣益气之属升阳,恐阴液更损。议以甘酸固涩,阖阳明为法。

人参、炒粳米、禹粮石、赤石脂、木瓜、炒乌梅。(507页)

按:患者食少气衰,便血,大便时结时溏,脉濡小。系脾阴虚弱,阳明失阖所致。乃用人参、炒粳米甘淡补脾,合木瓜、炒乌梅之酸以养脾阴;禹余粮、赤石脂固涩,止血调便,是为甘酸固涩法。若用李东垣之益气升阳方,恐脾阴更损,病不能愈也。

二十一、甘酸化阴法

王:春半寐则盗汗,阴虚。当春阳发泄,胃口弱极,六黄苦味未宜。用甘酸化阴法。

人参、熟地、五味、炙草、湖莲、茯神。(57页)

按:阴虚阳必旺,旺则易泄,寐则汗出。胃液被耗,口中无味。方用人参补气,炙甘草健中,莲子补脾止汗;熟地滋阴,五味子、茯神收耗散之阴而安神。气健则纳佳,阴足则汗止。此方五味子味酸,余药皆甘,甘酸化阴,故以为法。

又:泻痢久必阴损液耗。此口渴,微咳,非实火客邪。与甘酸化阴。

人参、山药、炙草、炒乌梅、木瓜、炒湖莲肉。(493页)

按:泻痢日久,损耗阴液,肺胃阴虚,故口渴,微咳。非实火客邪,以虚论治。人参、山药、炒莲子肉、炙甘草味甘补脾益胃;乌梅、木瓜酸以生津。甘酸化阴,补充阴液,使肺胃得养,诸症自痊。

潘:入夜咽干欲呕,食纳腹痛即泻。此胃口大伤,阴火内风劫烁津液。当以肝胃同治,用酸甘化阴方。

人参一钱半、焦白芍三钱、诃子皮七分、炙草五分、陈仓米三钱。(467页)

按：咽干欲呕，胃液被耗，食纳腹泻，脾运不健，推原其故，实由肝火内风劫烁津液所致。用人参生津液，陈仓米和脾胃，炙甘草补中，诃子皮生津止泻，焦白芍平肝火。以焦白芍之酸配炙甘草之甘以化阴而生胃液，故名此法。

汪：产后百日，寒热，消渴，心痛恶食，溏泻。此蓐劳液涸，已属沉疴难治。拟酸甘化阴扶胃，望其小安而已。

人参、乌梅、炙草、赤石脂、木瓜、茯神。（713 页）

按：产后百日，变生寒热，消渴，心痛恶食，溏泻。是蓐劳导致脾胃两伤，气阴液涸。若胃气不复，则必延为沉疴难治。故用人参、炙甘草、茯神味甘益气扶胃，健中宁神；乌梅、木瓜味酸生津止消渴；赤石脂收涩止溏泻。俾甘酸化阴，脾胃健强，方能步入坦途。

二十二、酸甘济阴法

苏，四五：向来翻胃，原可撑持。秋季骤加惊忧，厥阳陡升莫制，遂废食不便，消渴不已。如心热，呕吐涎沫，五味中喜食酸甘。肝阴胃汁，枯槁殆尽，难任燥药通关。胃属阳土，宜凉宜润；肝为刚脏，宜柔宜和。酸甘两济其阴。

乌梅肉、人参、鲜生地、阿胶、麦冬汁、生白芍。（245 页）

按：原有反胃之病，再加惊忧，肝阳陡升，侵犯中土。上不能食，下不能便，火热内灼，消渴不已。气火上冲，呕吐痰涎。肝阴虚喜食酸，胃汁干喜食甘。方用乌梅肉、生白芍味酸以敛肝生津；人参、麦冬汁、鲜生地甘寒养胃阴；鲜生地、阿胶滋水，水不独濡木，且能养胃。配方从肝胃两济其阴，符合病机，宜乎有效。

二十三、甘缓理虚法

又：络虚则热，液亏则风动。痛减半，有动跃之状，当甘缓理虚。

炙甘草汤去姜桂。（599 页）

按：阴液亏虚，阴血不足，络脉失濡，内风易动。痛虽减半而根未去，故筋肌有动跃之状。用复脉汤去姜桂之温辛，即人参、麦冬、生地、炙甘草、阿胶、麻子仁、大枣，滋养阴液，液足能濡肝筋络脉则风息。此法吴鞠通再去大枣，加生白芍，名为加减复脉汤，治疗温邪入侵下焦，阳亢阴竭，邪少虚多之证。见《温病条辨》下焦篇。

二十四、甘寒醒胃却热法

王妪：温热十三日，舌黄，心中闷痛。初病手经，不当用足经方。老人怕其液涸，甘寒醒胃却热。

鲜生地、竹叶心、麦冬、郁金、川斛、菖蒲根。（327 页）

按：温热之病，易耗津液。病十三日，其症舌黄，心中闷痛，液已受伤，热邪亦重。用鲜生地、麦冬、川石斛甘寒清热养胃阴；竹叶心清热；郁金性寒辛散苦泄，能解郁，清心热，合菖蒲根化湿，开闭醒神护心。与叶天士治温病存得一分津液保得一分生机之法相符合。

二十五、甘寒息邪法

某：春温身热，六日不解，邪陷劫津，舌绛，骨节痛。以甘寒熄邪。

竹叶心、知母、花粉、滑石、生甘草、梨皮。（321 页）

按：温热不解，邪易伤阴，阴液被劫，口干舌燥，液不养筋濡骨则疼痛。用竹叶心、知母清热养阴；天花粉、梨皮清热生津；滑石、生甘草导温热外出。药皆甘寒，可以增津液扶正而平息温邪。

第七节　正邪辨治立法

一、宣气理痰法

又：暑湿热皆气也。并酿蓄浊痰于胃，遂口甜腻滞不饥。议以宣气理痰。

川贝母、栝蒌皮、杏仁、黑山栀、泽泻，另用二贤散。（343 页）

按：暑乃热之极，而暑必夹湿，长夏时暑湿热三气正旺，人感其邪，蕴蓄于上中焦，最易酿痰于胃，致使脾液上泛而口甜。湿邪胶着不化，腻滞脾胃，不食不饥。用瓜蒌皮、杏仁宣开肺气；川贝母化痰；泽泻利湿；山栀子清热。二贤散由橘皮、甘草、盐组成，具有消积进食，化痰行气之功。诸药合用共奏宣气理痰，祛除暑湿之效。

二、清热理气法

刘：痰火郁遏，气滞，吸烟上热助壅，是酒肉皆不相宜。古称痰因气滞热郁，治当清热理气为先。

川连、白术、枳实、厚朴、茯苓、半夏，淡姜汤泛丸。（372 页）

按：脾为生痰之源，脾伤不运，湿不通行，火煎水液而浓缩生痰，痰阻络脉而气滞，其必有咳嗽痰涎胸闷等症。用白术补脾，茯苓渗湿，半夏化痰，枳实破滞，川黄连清火，淡姜汤通阳。所谓清热理气以川黄连、枳实为主，学其法不拘其药，处方自然灵活，可免机械呆板之诮。

三、凉膈疏斑法

严：湿温杂受，身发斑疹，饮水渴不解，夜烦不成寐，病中强食，反助邪威。议用凉膈疏斑方法。

连翘、薄荷、杏仁、郁金、枳壳汁、炒牛蒡、山栀、石膏。（368页）

按：湿温内结，津不上承，饮水渴不能解。胃受湿热熏蒸，邪热入营，身发斑疹，心烦不寐。用连翘、薄荷、石膏凉膈清热；杏仁、枳壳汁降气化湿；炒牛蒡、山栀子、郁金疏斑透疹。若加渗湿之药如竹叶、滑石更佳。

四、逐饮开浊法

张，二七：呛，喘哮，坐不得卧，神迷如呆。气降则清，水寒饮邪上冲膻中。用逐饮开浊法。

姜汁炒南星、姜汁炙白附子、茯苓、桂枝、炙草、石菖蒲。（391页）

按：呛，喘哮坐卧不安，内有水饮上冲，神迷如呆，乃痰饮为患。稀者为饮，浊者为痰，痰饮交加，呛喘哮三症并见。用南星（即胆南星）、姜汁炙白附子开闭结，除痰饮，下浊气；桂枝、茯苓温化水饮；石菖蒲开心窍而醒神；炙甘草和中焦之气而健运；用姜汁炒取其辛温化寒，以助逐饮之功。

五、暖胃涤饮法

又：过投绝产凝寒重药，致湿聚阻痰。两投通泄气分已效，再用暖胃涤饮法。

半夏、姜汁、黍米、茯苓。（711页）

按：绝育之方药多苦寒，寒则凝滞脾胃，致使湿阻生痰。用半夏燥湿化痰，姜汁暖胃化饮，黍米健脾，茯苓除湿。组方有条不紊，乃张仲景小半夏加茯苓汤再加黍米而成。其必有心下痞，不欲食，咳痰欲呕等症，故用暖胃涤饮法。

六、温通补下法

邹，二八：产后成劳损，先伤下焦血分。寒热数发不止，奇经八脉俱伤。欲呕不饥，肝肾及胃，有形凝瘕。议柔剂温通补下。

人参、当归小茴香拌炒、茯苓、沙苑、淡苁蓉、杞子、鹿角霜、生紫石英。（713页）

按：产后百脉空虚，调摄失宣，易成劳损，伤及奇经，阳维失调，寒热无定。肝肾不足，气血凝滞结成瘕气。胃失和降，则欲呕不饥。用沙苑（即沙苑子）、淡苁蓉、枸杞子补肾生精，当归小茴香拌炒养肝血，以溉奇脉；鹿角霜通补督脉之气；生紫石英温固冲任而降逆；人参、茯苓通补胃阳而益后天。药多温柔通补下焦,故名温通补下法。

七、温通镇逆法

汪,三十:壮年饮酒聚湿,脾阳受伤已久,积劳饥饱,亦令伤阳。遂食入反出,噫气不爽,格拒乎中焦。总以温通镇逆为例。

白旋覆花、钉头代赭、茯苓、半夏、淡附子、淡干姜。(253 页)

按:酒含湿气甚重,饮冷酒则湿聚难化,易伤脾阳。再加积劳饥饱无时,伤损脾阳,湿结格拒气逆,遂噫气不爽。用白旋覆花、钉头代赭(即代赭石)降气镇逆,淡附子温脾阳,淡干姜、半夏止噫,茯苓渗湿。余意用张仲景旋覆花汤,仍以保留党参,合附子以扶脾胃阳气,是为更佳。

八、镇逆安胃法

又:古人云,上升吐蛔,下降狐惑,皆胃虚少谷,肝脏厥气上干耳。既知胃中虚,客气上冲逆犯,斯镇逆安胃方,是遵古治法。

人参、代赭石、乌梅肉、川椒、川楝子、茯苓。(272 页)

按:此案吐蛔,乃胃虚少谷,蛔不安伏,肝脏厥气上干所致。用乌梅肉味酸以安蛔,川椒辛热以温脏驱蛔,川楝子泄热下蛔;代赭石镇逆气,人参、茯苓通补胃阳以扶元,使不伤正。全方寒热并用,邪正兼顾,具有温脏驱蛔,镇逆安胃之功。

九、醒脾却暑法

某:舌黄,不渴饮,久嗽欲呕吐,前用《金匮》麦门冬汤养胃小效。自述背寒口吐清痰,暑湿客邪未尽,虚体,当辅正醒脾却暑。

人参、茯苓、广皮、半夏、姜汁。(267 页)

按:体虚劳倦最易伤暑,暑必夹湿,暑湿壅遏肺胃,久嗽欲呕吐,舌虽黄,但不渴饮,可见湿胜于热。麦门冬汤养阴,若用稍多,湿滞为寒,变为背冷呕吐清痰。改投用人参扶正,茯苓渗湿,半夏、姜汁、陈皮醒脾化痰止呕,此所谓却暑者,主要祛其湿。若加藿香、白蔻仁、薏苡仁,似更恰合。

十、清暑和脾法

蔡,二一:气短少续为虚,近日腹中不和,泄泻暑伤。先以清暑和脾,预防滞下。

厚朴、广皮、炙草、茯苓、泽泻、炒扁豆、麦芽、木瓜、炒查肉、砂仁。(460 页)

按:脾虚则中气不足,言语气短不接,最易伤暑,暑湿侵脾,腹泻先见。用厚朴、陈皮理气,麦芽、炒山楂肉化滞,茯苓、泽泻利水,炒扁豆健脾,砂仁和胃,木瓜清暑化湿,炙甘草和中。况木瓜、炒扁豆既可清暑,又可止泻。和悦脾胃,不用参术,恐恋邪;不用香连怕伤胃。然本案既气短为虚,参术仍不妨应用,观张仲景治疗发汗后,腹胀满,用厚朴生姜半夏甘草人参汤,厚朴、人参同用可知。

十一、实脾利水法

又,十一朝:浆满堆沙,四肢圆绽。但气弱恐其不肯收痂,必实脾利水为法。

人参、冬术、炙草、茯苓、新会皮、白芍。(772 页)

按:此案天花现已绝迹,无需评议,但其法可用于脾虚水肿病。以人参、冬术(即白术)、茯苓、炙甘草、陈皮异功散补脾,白芍平肝。若再加车前草利水,实有效验。

十二、健中运湿法

某氏:雨湿凉气乘于脾胃,泄泻之后,腹膨减食,宜健中运湿。

焦白术炭、厚朴、广皮、生谷芽、炒扁豆、木瓜、茯苓、泽泻。(465 页)

按:胃凉则呕,腹湿则泻。泄泻之后,腹膨食减,运化失承,脾弱湿滞可知。用焦白术炭、炒白扁豆补脾;厚朴、陈皮、生谷芽健胃宽中,化食止泻;茯苓、泽泻、木瓜利水化湿,如是健中运湿,使邪去而正复。

十三、疏通泄郁法

某:脉右弦,腹膨鸣响,痛泻半年不瘥。此少阳木火郁伤脾土,久则浮肿胀满。法当疏通泄郁,非辛温燥热可治。

黄芩、白芍、桑叶、丹皮、柴胡、青皮。(469 页)

按:脉弦乃木旺克土之象。脾土被克,运化不行,故腹膨鸣响,痛泄少食,久则营养不继,浮肿胀满。用柴胡、青皮疏肝;黄芩、白芍清火;桑叶、丹皮解少阳之郁。肝木一疏,脾去其扰,运化复常,腹胀便溏随可消失。

十四、清泄湿热法

某:湿热内阻气分,腹痛下痢,目眦黄,舌光不渴,议清里泄湿热。

黄芩、寒水石、川连、厚朴、秦皮、郁金。(483 页)

按:湿热内阻,下迫于肠腑,气机不畅,腹痛下痢。湿热内蕴,熏蒸胆汁,目眦发黄。舌光不渴,湿遏热郁也。用黄芩清胆,川黄连泄热,厚朴宽中,秦皮清胆热燥湿止痢,郁金行气,寒水石清泄里热。案不渴不如去寒水石,而加茵陈、车前清导湿热下行,以防黄疸,更符此法。

十五、驱湿暖土法

王,三五:脉迟缓,饮酒便溏,遗精数年不已。近日腰髀足膝坠痛麻木。此湿凝伤其脾胃之阳,滋填固涩,决不应病。先议用苓姜术桂汤,驱湿暖土,再商后法。(612 页)

按:脉迟缓,脾胃为寒湿所侵。中阳不达,寒湿痹阻,致腰髀足膝坠痛麻木。遗精本属精窍空弛,此非初起,故滋填固涩无益。用苓姜术桂汤,方中干姜祛寒,茯苓渗湿,白术补脾,肉桂暖土。此为苓桂术甘汤去甘草易干姜而来,原方本有通阳健脾利湿之效。然用于此案,似药力太微。复观张仲景治疗湿痹之甘草附子汤、桂枝附子汤等,多配附子。一则增强温阳之力,二则增强祛寒镇痛作用。而淫羊藿、薏苡仁、毛狗脊等亦可加入。读者学其法,明其理,不必拘于案中使用方也。

十六、温通中阳法

吴,四三:食下膜胀,便溏不爽,肢木不仁。此脾阳困顿,不能默运使然。温通中阳为主。
白术三钱、附子一钱、炮姜一钱半、桂枝木一钱、茯苓三钱、荜拨一钱。(209 页)

按:命火不足,脾失其温,阳为湿困,运化不健,湿气中阻,清气难升,浊气下流,所以食下膜胀,便溏不爽;湿邪留着四肢,故肢木不仁。用白术健脾,附子温阳,炮姜暖脾阳,桂枝木通阳行四肢,茯苓渗湿,荜茇温中土而行气。阳回湿去,运行方健,是为温通中阳法。

十七、温通脾阳法

某,六七:左脉弦。胀满不运,便泄不爽。当温通脾阳。
草果仁一钱、茯苓皮三钱、大腹皮三钱、广皮一钱半、青皮一钱、厚朴一钱半、木猪苓一钱半、椒目五分。(209 页)

按:左脉弦为肝木旺之征。木旺乘脾,脾益不运,浊气不降,清气难升,症见胀满便溏。方用草果仁温脾胜湿,大腹皮消胀,茯苓皮利水,青皮破滞,陈皮健胃,厚朴宽中,木猪苓利湿,椒目与大腹皮同用祛水湿之壅盛。合奏温脾祛湿消除肿满之功。案谓温通脾阳,系草果仁、大腹皮与二苓、椒目温通,故有祛湿醒脾通阳之效。

十八、通腑泄浊法

吴:今岁厥阴司天加临,惊蛰节病腹满喘促,肢肿面浮,寒热汗出。皆木乘土位,清阳不得舒展,浊气痞塞僭踞,故泄气少宽。姑拟通腑以泄浊。

生于术、茯苓、椒目、紫厚朴、泽泻、淡姜渣。（221页）

按：脾土亏虚，木乘土位，运化失职，以致清阳不升，浊阴难降，僭倨腹部，致胀满喘促；水气不行，故肢肿面浮。但寒热汗出，毛窍未闭，得泄气少宽。所以用通腑方剂泄浊，以观其变。生白术扶脾，厚朴宽中，茯苓、泽泻利水，椒目祛水湿，淡姜渣温中去浊。所谓通腑泄浊系指疏通膀胱，使浊邪从小便而出，既不碍肾，亦可健脾，清阳舒展而湿浊去，纳运通畅，肿满自消。

十九、开痞通阳法

吴：脉小涩，脘中隐痛，呕恶吞酸，舌绛不多饮。此高年阳气结于上，阴液衰于下，为关格之渐。当开痞通阳议治。

川连、人参、姜汁、半夏、枳实汁、竹沥。（243页）

按：寒热蕴于胃脘，胃阳不振，气血食痰水等凝滞不解，脘中隐痛，呕恶吞酸。用川黄连苦降清热，姜汁通阳，合半夏辛开痞结，枳实汁行气破滞，竹沥化痰涎，人参扶正气。法从张仲景泻心汤而来，可为师法。舌绛不多饮，乃血络瘀滞之征。故云"高年阳气结于上，阴液衰于下，为关格之渐"。若于方中加入失笑散入络消瘀，积极先期防治，实属必要。

二十、清热导气法

王：痢疾古称滞下，乃是湿热气薄肠胃，阻闭气分，故利仍不爽。河间丹溪金用清热导气者为此。

黄芩、川连、草决明、炒黑查肉、生白芍、石莲、丹皮、广木香汁。（480页）

按：湿热气薄肠胃，秽浊易盈，气机被阻，痢而不爽。用川黄连、黄芩清燥胃肠湿热，广木香汁行气除后重，炒黑山楂肉化滞，石莲清湿热，开胃进食，丹皮凉血，生白芍平肝，草决明清热导气润下。肝主疏泄，所以治利兼用平肝之药。

二十一、固卫益气法

唐，六六：男子右属气虚，麻木一年。入春口眼歪斜，乃虚风内动。老年力衰，当时令之发泄，忌投风药，宜以固卫益气。

人参、黄芪、白术、炙草、广皮、归身、天麻、煨姜、南枣。（5页）

按：老年气虚本属常见，语云：气虚则麻，但麻木一年，可见气虚已极。春来阳气上升，风邪扰络，故口眼歪斜。因值肝风司令气候，风药升阳忌投。用人参、黄芪、白术、炙甘草补中益气固卫，陈皮化痰，当归身养血，天麻息风，煨姜、大枣调营卫。中气一足，卫气自固，麻木渐解，口眼可渐趋正常。若加入川芎、红花和血活络，则效果更佳。

二十二、清热散郁法

沈氏：素有痰火气逆，春令地中阳升，木火化风上引巅顶，脑热由清窍以泄越，耳鸣鼻渊甚于左者，春应肝胆，气火自左而升也。宜清热散郁，辛凉达于头而主治。

羚羊角、黑山栀、苦丁茶、青菊叶、飞滑石、夏枯草花。

又：照方去滑石，加干荷叶、生石膏。（631 页）

按：肝属木而旺于春，肝旺生火化风上升巅顶，脑海被蒸，热伤耳鼻清窍，故耳鸣鼻渊甚于左。用山栀子清火，苦丁茶泄热，青菊叶凉肝祛风，夏枯草花清泄肝脑风火，生石膏泄热降逆，羚羊角平肝清热引诸药入脑，干荷叶升清以为反佐，共奏平肝清热散郁之效。若加入玄参养阴以降浮游之火，则效力更佳，不可不知。

二十三、清润通络法

古人治胁痛，法有五：或犯寒血滞，或血虚络痛，或血着不通，或肝火抑郁，或暴怒气逆，皆可致痛。今是症脉细，弦数不舒，此由肝火抑郁，火郁者络自燥。治法必当清润通络。

土栝蒌、炒香桃仁、归身、新绛、炒白芍、炙甘草。（《叶天士医案精华》）

按：胁痛不舒，脉细弦数，由肝火抑郁，入络化燥所致。用土瓜蒌之甘寒清热利气宽胸；炒香桃仁、当归身、新绛辛润通络止痛；炒白芍、炙甘草酸甘化阴，以缓挛急。方从张仲景旋覆花汤合芍药甘草汤化裁而来，是为清润通络法。

二十四、宣通脉络法

赵，六二：脉左涩右弦，始觉口鼻中气触腥秽，今则右胁板痛，呼吸不利，卧著不安。此属有年郁伤，治当宣通脉络。

金铃子、延胡、桃仁、归须、郁金、降香。（403 页）

按：初始口鼻气触腥秽，是肺胃热灼。今则右胁板痛，呼吸不利，卧著不安，是由于日久气不流通，血络郁而成痹，脉左涩右弦，肝郁血涩之症。用金铃子、延胡索清泄宣通肝络以止痛；桃仁、当归须、降香辛润入络破血；郁金行气开郁。络脉一通，气血畅行，诸症自解。

二十五、降气和络法

柴，二五：劳伤，寒暖不匀，胁痛，嗽血，食物不减。宜降气和络。

苏子、茯苓、降香、橘红、桔梗、苡仁、韭白汁。（135 页）

按：治疗嗽血，缪希雍说宜降气不宜降火。本例因劳累过度，肺气大伤，寒暖不匀，致肺失肃降,咳嗽动气牵引肋痛,血络瘀阻破裂而嗽血。用紫苏子、降香降肺气而和络去痛;橘红、薏苡仁、茯苓、桔梗化痰涎而缓咳嗽;韭白汁祛寒活血止痛,使络通气血平调而愈。

沈:左胁岑胀,攻触作楚,咳痰带血。无非络中不得宁静,姑进降气通络方。

降香汁、苏子、苡仁、茯苓、橘红、钩藤、白蒺、韭白汁。(139页)

按,肝气应于左。左胁岑胀,乃肝火上冲,肺金被灼,络脉不宁,故咳嗽带血。用紫苏子、降香汁降肺气而通络;薏苡仁、茯苓、橘红利湿化痰;钩藤、白蒺(即白蒺藜)平肝清热解郁;韭白汁活血引入肝络。俾气降火平,肝络和畅,肺无其扰,咳嗽不作,血络亦宁。

陈,二七:吐血八日,脘闷,胁痛,肢冷。络伤气窒,先与降气和血。

苏子、郁金、杏仁、茯苓、桃仁、降香。(138页)

按:肝火起胃火随之,上冲肺脏,引起吐血。但叙述无肺病症状,出血量与气色不详,根据药症肺出血为多。肺气不舒,脘闷波及胁痛;吐血之后,血量不足充盈四末则肢冷。用紫苏子、降香降肺气而和血;桃仁、杏仁平气止咳;茯苓利水;郁金行气开郁。气下则火降,而血自止。不用止血药物,着重在气,气有余便是火,火灼肺金络损最易吐血,遵缪希雍宜降气不宜降火之说,治从病因着手,殊有见地。

二十六、降气导血法

蒋,六二:宿伤,怒劳动肝,血溢紫块。先以降气导血。

苏子、降香末、桃仁、黑山栀、金斛、制大黄。(141页)

按:怒伤肝,气滞则胁痛,伤络则吐血。瘀血既久,方成紫块。用紫苏子、降香降肺气而和血,桃仁消痰平气止咳,山栀子清火;金石斛养胃;制大黄泄瘀从大便而下。缪希雍论治吐血"宜行血,不宜止血",谓"血不行经络者,气逆上壅也。行血则血循经络,不止自止"(《先醒斋广笔记》)。故降气导血可解一时之急。

二十七、温通阳气法

某,五一:食谷不运,膜胀,呕恶,大便不爽。脉弦色黄。此胃阳式微,升降失司使然。法当温通阳气。

吴萸八分、半夏三钱、荜拨一钱、淡干姜一钱、生姜汁五分、广皮白一钱半。(207页)

按:胃主纳,而阳气式微,不能降浊,影响脾不能升清。浊气在胃则呕恶,在中则膜胀,其下流则大便溏。用吴茱萸温胃祛寒,半夏、生姜汁止呕,淡干姜通阳,陈皮理气,荜茇温脾化湿。药皆辛苦温,能通阳气而化浊,有除胀呕便溏之功。

二十八、温经通络法

童,五六:背寒,短气,背痛映心,贯胁入腰。食粥噫气脘痞,泻出黄沫。饮邪伏湿,乃阳伤窍发。此温经通络为要,缓用人参。

川桂枝、生白术、炒黑蜀漆、炮黑川乌、厚朴、茯苓。(392页)

按:寒饮邪伏上焦经络,阳失温通,气机阻滞,在上则背寒,短气,背痛映心,病及中焦则噫气脘痞,影响下焦则痛贯胁腰,泻出黄沫。不明此理,难措手治疗。张仲景说"病痰饮者,当以温药和之",用川桂枝、生白术、茯苓温化寒饮;炮黑川乌、炒黑蜀漆温经祛痰,通络除痛;厚朴温中祛湿,宽中下气。此从张仲景方化裁而来,有化除寒饮伏邪,温经通络之效。

二十九、温通营络法

某:右胁攻痛作胀,应时而发。是浊阴气聚成瘕,络脉病也。议温通营络。

当归三钱、小茴炒焦一钱、上桂肉一钱、青葱管十寸。(722页)

按:右属血。右胁攻痛作胀,血络被浊阴之气所阻,滞而作痛。血不通气亦不行,症应时而发。用当归活血,小茴香行气,上桂肉(即肉桂)温经,青葱管通络,是为温通营络法。余意可加青皮、郁金、川芎、香附子增强效力。临证时注意选用,不必拘泥于前人之方,宗师其法即可。

三十、清肝通络法

陆:鼻左窍有血,左肩胛臂痛,皆君相多动,营热气偏。脉得右虚左数。先以清肝通络。

丹皮、山栀、羚羊角、夏枯草、蚕砂、钩藤、连翘、青菊叶。(409页)

按:肝主左边之气,职司升降之权,君火一动,相火随之,上扰鼻窍,营络损则出血,络气滞则左肩胛臂痛。脉来右虚左数乃血虚火旺,气旺于左之征。用丹皮泄肝火,连翘清心热,山栀子泻三焦之火,夏枯草清肝泻火,青菊叶凉肝热,钩藤通肝络,蚕砂去痛,羚羊角平肝息风而清空窍。肝无所扰方能宁静,是为清肝通络方法。

三十一、清热救津法

张:脉数,疟来日迟,舌干渴饮,积劳悒郁,内伤居多。致邪气乘虚,渐劫阴气。热邪坠于阴,热来小溲频数,故汗多不解。议清阴分之热,以救津液。

活鳖甲、知母、草果、鲜生地、炒桃仁、花粉。(434页)

按:疟易伤阴,热邪更盛,踞于阴分,灼耗津液,故舌干渴饮;热流膀胱,故小便频数;热坠于阴,故汗多不解。用活鳖甲、鲜生地清阴救液;天花粉生津;炒桃仁入络活血;草果散寒,知母清热以劫疟。可加青蒿、银柴胡入阴引邪外达,但药量宜小,以防汗多亡阳。

三十二、和营理阳法

又:奔豚动气,皆是阳虚浊泛,当和营理阳。

人参、茯苓、归身、炙草、桂心、牡蛎、煨姜、大枣。（497 页）

按：张仲景论治奔豚气，乃肝虚郁热，夹冲气上冲所致，应用奔豚汤。本案奔豚动气，从少腹上冲，或兼少纳泛恶等症。乃用当归身养肝血；桂心、牡蛎温阳，镇冲平逆；人参、茯苓、炙甘草通补阳明，和中安胃；煨姜、大枣调和营卫。收养肝和营，平谧冲阳之效，是为和营理阳法。

三十三、清营息风法

俞，五旬又四：阳气日薄，阳明脉络空乏，不司束筋骨以流利机关。肩痛肢麻，头目如蒙，行动痿弱无力。此下虚上实，络热，内风沸起。当入夏阳升为甚，燥湿利痰，必不应病。议清营热以熄内风。

犀角、鲜生地、元参心、连翘心、冬桑叶、丹皮、钩藤、明天麻。（520 页）

按：年老阳衰，饮食衰减，阳明脉络空虚，筋弛痿软。肝虚内风横窜，则肩痛肢麻；上扰则头目如蒙，形成下虚上实之证候。用鲜生地、玄参心滋肝肾以益下；丹皮、犀角、连翘心清热凉营以清上；冬桑叶、钩藤、明天麻凉肝息风止痛。凡肝风横扰，肝阳上亢之风证，均可用此法及方药。

三十四、养血息风法

张氏：肝阳虚风上巅，头目不清。阳明脉空，腰膝酸奭。议养血息风。

菊花炭、熟首乌、牛膝炭、枸杞子炭、黑穞豆、茯神。（21 页）

按：肝乃风木之脏，赖阴血涵养。若肝虚则阳风上扰，头目不清。阳明络脉失濡，腰膝酸软。治用熟首乌（即熟何首乌）、枸杞子炭养肝血；黑穞豆（即黑豆）健脾益肾养阴；菊花炭凉肝息风明目；牛膝炭强筋骨；茯神安神。合为养血息风法。

三十五、滋阴下纳法

又：因触胁气闪，络血复上，过戌亥时自缓。早上诊脉，细促无神。左目珠痛，假寐喉息有音，足胫冰冷。皆血冒不已，孤阳上升。从肝肾引阳下纳法。

人参、熟地炭、炒杞子、茯神、淡菜、炒牛膝，四服。（108 页）

按：素有咯血之恙，因触胁气闪而复发。并见左目珠痛，假寐喉息有音，足胫冰冷，脉细促无神，乃肝肾阴虚，孤阳上升所致。治用人参、熟地炭、炒枸杞子滋补肝肾之阴；淡菜味甘咸性温，补肝肾益精血，以疗虚劳咯血；炒牛膝引阳下纳，以助止血；茯神安神引药归下。用汤剂滋肝肾之阴引阳下纳。

三十六、和阳镇逆法

叶:讲诵烦心,五志之阳皆燃。恰值芒种节,阴未来复,阳气升腾,络中血不宁静,随阳泄以外溢。午后上窍烦热,阴不恋阳之征,致头中微痛。主以和阳镇逆。

生地、阿胶、牛膝炭、生白芍、茯神、青铅。(109页)

按:劳心耗阴,五志化火,阳气升腾,上灼肺络则咯血,上扰清窍则烦热,头中微痛。药用生地、阿胶、生白芍滋阴和阳;茯神安神;青铅平肝镇逆;牛膝炭引阳下纳,以助止血。共奏和阳镇逆之效。

三十七、敛神摄气法

席:半月前,恰春分阳气正升。因情志之动,厥阳上燔致咳,震动络中,遂令失血。虽得血止,诊右脉长大透寸部,食物不欲纳,寐中呻吟呓语,由至阴损及阳明,精气神不相交合矣。议敛摄神气法。

人参、茯神、五味、枣仁、炙草、龙骨、金箔。(119页)

按:春分阳动,地气上升,性情易躁者,每致阳升咳血复发。今血得止,然精气神受伤未复,不相交合,寐中呻吟呓语。乃用人参、炙甘草、茯神、五味子、酸枣仁补气敛神;龙骨、金箔镇敛神气,是为敛神摄气法。临床一般金箔价昂不易购得,可以生牡蛎、龟甲代之,疗效相同。

三十八、镇怯理虚法

某:因惊外触,见症神怯欲迷,已经肢厥,冷汗怕动。仿镇怯理虚。

人参、茯神、枣仁、生龙骨、石菖蒲、炙草、南枣、陈淮小麦,早上服。(561页)

按:《素问·举痛论》说:"惊则心无所倚,神无所归,虑无所定,故气乱矣。"本案因惊致病,其症恐惧、肢厥、冷汗、怕动,可见其心气虚心神乱,治以镇惊补虚。取《备急千金要方》之定志小丸,人参、茯苓、菖蒲、远志,有补气宁心安神作用。因原主"治心气不定,五脏不足,甚者忧愁悲伤不乐,忽忽善忘,朝差暮剧,暮差朝发,狂眩者方"。叶天士去远志,加酸枣仁养心安神,生龙骨镇怯,共为镇怯理虚法。

三十九、固阴益气法

苏,三九:脉左坚,冬令失血,能食而咳,脊痛腰酸,乃肾脏不固。少纳,肾脉虚馁,五液不承,寐则口干喉燥,宣固阴益气。

固本丸加阿胶、芡实、莲肉丸。(110页)

按：腰乃肾之府，肾阴不足，故脊痛腰酸。阴亏虚火上炎，灼损肺络则咳血。五液不承，寐则口干喉燥。治用固本丸（人参、天冬、麦冬、生地）加阿胶益气养阴，补肾增液；芡实、莲肉健脾，固涩阴精。共奏固阴益气之效。

四十、固摄升阳法

某：易饥易怒，腹溏气坠，知饥不进食。自胎前至今，两月不愈。并非客邪，用固摄升阳。

鹿茸、鹿角霜、熟地炭、当归、桂枝、五味、茯苓。（704 页）

按：怀孕之后两个月，易怒，知饥而不食，腹溏气坠，乃血聚养胎，督任脉虚，阳气不升，脾受其累。用鹿茸、鹿角霜补督脉升阳而止气坠；熟地炭、当归养肝而补任脉之血；五味子固摄止便溏；桂枝、茯苓温阳利湿实便。共奏固摄升阳以愈疾病。

四十一、收摄固元法

陈氏：咳喘则暴，身热汗出，乃阴阳枢纽不固，惟有收摄固元一法。

人参、炙草、五味、紫衣胡桃、熟地、萸肉炭、茯神、炒山药。（304 页）

按：咳嗽暴脱者少，哮喘暴脱者多。一遇寒凉，夜来咳喘暴作，汗出淋漓，乃肾失摄纳，阴阳枢纽不固所致。用人参扶元，紫衣胡桃、熟地固肾气，萸肉炭、五味子摄纳肾气，炒山药补脾，茯神安神，炙甘草和中。此系肾虚之证，故宜收摄以固肾元。

四十二、通摄两用法

又：阅病原是脏阴阴精之亏，致阳浮头痛，兼有遗精。月数发，下虚上实。纯以补涩，决不应病。性不耐丸剂，与通摄两用。

龟版、秋石、熟地、女贞、远志、芡实、湖莲、茯苓，熬膏。（153 页）

按：阴亏阳浮，上实下虚，头痛遗精，纯以补涩不应，不若通摄互用为妙。熟地、女贞子合龟板、秋石以滋阴潜阳；芡实、莲子涩精；远志通心肾而宁心神，神静则能摄精，茯苓引诸药归下。补摄之中兼以通，非具有临床经验者不能用与知耳。

四十三、滑涩两用法

又：形色有渐复之象。较之夏至，病去三四。但诊右脉弦大，尚少冲和；左脉细促未静。谷进运迟，有吞酸膹胀。寐中仍欲遗精。此中焦之阳，宜动则运。下焦之阴，固则能守。乃一定成法。午后服异功散加炒谷芽。

晨服：遗精固涩下焦，乃通套治法。想精关已滑，涩剂不能取效。必用滑药引导。同气相求,古法有诸。

牛骨髓、羊骨髓、猪脊髓、麋角胶、白龙骨、生牡蛎、熟地、萸肉、茯神、五味、山药、芡实、湖莲、远志、砂仁,胶髓代蜜丸。晨服四钱,秋石二分,化水下。(156页)

按:涩以治滑,本属常法。涩而仍滑,当变其法,方能收效。叶天士用滑药寓于涩剂之中作为引导,取其同气相求之义。而用胶髓化蜜为丸,因久滑,精竭髓伤,非血肉有情之品,不能填补亏虚;合于涩药之中,不独同气相求,更能助草木之力,宜深玩味,方知其义。此案用滑涩之品以固下焦之阴;用异功谷芽以运中焦之阳,思考缜密。

四十四、涩通互用法

阴虚,汗泄精遗,理应固摄,但先哲涩固之药,必佐通滑,以引导涩味,医知斯理者鲜矣。

熟地、萸肉、杜芡实、五味子、龙骨、远志、茯神,用猪脊髓、金樱子膏捣和为丸。(《叶氏医案存真·卷一》)

按:汗泄不止,液体已伤。再加精遗,阴精更竭。用涩药不能敛汗止遗,不得不用滑药参入剂中,引导病所。因固涩之品,质黏行滞,非滑药不能变其质而舒其性。熟地补阴,五味子敛阳。龙骨镇浮越之气,山茱萸肉固脱滑之机。杜芡实补脾涩精,恐其留湿,用茯神以利之。肾气不上达,用远志以交之。猪脊髓引诸药入肾,恐其过滑,又以金樱子涩之。互相监制,互相为用。至于为丸,取其不易化至下焦,以除病根,非泛用滥制可比。

四十五、寒热互用法

通下,下通脘中仍结,上下拒格者,乃上热下寒。古人用麻沸汤煮凉药以解上,浓煎温补以治下,使阳气不脱,郁热自罢。今仿之。

黄芩、小川连、枳实(上三味,入滚水中煮五十沸,即滤)、人参、淡附子、干姜(上三味,煎浓汁一杯,和入前药服)。(《叶氏医案存真·卷一》)

按:用下药泻结,大便虽通而脘仍痞结,形成上下拒格,乃上热下寒之象。究其原因,为误下热未去而寒又增。前人用凉药解上,热药治下。小川黄连、黄芩泻火,枳实下气,滚水煎变苦寒之性,免其伤阳以通经络。再加人参补正,淡附子温阳,干姜祛寒。煎浓汁以填其下,使阳药而不上浮,寒热混合一起。则上下无拒格之患,此法从泻心汤变化而来,煎药法值得参考。

四十六、温消并用法

产后肿胀不愈,显然下焦先虚。肝肾气散,不主收纳,形寒痞闷,食少痰多,形消肉削,治从温纳分利,攻消法。

济生肾气丸三钱,磨沉香汁三分,冲开水送。(《叶氏医案存真·卷二》)

按：产后肿胀不愈，食少痰多，下元已虚，肾水上泛为痰。脾土不运，形寒痞闷，营养不继，形消肉削。体虚病实，不得不温纳、分利兼施。用熟地滋肾，山药补脾，山茱萸固肝，牛膝入下焦，肉桂壮命火，附子逐沉寒，温阳化气；再加茯苓、泽泻、车前利水渗湿；丹皮消瘀，分利去积；入沉香末降虚浮之气，归入肾经。此济生肾气丸加沉香，为治水肿胸胀喘气正效，是为温消并用法。但沉香不宜长用，长用反耗肾气，不可不知。

四十七、消补兼施法

又：服分消方法五日，泻减溺通，足跗浮肿未消。要知脾胃久困，湿热滞浊，无以运行。所进水谷，其气蒸变为湿，湿胜多成五泻。欲使湿去，必利小便。然渗利太过，望六年岁之人，又当虑及下焦。久病入夏，正脾胃司令时候。脾脏宜补则健，胃腑宜疏自清。扶正气，驱湿热，乃消补兼施治去。晚服：资生丸，炒米汤送下。

早服：人参、广皮、防己、厚朴、茯苓、生术、泽泻、神曲、黄连、吴萸。（461页）

按：脾胃久困，无以运行所进水谷，其气蒸变为湿，湿热滞浊而成泻。欲使湿去，必利小便。然渗利太过，当虑下焦跗肿。方用汤剂扶脾渗湿，晚服资生丸，以消补兼施，则脾健溺利，湿去肿消。

四十八、育阴清邪法

又：晚诊，阴中伏邪，晡时而升，目赤羞明，舌绛而渴，与育阴清邪法。

生地炭、元参心、川石斛、炒麦冬、犀角、石菖蒲。（330页）

按：邪伏于阴，日轻暮重，热随阴升，上扰清窍，目赤羞明，口渴舌绛。此津液被耗，邪热入营所致，即叶天士所谓"邪热入营，舌色必绛"也。用生地炭、玄参心育肾阴；炒麦冬、川石斛增胃汁；犀角清热凉营，石菖蒲宁心。此伏热入营伤阴，晡时加重，与伤寒日晡潮热不同，应当注意鉴别。

四十九、和正托邪法

某：热甚而厥，其热邪必在阴分，古称热深厥深；病中遗泄，阴伤邪陷。发表攻里，断难施用。和正托邪是为正法。

草果、知母、人参、半夏、姜汁、乌梅。（558页）

按：疟疾发厥，必分寒热。寒厥者，身冷不语，手足卷屈；热厥者，腹热昏睡手足伸直。热厥乃邪入阴分，非托引之邪不能出。用草果入太阴以散寒，知母入阳明以清热，半夏化痰，姜汁和胃，乌梅敛肝，人参扶正，正气充则邪不能羁留，易于外出。不用槟榔、青皮以免破气，不用石膏以避其凉。唯有和正托邪，方是正法。

五十、和正祛邪法

俞:肩胛连及臂指,走痛而肿一年,乃肢痹也。络虚留邪,和正祛邪。

黄芪、防风、海桐皮、生白术、归身、川羌活、片姜黄、白蒺藜。(529页)

按:风湿窜入经络,久而闭寒不通,肩胛臂指肿痛。病程既久不愈,故谓络虚留邪。用黄芪补气,生白术健脾,当归养血,防风祛风,川羌活、白蒺藜祛风燥湿,海桐皮祛风消肿,姜黄引入经络去痛。气血和而正气足,风湿肢痹,邪祛自失。

五十一、护阳却邪法

吴,四一:三疟愈后反复,寒多有汗。劳则阳泄致疟,议护阳却邪。

川桂枝、熟附子、生于术、炙草、生姜、南枣肉。(453页)

按:三日疟乃阴邪伤阳,虽愈而阳气一时难复。倦劳过度,汗出风入,疟疾又发,寒多热少乃卫阳亏虚之象。用川桂枝、熟附子祛寒湿;熟附子、生白术温暖脾阳;生姜、大枣肉调和荣卫;炙甘草补中调和诸药,使阳复而能却邪断疟。

五十二、清肺解毒法

沈:薄浆回痂,毒气未尽,只宜清肺解毒。

炒贝母、茯苓、苡仁、车前、炒泽泻、炒银花。(775页)

按:法案系痘症,薄浆回痂,有收浆回痂过早之嫌,毒气未尽,恐变肺炎喘嗽。炒贝母清热化痰;薏苡仁、茯苓祛湿;车前、炒泽泻利尿导赤;炒金银花解毒。共奏清肺解毒,充浆结痂愈病之效。

五十三、活血解毒法

程:回痂太早,余毒流走四肢,臂腿肿痛。议活血解毒。

连翘、小生地、当归、赤芍、刺蒺藜、丹皮、夏枯草、银花、酒半小杯。(774页)

按:痘症收浆回痂过早,则毒邪未尽,流走四肢而臂腿肿痛。用小生地、丹皮清热凉血;金银花、连翘解毒;当归、赤芍活血消肿;夏枯草、刺蒺藜通经络止痛。共为活血解毒方法。

五十四、凉血透毒法

陆,五朝:点虽不密,色滞形瘘,痰多呛逆如嘶。是痘虽发出,毒犹在内,上冲心肺,故有喘咳不宁之象。进凉血透毒法。

羚羊、桔梗、甘草、紫草、丹皮、川贝、连翘、元参、射干、天虫、西牛黄一分。（768页）

按：痘虽发出，但疹点不密，色滞形痿，邪毒入营，上冲心肺，故有喘咳不宁之象。用羚羊（即羚羊角）、玄参入营清肺；紫草、丹皮凉血；桔梗、甘草、川贝母、射干、天虫（即僵蚕）化痰平喘；连翘、西牛黄透毒。病属危急，必凉血透毒方可表出，以救其险。

第八节　补泻单治立法

一、养阳法

某：阴阳二气不振，春初进八味，减桂之辛，益以味芍之酸，从阳引阴；兼以归脾守补其营，方得效验。兹当春升夏令，里虚藏聚未固，升泄主令，必加烦倦。古人谓寒则伤形，热则伤气。是当以益气为主，通摄下焦兼之。仿《内经》春夏养阳，秋冬养阴为法。非治病也，乃论体耳。

夏季早服青囊斑龙丸法：鹿茸、鹿角霜、鹿角胶、赤白茯苓、熟地、苁蓉、补骨脂、五味子。

晚服归脾，去木香，加枸杞子。（48页）

按：阴阳二气不振，气血难旺。一值夏令，阳随汗出，阴亦亏虚，此时不病，交节必发。为了防病，早服青囊斑龙丸以养阳气，晚服归脾以益阴血。阴阳平秘，气血通畅，则病邪难以侵入。方从斑龙丸化裁：原方去菟丝子、柏子仁，加鹿茸、苁蓉、五味子，此从体质温养元阳之法，亦防病佳方。

又：大凡邪中于经为痹，邪中于络为痿。今痹痛全止，行走痿弱无力，经脉受伤，阳气不为护持。法当温养通补，经旨春夏养阳，重在扶培生气耳。

黄芪四两、茯苓三两、生白术三两、炙草、淡苁蓉二两、当归三两、牛膝二两、仙灵脾二两、虎骨胶、金毛狗脊十二两无灰酒浸半日蒸熟膏，胶膏为丸。（527页）

按：痛者为痹，弱者为痿。痹属风寒湿合邪入经闭塞，气血不能周流而作痛。今痹痛全止，行走痿弱无力，乃脾肾两虚，元阳未复，阳气不能护持经脉之征。用黄芪、生白术、茯苓、炙甘草补脾气；淡苁蓉、仙灵脾、金毛狗脊补肾阳；牛膝强筋，虎骨胶壮骨，黄芪合当归补气养血。脾肾阳气充养，扶培生气，风寒湿余邪自去，肌肉不萎缩，筋骨有力，行走自健。

袁，三六：下虚。当春升之令，形瘘无力，嗽血复来。以甘温厚味，养其阴中之阳。

枸杞、沙苑、归身炭、牛膝、巴戟、精羊肉。（116页）

按：春来阳气上升，生机蓬勃，然患者形软无力，乃肾虚骨弱所致。肾精不足，虚火上浮而刑金损络，咳血复发。肾为阴脏，内藏水火，用辛温则耗肾水，用咸寒则伤肾火。唯有甘温之药，既不伤阴，亦不损阳。治疗之法，应补阴中之阳。枸杞子、沙苑子、巴戟（即巴戟天）温补肾精，当归身炭养血止血，精羊肉温肾生血。此法温养柔和，较桂附八味补肾阳，知柏八味补肾阴，法又不同。

二、升阳法

程，三一：食入不化，饮酒厚味即泻，而肠血未已。盖阳微而健运失职，酒食气蒸，湿聚阳郁，脾伤清阳日陷矣，议用东垣升阳法。

人参、茅术、广皮、炙草、生益智、防风、炒升麻。（504页）

按：食入不化，饮酒浓味即泻，不但助其湿邪，湿遏脾阳，促使肠风出血未已。脾运失职，清阳日陷。用人参补脾，苍术燥湿，防风、升麻升阳胜湿，生益智仁健胃，陈皮理气，炙甘草和中。可加葛花、槐花、荆芥炭等止血药。叶天士法宗李东垣，益气升阳，是继罗谦甫后又一治脾医人。

王，三九：脉来濡浮，久疡变幻未罢。是卫阳疏豁，不耐寒暄。初受客邪不解，混处气血，浸淫仅在阳分。肌腠之患，议升举一法，气壮斯风湿尽驱。

人参、生黄芪、川芎、当归、防风、僵蚕、蝉蜕、炙草、生姜、大枣。（641页）

按：久患疮疡未愈，气血皆耗，卫阳疏豁，易感受客邪，不耐寒热。脉来濡浮，是风湿伤卫之象。用人参、生黄芪、当归、川芎补益气血；防风、僵蚕、蝉蜕祛风湿之邪；生姜、大枣调和营卫，炙甘草调和诸药。而川芎、防风、僵蚕、蝉蜕、生姜又有升清之用。此所谓升举即升举清阳之气以祛风湿之邪也。

沈，十岁：脉濡，寒热，疟日迟，腹微满，四肢不暖，是太阴脾疟，用露姜饮以升阳。

人参一钱、生姜一钱，露一宿，温暖服。（439页）

按：脾有积寒，阳陷于阴，寒热晚发，是为脾疟。脾伤而不建运，腹微满，血液不至四肢，手足不暖。用人参补脾气，生姜辛散，升阳祛寒，露一宿借之入阴以升阳和疟。露姜饮出自《明医杂著》，治疗久疟之气血俱虚者，组成与服法如案所述。

某：阴疟汗多，下焦冷，用升阳法。

人参、鹿茸、桂枝木、当归、炙甘草、生姜、大枣。（453页）

按：阴疟汗多，下焦寒冷，乃脾阳虚弱，肾阳不足，营卫失调所致。用人参、炙甘草补中；鹿茸、桂枝木温升肾阳，通四肢；当归养血脉，生姜、大枣和荣卫。虽名升阳，实是温补脾肾。

王，六二：阳气下陷，肾真不摄，肛坠气泄如风，向老下元阳愈。非升柴能举其陷。

人参、鹿茸、补骨脂、炒大茴香、茯苓，调入阳起石三分。（516页）

按：肾阳虚微，下元冰冷，火不暖土，脾虚肠坠。用人参补脾气，鹿茸补肾阳，补骨脂、阳起石温肾补阳生精，炒大茴香（即八角茴香）温肾祛寒暖脾，茯苓引药入下焦，使脾肾阳气壮，能司摄纳之权。

朱，四一：久泻无有不伤肾者，食减不化，阳不用事，八味肾气乃从阴引阳，宜乎少效。议与升阳。

鹿茸、人参、阳起石、茯苓、炮附子、淡干姜。（473页）

按：久泻伤肾，食减不化，又损脾阳。八味肾气丸治肾而不及脾土，故少效。用鹿茸、阳起石、炮附子温肾阳；人参、淡干姜、茯苓补脾阳，共奏温阳止泻之效。而鹿茸、人参又有温升肾阳的作用,此乃脾肾同治法。

某:易饥易怒,腹溏气坠,知饥不进食,自胎前至今,两月不愈,并非客邪。用固摄升阳。

鹿茸、鹿角霜、熟地炭、当归、桂枝、五味、茯苓。(704页)

按:病延两月,督脉虚寒,肾阳不暖,脾阳难升,知饥不食,腹溏气坠。用鹿茸、鹿角霜补督脉之阳,合桂枝温升阳气;熟地炭填精,当归养血,五味子固涩,茯苓渗湿。使脾阳肾阳之气暖而同升,恢复摄纳之权,腹溏气坠之象必不期而消失。

某:入夏发泄主令,由下损以及中焦,减谷形衰,阴伤及阳,畏冷至下。春季进河车羊肉温养固髓方法,积损难充,不禁时令之泄越耳。古人减食久虚,必须胃药。晚进参术膏,早用封固佐升阳法。长夏不复奈何。

鹿茸生研一两、鹿角霜一两、熟地二两、生菟丝子一两、人参一两、茯苓一两、韭子二两、补骨脂胡桃蒸一两、枸杞子一两、柏子霜一两、蜜丸。早服四钱,参汤送。

参术膏方:人参四两另用泉水熬、九蒸于术四两另用泉水熬。各熬膏成以炭火厚掩干灰,将药罐炖收至极老为度。每用膏二钱五分,开水化服。(54页)

按:久损不复,阴伤及阳,肾虚而督脉不健。服温补之品不能恢复,下元虚冷仍存。一至夏令,阳随汗泄,病易增进。况饮食减少,形容消瘦,不可不从肾督脾阳着手。用鹿茸、鹿角霜、生菟丝子温督脉以升阳;熟地、枸杞子补肾阴;韭菜子、补骨脂补肾阳;人参、茯苓补脾;柏子霜养心,为丸久病慢治之义。至于晨进参术膏未免重复,不如在蜜丸中加入黄芪,合鹿茸、菟丝子亦符温升之法。

三、潜阳法

金,六九:初起神呆,遗溺,老人厥中显然。数月来夜不得寐,是阳气不交于阴。勿谓痰火,专以攻消。乃下虚不纳,议与潜阳。

龟腹甲心、熟地炭、干苁蓉、天冬、生虎胫骨、淮牛膝、炒杞子、黄柏。(2页)

按:肾水不足,心火不宁,初起神呆,遗溺,数月不寐,是阳气不交于阴。颇似风痱、风癔,《黄帝内经》称之为厥,属今之脑动脉粥样硬化性疾病,与中风不同。方用龟甲潜阳;熟地炭、天冬、炒枸杞子、干苁蓉滋肾益髓养脑;黄柏坚阴;淮牛膝、生虎胫骨强筋健步。余以为可适当加入养血活血之品,以增强疗效。

朱,二九:真阴久伤不复,阳气自为升降,行动即觉外感。皆体质失藏,外卫不固矣。治在少阴,用固本丸之属,加入潜阳介类。

固本丸加淡菜、秋石、阿胶。(45页)

按:真阴亏而不能潜阳,阳气浮越而躁,行如外感。用固本丸(《丹溪治法心要》人参、生地、熟地、天冬、麦冬、龟板、黄柏、知母、牛膝、杜仲、五味子、茯神、远志)加淡菜、阿胶养阴,合龟板潜阳,秋石咸寒引火下行。病从少阴肾而来,故亦可名育阴潜阳法。

金,二二:虚症五年,真阴既损不复,长夏阴不生成,阳扰升越巅顶而为痛胀;目患不痊,病根亦在肝肾。与潜阳以益乙癸。

磁石六味加龟甲。（45页）

按：虚劳之病，真阴早损，水不涵木，肝阳挟风上扰，脑海不宁。头痛目胀，眼赤痛。用六味丸滋肾水以降火；加磁石、龟甲潜阳。张锡纯治此种病，用六味丸加川芎、菊花、龟板效果良好，值得注意。

某，二四：晕厥，烦劳即发，此水亏不能涵木，厥阳化风鼓动，烦劳阳升，病斯发矣。据述幼年即然，药饵恐难杜绝。宜潜阳法。

熟地四两、龟版三两、牡蛎三两、天冬一两半、萸肉二两、五味一两、茯神二两、牛膝一两半、远志七钱、灵磁石一两。（34页）

按：水不涵木，肝风易动，劳则阳升，晕厥即发。用熟地、天冬滋肾水；山萸萸、五味子敛肝风；灵磁石、龟板、牡蛎重镇潜阳；茯神、远志宁心神，牛膝引火下行。实为滋阴潜阳法。

田，二七：烦劳，阳气大动，变化内风，直冒清空，遂为眩晕。能食肤充，病不在乎中上。以介类沉潜真阳，咸酸之味为宜。

淡菜胶、龟版胶、阿胶、熟地、萸肉、茯苓、川斛、建莲、山药浆丸。（34页）

按：烦劳则耗阴，真阴一伤，阳气大动，变化内风上冒清空，头目为之晕眩。能食肤充，说明病不在胃。用三胶滋育阴精；熟地、川石斛补肾水；山萸萸敛肝风；莲子、山药补脾元建中极以敌肝木，茯苓渗湿，化腻滞为轻淡，易于吸收，此乃填下潜阳之法。

程：今年厥阴司天，春分地气上升，人身阳气上举，风乃阳之化气。阴衰于下，无以制伏，上愈热，斯下愈寒，总属虚象。故龟胶、人乳，皆血气有情。服之小效者，非沉苦寒威也。兹定咸味入阴，介类潜阳法。

炒熟地、龟胶、阿胶、炒远志、炒山药、湖莲。六七日后，仍进琼玉膏，减沉香。（45页）

按：人身阴液亏虚，阳气易浮。况春来肝木当令，阳随气升，阴衰于下，形成上热下寒。用炒熟地、龟胶（即龟甲胶）、阿胶滋阴实下，使水来涵木，阴易吸阳。炒远志宁心，炒山药、莲子健脾，使心肾相交，土强敌木，气下风息，则寒热自调。

蒋，三五：肝厥，用咸味入阴，水生木体，是虚症治法。夏令大气主泄，因烦劳病发，势虽减于昔日，而脉症仍然。必静养经年，阴阳自交，病可全去。议介类潜阳，佐酸味以敛之。

熟地、柏子霜、萸肉、五味、锁阳、淡菜胶、海参胶、真阿胶、龟版胶、茯苓、湖莲、芡实、青盐。（45页）

按：虚劳日久不复，夏令阳随汗泄，势虽减于昔日，然秋冬未必不增剧。精气内夺，应用血肉有情之品充养身中形质，使阴阳相交。用淡菜胶、海参胶、真阿胶填补真阴，龟板胶潜阳，熟地、锁阳滋纳肾气，山萸萸敛肝风，柏子霜宁心神，莲子、芡实、茯苓补脾胃，青盐引入阴分，使水生木静，是治虚损疾病之法程。

祝，五四：中年以后，瘦人阴亏有热。饮酒，湿热下坠，精浊，痔血，皆热走入阴，则阴不固摄。前方宗丹溪补阴丸，取其介属潜阳，苦味坚阴。若用固涩，必致病加。

水制熟地、龟版胶、咸秋石、天冬、茯苓、黄柏、知母、猪脊筋捣丸。（167页）

按：瘦人多热，原属阴亏；若饮酒食腥，湿热下坠，则热入阴分，不能固摄。日则痔血，夜则遗精。宗朱丹溪补阴丸法，用水制熟地、天冬、猪脊髓滋阴；龟板胶潜阳；黄柏、知母坚阴；茯苓渗湿；咸秋石引热下行，以清阴热，而止遗精痔血。

四、通阳法

陈：壮盛年岁，形消色夺，诊脉右小促，左小弦劲。病起上年秋季，脘中卒痛，有形梗突。病后陡遇惊触，渐次食减不适，食入不运，停留上脘，腹形胀满，甚则胁肋皆胀，四肢不暖，暮夜渐温，大便旬日始通，便后必带血出。清早未食，自按脐上气海，有瘕形甚小，按之微痛。身动饮水，寂然无踪。天气稍冷，爪甲色紫。细推病属肝脾，气血不通，则为郁遏，久则阳微痹结，上下不行，有若否卦之义。阅医药或消或补，总不见效者，未知通阳之奥耳。

薤白、桂枝、瓜蒌仁、生姜、半夏、茯苓。

又：薤白汁、桂枝木、瓜蒌实、川楝子皮、半夏、茯苓、归须、桃仁、延胡、姜汁、二汁法丸。（222页）

按：阳微不运，饮食不舒，留滞脘腹，瘕结有形，气血受阻，腹胀胁痛，水液不下，便结不通，此肝胃不和，阳微痹结，气血痰食积聚不散所致。用薤白汁、桂枝木、姜汁通阳启运；瓜蒌实、半夏化痰；当归须、桃仁破血；川楝子皮、延胡索通肝络止痛；茯苓利水。肝气一舒，脾阳自动，气血周流，水谷不聚而病可愈，是谓通阳之奥。

席，二三：脉右濡，脐上过寸有聚气横束。几年来食难用饱，每三四日一更衣。夫九窍失和，都属胃病。上脘部位为气分，清阳失司，仿仲景微通阳气为法。

薤白、瓜蒌汁、半夏、姜汁、川桂枝、鲜菖蒲。（184页）

按：此案食难用饱，便秘，脐上过寸有聚气横束，显系胃气闭塞，清阳失司所致。用薤白、瓜蒌汁、姜汁、川桂枝温通阳气；半夏和胃降气以通肠腑；鲜菖蒲芳化，以醒气机。合为温通胃阳之法。

华，四六：因劳胸痹阳伤，清气不运，仲景每以辛滑微通其阳。

薤白、瓜蒌皮、茯苓、桂枝、生姜。（295页）

按：胸阳痹塞，胸闷气闭，清气不运，浊阴易阻。用薤白开胸，瓜蒌皮利气，茯苓渗湿，桂枝通血脉，生姜辛散寒浊。取薤白、桂枝、生姜之辛配瓜蒌皮之滑，以通胸阳而开胸痹。

某，二十：脉弦，色鲜明，吞酸胸痹，大便不爽，此痰饮凝沍，清阳失旷，气机不利，法当温通阳气为主。

薤白、杏仁、茯苓、半夏、厚朴、姜汁。（297页）

按：脉弦，肝木当旺，吞酸胃气不和，痰饮凝沍，中阳不运，胸闷不爽成痹，清阳失旷。用薤白通阳，杏仁下气，厚朴宽中，茯苓利水，半夏燥湿，姜汁散寒。辛以通阳开结，淡以利水驱饮，湿去而痰不生，胸开而阳自和矣。

叶，四十：脉右弦，舌黄不渴，当心似阻。昔形壮，今渐瘦。咳久不已，卧着则咳，痰出稍安。此清阳少旋，支脉结饮。议通上焦之阳。

鲜薤白、瓜蒌皮、半夏、茯苓、川桂枝、姜汁。（393页）

按：舌黄不渴，湿未化热；脉右弦，胃被肝侮。昔肥今瘦，形寒饮冷，肺气已伤，咳嗽不能安卧。乃饮邪结于支脉，清阳不能旋转所致。用鲜薤白、瓜蒌皮、川桂枝开胸膈以通阳，半夏化痰，茯苓利水，姜汁散寒止咳，促使胃脾健运，饮难内积，清气上升，浊气自下，夜来自然安枕。

杨：头中冷痛，食入不消，筋脉中常似掣痛，此皆阳微不主流行。痰饮日多，气隧日结，致四末时冷。先以微通胸中之阳。

干薤白、桂枝、半夏、茯苓、瓜蒌皮、姜汁。（393页）

按：头为诸阳之会，阳微则冷痛。中阳一微，无力推动消化，食入不消；筋失濡养，常似掣痛。饮愈久，气愈结，阳气不能周流，四末无血充实，手足时冷。用干薤白、瓜蒌皮、桂枝通阳开胸，半夏燥湿，茯苓利水，姜汁通阳祛寒。辛性药多，取其辛开之义，通阳以散寒积。

又：下午倦甚，暮夜痛发，阳微，阴浊乃踞。用温通阳明法。

人参、吴萸、半夏、姜汁、茯苓、炒白芍。

又照前方去白芍，加川楝、牡蛎。（233页）

按：胃属阳明，当其阳气正旺之候，能化水谷。若阳气不足，阴浊易聚，盘踞中焦，下午阳微则倦甚，暮夜阴气用事则发痛。用人参、茯苓、姜汁扶正气，通阳祛寒，吴茱萸温中散寒，理气止痛；川楝子行气；半夏燥湿化浊；牡蛎引诸药入阴分而镇痛。胃阳得以温通，阴浊自散。

徐，四六：气冲偏左，厥逆欲呕，呕尽方适，伏饮在于肝络，辛以通之。

吴萸泡淡八分、半夏三钱、茯苓块三钱、淡干姜一钱、代赭石三钱、旋覆花二钱。（260页）

按：肝络有寒，饮伏不化，气冲偏左，乘胃则呕吐，呕尽邪缓方适。阳气郁闭，非辛温不足以通阳去饮。用吴茱萸温中散寒，淡干姜、旋覆花、半夏、茯苓块通阳化饮止呕，代赭石镇逆。阳通寒散，水饮自化，气不上冲，厥逆乃平。

吴氏：脉弦，背中冷，左偏微痛，食少欲呕，四肢牵强。此饮邪内结，议通阳气。

桂枝、茯苓、半夏、姜汁、炙草、大枣。（381页）

按：水饮著于左胁，脉弦，左偏微痛，是肝经被水所抑制，饮邪内结所致。阳气不能发越，背冷；胃阳不足，气少欲呕；脾阳亏虚，四肢牵强。用桂枝、姜汁、茯苓通阳利水；半夏开结祛痰止呕；大枣健脾，炙甘草和中。俾中阳通畅，荣卫以调，土木得和，痰饮得化而愈。

又：早诊脉，两手皆弦，右偏大。凡痰气上涌，咳逆愈甚。日来小溲少，下焦微肿。议通太阳以撤饮邪。

人参、茯苓、桂枝、炙草、五味、干姜。（395页）

按：脉弦，痰饮之象。痰随气上涌，冲击喉咙，咳逆不已。水饮上泛，小便自少。《金匮要略》云："病痰饮者，当以温药和之"。用桂枝、干姜、茯苓通阳以渗湿利水、散寒化饮；人参、炙甘草补脾土；五味子收敛逆气而止咳。此苓桂术甘汤去术加人参、干姜、五味子，通太阳膀胱经气，以撤饮邪也。

张：下痢泄泻之后，诊脉右弦大。胃虚少纳，阳弱不司运化。法当通腑之阳。

人参、益智仁、炒菟丝饼、炒砂仁末、茯苓、广皮白。（489页）

按：痢泻之后，中阳已虚，胃纳脾运一时难复。阴浊之气，聚于胃肠。用人参补元，炒砂仁末健胃，陈皮理脾，茯苓渗湿，益智仁、炒菟丝子饼温命火以暖土。使中焦之阳早复，腑阳方通，纳化有权矣。

吴，三六：壮年形伟，脉小濡。恶闻秽气，食入呕哕。缘阳气微弱，浊阴类聚，口鼻受污浊异气，先入募原。募原是胃络分布，上逆而为呕吐，此病理标者。用芳香辟秽，扶正气治本，以温上通阳。

藿香、草果、公丁香、茯苓、厚朴、砂仁壳、广皮、荜拨。

又：人参、茯苓、生益智、胡芦巴、煨木香、煨姜。（265页）

按：胃阳虚弱，浊阴不化，胃有积滞，得食则呕哕。推其病原，是外界污浊之气由口鼻而入，潜于胃络，侵及募原所致。用藿香、公丁香、砂仁壳等芳香之品辟秽止呕；煨姜通阳去秽和脾胃；厚朴、陈皮、草果、荜茇温中散寒，行气健脾；茯苓祛湿。诸药合用，有温通中阳而复正气之效。

某，四七：风暑湿浑杂，气不主宣，咳嗽头胀，不饥，右肢若废。法当通阳驱邪。

杏仁三钱、苡仁三钱、桂枝五分、生姜七分、厚朴一钱、半夏一钱半、汉防己一钱半、白蒺藜二钱。（361页）

按：风暑湿浑杂一处，最易阻塞经络。气血周流不畅，呼吸不利则咳嗽；清气不升则头胀；胃气不和则不饥；肢失荣润，若偏废而不举。用桂枝、生姜通阳祛风；杏仁、半夏降气，化痰止咳；白蒺藜、薏苡仁、汉防己散风祛湿；厚朴宽中。此案风湿较胜，所以用通阳去湿药多。

某，三七：疮疡服凉药，阳伤气阻，脘闷不运，腹膨。最怕疡毒内闭，急宜通阳。

厚朴、广皮、姜皮、茯苓皮、连皮杏仁、桂枝木、泽泻、大腹皮。（645页）

按：寒凉伤阳，阳伤则气不通畅，脾胃气机易阻，致脘闷腹膨。此时应防毒气内闭，故应积极温通中阳以助气化。用桂枝木、姜皮通阳；厚朴、陈皮温中；茯苓皮、泽泻利水；连皮杏仁、大腹皮下气消膨。阳气一通，闷膨消失，疮毒易于外透。

郑：两投通里窍法，痛胀颇减。无如阴阳不分，舌绛，烦渴，不欲纳谷。想太阳膀胱不开，阳明胃不司阖。法当仍与通阳腑为要。但五苓桂术，断不适用。议用甘露饮意。

猪苓、茯苓、泽泻、寒水石、椒目、炒橘核。（223页）

按：舌绛，烦渴而不纳谷，乃邪热下移，熏灼膀胱，津液无以上承所致。甘露饮为清热利湿方。五苓散去桂术，免其温阳守中。用猪苓、茯苓、泽泻利膀胱水热；寒水石清阳明胃热；椒目利水消胀；炒橘核散结气。此所谓通阳腑者，即"通阳不在温，而在利小便"。湿热除，则津液上承而愈。

金，四三：脉细小而弦，风木乘土。当春势张，食入不变，呕吐，得小便通少缓。治以通阳。

炮附子、人参、半夏、吴萸、淡姜、茯苓。（255页）

按：脉弦乃肝木旺盛之象，木来克土，食入不变，阳不化气，阴浊上逆则呕吐。吐而小便能通，此为气化之征。用炮附子、淡姜散寒通阳；吴茱萸、半夏温胃止呕；人参、茯苓通补阳明而利水。阳气一通，木土相协，尿长吐止，消化复健。

吴：气不归元，喘急，跗肿，冷汗，足寒面赤。中焦痞结，先议通阳。

熟附子、茯苓、生姜汁、生白芍。（303页）

按：肾元亏虚，不能纳气，上逆则喘急。浮阳上升则面赤冷汗。下元虚冷，水气潴留则足寒跗肿。中焦痞结，阳气被郁。用熟附子、生姜汁温肾通中阳，生白芍收浮越之气，茯苓渗脾湿。

此为真武汤去白术,余意应留白术补土制水,加补骨脂、胡桃收纳肾气。肾气足则下元温暖,阳下而藏,气逆不作,喘息自平。

顾:脾肾瘕泄,腹膨肢肿,久病大虚。议通补中下之阳。

人参、川熟附、茯苓、泽泻、炒黄干姜。(475页)

按:瘕泄日久不愈,致腹膨肢肿,乃脾肾两虚,气胀于中,水泛于外。用人参、川熟附(即川熟附子)、炒黄干姜通补中下之阳气;茯苓、泽泻利水消肿。然则病至于此,血必大虚,当归、益母草等补血利湿之品似可加入,则标本兼顾矣。

某:脉沉,舌白,呃忒,时时烦躁。向系阳虚痰饮,疟发三次即止。此邪窒不能宣越,并非邪去病解。今已变病,阴冱痰浊阻塞于中,致上下气机不相维续,症势险笃,舍通阳一法,无方可拟。必得中阳流运,疟疾复作,庶有愈机。

淡附子一钱半、生草果仁钱半、生白芍三钱、茯苓三钱、生厚朴一钱、姜汁五分,一剂。此冷香真武合剂。(431页)

按:向有阳虚痰饮疟疾,病变为呃忒,时时烦躁,脉沉,舌白,是阴寒痰浊闭塞于中,上下气机不相维续,症势险笃。方取淡附子、生白芍、茯苓、姜汁温通阳气,此亦为真武汤去白术;寇宗奭谓草果气味极辛微香,性温,而调散冷气甚速,《济生方》中的果附汤(草果、附子、姜、枣)治疗瘴疟;厚朴苦温,消痰下气,《圣惠方》治痰壅呕逆,心胸满闷,不下饮食,用厚朴姜汁为末,米饮调服,使中阳流运,阴冱痰浊消除,则烦躁可止。正复而能抗邪,疟疾复作,亦有愈机。

汪:脉右涩,左弱。面黄瘦,露筋,乃积劳忧思伤阳。浊阴起于少腹,渐至盘踞中宫,甚则妨食呕吐,皆单鼓胀之象大著,调治最难。欲驱阴浊,急急通阳。

干姜、附子、猪苓、泽泻、椒目。(228页)

按:脉右涩乃血瘀积滞之象,左弱乃肝气不舒之征。积劳成怯,忧思伤阳,肝脾易于肿大。浊阴盘踞中宫,腹部臌胀。用干姜、附子温散阴浊以通腑阳;猪苓、泽泻破结利水;椒目利水消胀。阳气可通,浊阴自然下走,可缓一时之急。

五、养阴法

某:阴液消亡,小便短赤,皆疟热所伤。不饥不纳,阴药勿以过腻,甘凉养胃为稳。

人参、生地、天冬、麦冬、川斛、蔗浆;另服资生丸。(434页)

按:五脏皆藏阴液,其消亡必辨何脏腑阴伤。本案因疟热伤阴,主症不饥不食,小便短赤,此肺胃肾阴皆伤,而以胃阴受伤显著。故从胃阴入手,兼顾肺肾。用人参、川石斛、蔗浆养胃液;生地滋肾水;麦冬、天冬养肺阴;而甘能养胃。三阴俱治,着重在胃,学者不可不知。

郑:自来阴虚有遗泄,疟邪更伤其阴,寐多盗汗,身动气促。总是根本积弱,不主敛摄。此养阴一定成法。

熟地、生白芍、五味、炒山药、茯神、芡实、湖莲肉。(434页)

按:素有遗精之病,肾阴已虚,兼之疟邪又伤脾阴,身动气促,先后阴伤,寐多盗汗。用熟地、生白芍养阴;五味子、芡实酸甘化阴敛汗;炒山药、莲子肉补脾阴,茯神宁心止遗。不主敛摄指不用龙骨、牡蛎等药,非言甘淡之药不用,须深辨究。

周,二七:左脉弦数。失血后咳嗽,音嘶,少寐。阴亏阳升不潜之候。当滋养为主。

生地炭三钱、生牡蛎五钱、阿胶一钱半、麦冬一钱半、茯神三钱、川斛三钱。(107页)

按:左脉弦数,是肝火旺而刑金之象。咳嗽音嘶,是肺肾阴液被耗。阴亏阳升,魂不归藏,夜难成寐。用生地炭、阿胶滋肾阴以涵木;麦冬、川石斛养肺液;生牡蛎潜阳,合茯神安神入寐。此乃肺肾阴虚而相火旺,故宜养阴。

王,女:阴虚,齿衄,肠血。未出阁,郁热为多,与养肝阴方。

生地、天冬、阿胶、女贞子、旱莲草、白芍、茯神、乌骨鸡。(403页)

按:肝喜条达,郁则伤阴,久而化热。上扰清窍,齿衄不已;下损肠络则便血。用生地、白芍滋阴水而清热;天冬清肺金;女贞子、墨旱莲、阿胶养肝阴并止血;茯神宁心火;乌骨鸡养肝调经。上清水源宁心火,下养肝阴清虚热,不用槐花、石膏,是此非胃火实热肠风下血所致。

某:怀妊百日,丙丁养胎。胎热,从戌亥时升,耳前赤痱刺痛。当养阴制火。

细生地、茯神、生白芍、建莲、桑叶、钩藤。(683页)

按:阴虚火旺之体,怀孕耗阴血,夜来水不济火,戌亥时阴火遂上升,以致耳前赤痱刺痛。用细生地、生白芍养阴;桑叶、钩藤清热和阳;茯神宁心,莲子补脾。使阴生热降而痛息。

孙,二三:形瘦脉数,寸口搏指,浮阳易动上冒,都属阴精不旺。辛胃纳尚佳,数发不致困顿。然须戒酒淡欲,怡情静养,水足火不妄动,络血自必宁静矣。

六味加龟甲、秋石。(107页)

按:此案咯血,其脉数搏指,乃阴虚火旺之象。浮火上升,以损阳络。用六味地黄汤滋阴降火,加秋石引浮阳入肾,龟甲潜阳以藏于阴,使水足而火不妄动,经络无所扰,络静而血止。

吴,十八:诊脉细数,左垂尺泽,先天最素薄,真阴未充。当精通年岁,阴气早泄,使龙相刻燃,津液暗消,有虚怯根萌。药宜至静纯阴,保养尤为要旨。

知柏六味去丹、泽,加龟甲、天冬、猪骨髓丸。(46页)

按:先天素薄,真阴未充,成人时不知节欲,或手淫过度,或房事频行,使阴不涵阳,龙相之火妄动,致耗精丧液,虚怯病成。用知柏地黄丸去丹、泽之凉泻,加龟甲滋阴潜阳,天冬益金生水,猪骨髓入任脉而滋阴。是谓至静纯阴之药,以补养耗损之元阴也。

六、填阴法

刘,二十:脉左数入尺,是真阴下亏,先有血症。毕姻后,血复来。下午火升呛咳,阴中阳浮,保扶胃口以填阴。

阿胶、淡菜、生扁豆、麦冬、炙草、茯神。(111页)

按:本案先有咯血,毕姻后,欲火耗阴阳浮,下午火升呛咳,脉左数入尺,乃真阴亏损所致。用阿胶、淡菜以填育肾阴,冀其滋水配阳;生白扁豆、麦冬、炙甘草、茯神养胃阴,护营益气。余按此证宜加天冬、白及以清金,可增强止咳止血作用。

杨:脉垂入尺,有梦遗精,议填阴摄固其下。

熟地、萸肉、五味、山药、茯神、覆盆子、远志、线胶、湖莲、芡实、金樱膏丸,盐汤下。(152页)

按:脉垂入尺,肾气大虚,精关不固,心神难宁,故病梦遗。用熟地、线胶(即鱼线胶)填阴补肾;五味子、山茱萸收摄;山药、莲子、芡实、金樱子、覆盆子扶脾固下,脾为媒介;茯神、远志相交心肾;盐汤引入肾经。其药味甘酸性涩,有填阴止遗之功,无辛燥刺激之弊,叶天士每喜用之,值得研究。

某,四十:梦遗精浊,烦劳即发,三载不痊。肾脏精气已亏,相火易动无制,故精不能固。由烦动而泄,当填补下焦。俾精充阳潜,可以图愈。

熟地八两、麦冬二两、茯神二两、五味二两、线胶四两、川斛膏四两、沙苑二两、远志一两、芡实三两、湖莲三两、金樱膏丸。(151页)

按:久遗不愈,肾脏阴精已亏。烦劳而发,相火妄动,玉关不固而精泄。此下焦空虚,阳不潜藏所致。用熟地、鱼线胶、川石斛、沙苑子填补肾阴;茯神、远志交通心肾宁神;麦冬、五味子清金敛肺;芡实、莲子、金樱(即金樱子)补脾固精。肾气足,精关固,脾胃健,肺气清,心宁而精静,遗泄即止。

某:左脉弦数,遗泄,久嗽痰黄。当用填补。

炒熟地、芡实、扁豆、女贞、茯神、糯稻根须。(87页)

按:左脉弦数乃肾水不足,虚火上灼肺金,则咳嗽痰黄。火扰下焦精室,则遗泄不已。用炒熟地、女贞子滋补肾水;芡实涩精止遗;白扁豆、糯稻根须补脾;茯神宁心。法名填补,应用龟板胶之属。再久嗽黄痰,则桑白皮、地骨皮亦可加入。

吴:坐蓐过劳,惊恐交迫,真阴既伤,经年不复。目暗昏花,烦动热升,皆肾阴不得自充,何以涵养肝?厥仆眩晕,阳挟肝风直上无制。则当静药填阴,佐酸以收摄。

熟地、阿胶、五味、萸肉、北沙参、茯神、黑稻豆皮、秋石二分调入。(699页)

按:产后阴血受伤,再遇惊恐,病更深入,所以经年不复。阴血一亏,虚火日旺。目失其养则昏花,烦则火升而热起。肾水不能涵养肝木,肝阳化风上扰清空,甚则头晕目眩而厥仆。用熟地、阿胶、黑豆皮填阴,涵养肝木;五味子、山茱萸敛肝息风而定眩;北沙参养阴清肺;茯神宁心志;秋石引诸药至肾而固精。精液一充,阴血自足,劳损方冀可复。

七、实下法

顾:真阴不旺,先后天皆亏,以填精实下为主。若清热冀图治嗽,必胃损减谷。

熟地、萸肉、山药、茯苓、湖莲、芡实、五味、人乳粉、金樱膏丸。(84页)

按:先天不足,后天失调,真阴不旺,相火易起。上则刑金而咳嗽,下则扰神而遗精。用六味丸去丹皮之凉、泽泻之利以滋肾;加人乳粉、五味子之补益气阴而治疗嗽;再加芡实、金樱子之甘涩以实下固精。此法可与镇摄、填阴、封固等法参看,俱属实下范围。

又:两进柔润清补颇投。询知病由乎悲哀烦劳,调理向愈。继因目病,服苦辛寒散太过,遂经漏淋带,年前七八日始净,今则两旬而止。此奇脉内乏,前议非诬。据述周身累现瘾疹瘩累,搔痒不宁。想脂液久渗,阴不内营,阳气浮越,卫怯少固,客气外乘。凡六淫客邪,无有不从热化。《内经》以疮痏诸病，皆属于火。然内症为急，正不必以肌腠见病为治。刻下两三日间，又值经至之期，议进固脉实下，佐以东垣泻阴火意，经至之先用此方。

龟甲心、真阿胶、人参、桑螵蛸、生白龙骨、旱莲草、茯神、知母，早上服。（678页）

按：七情之病虽愈，阴虚未复。肝火上炎，眼为之赤；服苦辛寒散之药，折之太过，致冲任失固，经漏淋漓；热入血分，周身出现瘾疹，瘙痒不已。此乃阴液被耗，阳气浮越之象。虽属外证，可从内治。恰经期又至，治宜实下，以杜崩漏淋漓。用龟甲心、真阿胶入阴养血实下；人参补元；知母清热；墨旱莲益阴止血；桑螵蛸、生白龙骨收涩固下；茯神宁心。共奏填实下焦以收阳气浮越之效。

曾，五二：脉弦动，眩晕耳聋，行走气促无力，肛痔下垂。此未老欲衰，肾阴弱，收纳无权；肝阳炽，虚风蒙窍，乃上实下虚之象。质厚填阴，甘味熄风，节劳戒饮，可免仆中。

虎潜去锁阳、知母，加大肉苁蓉，炼蜜丸。（9页）

按：脉弦动乃肝阳上亢，夹风扰窍，致眩晕耳聋；肾阴弱，兼有痔疮下垂，行走气促无力。叶天士认为此下虚上实，火旺水亏液竭，收纳无权，恐有暴怒跌扑之虞。采用虎潜丸去锁阳、知母，加大肉苁蓉。以龟板、熟地、白芍、黄柏滋阴降火治其本为君；肉苁蓉、虎骨补肾，强壮筋骨治其标为臣；羊肉、干姜、陈皮温中健脾，理气和胃为佐；牛膝强筋骨，引药下行为使。以厚味填阴实下，甘味息风，使肾精充实，收纳有权，虚阳可潜。

八、通阴法

王：远行劳动，肝肾气乏，不司约束，肛门痛坠。若是疡症，初起必然寒热。排毒药味，苦辛寒燥，下焦阴阳再伤，二便皆涩。此为癃闭，背寒烦渴，少腹满胀。议通厥阴。

老韭根、穿山甲、两头尖、川楝子、归须、小茴、橘红、乳香。（289页）

按：肝肾气乏，无力升举，二便之筋失其约束，肛门坠痛。作痔漏治疗，排毒燥湿，必伤下焦阴阳。二便涩而不利，背寒，烦渴，少腹满胀，坠痛及肛门，此为癃闭，病在厥阴。用老韭根、穿山甲通阳散结，行气通闭；两头尖、川楝子、橘红、小茴香行气去痛；当归须、乳香活血消瘀。全方辛开温通厥阴，以开其闭。此从李时珍治疗柳乔癃闭法而来，宜加牵牛子。

孙：疝坠于右，筋缩连小腹痛。此寒主收引，议进温通厥阴之络。

川楝子二两、穿山甲二两炙、炮黑川乌五钱去皮、炒黑小茴香一两、橘核二两炒、乳香五钱。

用老韭白根汁泛丸，饥时服二钱五分。（572页）

按：肝经受寒，阴筋缩而小腹痛，睾丸下坠，治宜温通厥阴之络以散寒。用炒黑小茴香、炮黑川乌散寒；川楝子、穿山甲通络；橘核消肿；乳香行血气而止痛；老韭白根入厥阴而引阳。阴开寒散，疝坠不作，实为辛香温通阴络法。

陆，三九：疝母十年，沉痼宿病，药不能效。夫疝邪既久，邪与气血两凝，结聚络脉，药难入络耳。疝不离乎肝胆，疝不外乎肝病。七疝，子和分剖大著。虚实不可专以辛香，下坠为甚。议有情温通，以培生气。

鹿茸、大茴香、穿山甲、当归、水安息香、炮黑川乌、全蝎。

用黑大豆炒赤,淋酒一杯,滤酒汁和丸,每服二钱,暖酒送。(578页)

按:疟邪既久,气血凝滞,结聚络脉,脾脏肿大,药难入络。夫疟不离于肝胆,疝不离于肝病。用鹿茸温养阳气;穿山甲、全蝎入阴通络;炮黑川乌、八角茴香入厥阴散寒结;水安息香、当归入络行气活血散凝;黑大豆益阴健脾和诸药。此乃温通阴络,培养生气,以化解阴结邪气。

九、益气法

某,二一:脉细弱,自汗体冷,形神疲瘁,知饥少纳,肢节酸楚。病在营卫,当以甘温。

生黄芪、桂枝木、白芍、炙草、煨姜、南枣。(176页)

按:脉细弱乃气血亏虚之象。卫阳式微,故自汗体冷,形神疲悴。脾主营而胃主卫,胃气不足,知饥少纳,脾阳不运,肢节酸楚。案断为病在营卫,药用黄芪建中汤去饴糖,虽曰调和荣卫,但卫气虚甚,故当以甘温。凡甘温之药均能补脾益气,此治卫气虚之法。若怯冷甚者可加附子,虚热者加当归。一固卫阳,一和营血,不可不知。

严,二八:脉小右弦,久嗽,晡热,着左眠稍适。二气已偏,即是损怯。无逐邪方法,清泄莫进,当与甘缓。

黄芪建中去姜。(61页)

按:脉小右弦,脾肺气虚之征。久嗽晡热,致伤肺气,营卫失和。经云"肺居于右",虚不受压,故着左眠稍适。用黄芪建中汤去姜以益气,补土生金,亦和营卫之法,为虚损之证而设。若中阳下陷,又宜补中益气法。虽都从脾胃着手,然与虚损益气实有区别。不可混为一谈,否则误人。

钱,三五:遇劳,疟发数年。初起即三阴,此伤损已在脏阴之络,最难速效。甘温益气,久进益气汤。(455页)

按:患者得三阴疟,《丹溪心法·疟》认为,疟作有定时,"作于……辰戌丑未日者,太阴疟也",本案应是。然疟发数年,正气大虚,治疗必扶正方足以抗邪。李东垣制补中益气汤,谓"惟当以辛甘温之剂,补其中而升其阳,甘寒以泻其火则愈",又曰此方"治时热也"(《脾胃论·卷中》)。故取补中益气汤,益气升阳,嘱其久复乃能愈病。是为甘温益气法。

卢:有形血液,从破伤而损,神气无以拥护。当此冬令藏阳,阳微畏寒。奇脉少津,乏气贯布,行步攲斜,健忘若愦,何一非精气内夺之征。将交大雪,纯阴无阳,冬至一阳来复也。见此离散之态,平素不受暖补,是气元长旺。今乃精衰气竭之象,又不拘乎此例也。

人参、鹿茸、归身、枸杞子、茯苓、沙苑。(48页)

按:气血受损,神失其护,冬时阳微则畏冷。损及奇经,精气内夺,行步攲斜,健忘若愦。虽平素不受暖补,然受伤之证,精气衰竭,不可不益其精气。用鹿茸、枸杞子、沙苑子补益督脉精气;人参、当归身益气养血;茯苓引药入阴。此补益奇脉精气,与补益肺脾之气不同。

十、甘缓法

某：积劳更受风温，咽干热咳，形脉不充，与甘缓柔方。

桑叶一钱、玉竹五钱、南沙参一钱、生甘草五分、甜水梨皮二两。（69 页）

按：风温一病，因先积劳阴液早亏，元气不足，故咽干热咳，形脉不充。用桑叶、南沙参辛凉宣散；玉竹、甜水梨皮生津润肺；生甘草和中。药味甘凉，能养肺胃而生津，缓风温发展之势。

某，二一：咳逆欲呕，是胃咳也。当用甘药。

生扁豆一两、北沙参一钱半、麦冬米拌炒一钱半、茯神三钱、南枣三钱、糯稻根须五钱。（91 页）

按：呕出于胃，咳逆欲呕是胃虚而非肺实。用生扁豆、北沙参、麦冬、茯神、大枣、糯稻根须等甘味药物，不独养胃阴，又能和胃阳；不专止逆，亦能止咳。双方兼顾。非医林老手，不能处此方。

胡，四三：补三阴脏阴，是迎夏至生阴。而晕逆欲呕吐痰，全是厥阳犯胃上巅。必静养可制阳光之动，久损重虚。用甘缓方法。

《金匮》麦门冬汤去半夏。（57 页）

按：本案久损重虚，头晕欲呕吐痰，是肝旺气逆，上犯颠顶，胃受木侮所致。用人参、麦冬益阴养胃；大枣、甘草、粳米补脾。经所谓"肝苦急，急食甘以缓之"，药皆味甘，能缓肝逆而止发展。半夏一味燥湿化痰，止呕和胃，不应舍去，其能化诸甘药而不腻也。原方重用麦冬，能制半夏之燥，共奏甘缓之功。

宣，三五：痛而纳食稍安，病在脾络，因饥饿而得，当养中焦之营。甘以缓之，是其治法。

归建中汤。（188 页）

按：得食而痛，是病在胃，由饱食所伤。痛而纳食稍安，是病在脾，由饥饿所致。脾伤宜养中焦之营，重者养血归脾，轻者小建中汤加当归。以中焦虽虚，尚未空竭，不敢大补其血，先建立中气。桂枝、白芍调气血；当归养营；白芍、甘草酸甘缓急；饴糖甘甜补虚缓痛。中虚一强，转化自如，营血渐生，而痛自止，亦属甘缓方法。

某：伏暑冒凉发疟，以羌防苏葱辛温大汗，汗多，卫阳大伤，胃津亦被劫干，致渴饮，心烦无寐。诊脉左弱右促，目微黄。嗜酒必中虚谷少，易于聚湿蕴热，勿谓阳伤骤补。仿《内经》辛散太过，当食甘以缓之。

大麦仁、炙草、炒麦冬、生白芍、茯神、南枣。（432 页）

按：以辛温治疟，致汗多伤阳劫津，故渴饮心烦无寐，诊脉左弱右促。目微黄系嗜酒湿热蕴聚之征，勿用骤补。用炙甘草、大麦仁、大枣、茯神甘温补气安神，以缓心烦无寐；炒麦冬、生白芍酸甘养阴以解渴饮。

高：脉细下垂，高年久咳，腹痛泄泻，形神憔悴，乃病伤难复。非攻病药石可愈，拟进甘缓法。

炙甘草、炒白芍、炒饴糖、茯神、南枣。（475 页）

按：高年久咳伤肺，至腹痛泄泻，乃中气亏虚，应建中气。况肺气虚不能收摄大肠，更宜补中。用炒饴糖、炙甘草、茯神、大枣补脾和中；炒白芍、炙甘草酸甘缓痛；甘缓补脾，中气一运，则痛泻可止。

金，四二：脏液不充，阳气虚风鼓动，病起喉辣心震，频频举发，多因劳怒。用《内经》甘缓一法。

人参、萸肉炭、白芍、炙甘草、茯神、小麦。（637页）

按：脏液不充，虚阳易于上浮，致咽喉辣痛，一遇劳怒，频频举发。用人参、炙甘草、茯神甘以补中；合山萸萸炭、白芍酸甘化阴以敛浮阳；炙甘草、茯神、小麦甘缓宁心。药味多甘，能缓和病情。

龚：脉数，寒热汗出，腹胁痛，病起经漏崩淋之后，是阴伤阳乘。消渴喜凉饮，不可纯以外邪论。和营卫调中，甘缓主治。

当归、白芍、淮小麦、炙草、南枣、茯神。（672页）

按：寒热汗出，腹胁痛，渴饮，乃荣卫失调，但病起于经漏之后，不能纯以外邪论治。应从和营卫、调中着手。用当归、白芍养营；炙甘草、大枣调中；淮小麦、茯神宁神。立甘缓主治，使心脾气血自生，营卫调和，以愈诸症。

凡忧愁思虑之内伤不足，必先上损心肺。心主营，肺主卫，二气既亏，不耐烦劳，易于受邪。惟养正则邪自除，无麻桂大劫散之理，故内伤必取法乎东垣。今血止，脉软，形倦不食，呛咳不已，吐痰若粘涎，皆土败金枯之象。急与甘缓补法。

生黄芪、炒白芍、炙草、饴糖、南枣。《叶天士医案精华·咳嗽》

按：虚损之人，其劳热极，与外感相似。应当详为诊别，庶不致误。若外感，当宗仲景用麻桂以疏散，是内伤，应取东垣用芪草而益补。此案本系内伤，前医误为外感，竟投麻桂，劫散津液。不知患者素有忧愁思虑，抑郁寡欢之事，抑易伤心，郁易伤肺，心肺一伤，营卫失调。劫津竭液，安可不土败金枯。治疗法则，唯有养正除邪，尚有一线生机。用黄芪建中汤去桂枝、生姜，生黄芪益气，炒白芍敛营，饴糖、大枣补脾，炙甘草安中。药味皆甘，补而不峻，不独能扶正以除邪，更有生津而益损之效，是为甘缓补法。

万：脉数左坚。当夏四月，阳气方张。陡然嗔怒，肝阳勃升，络血上涌。虽得血止，而咳逆欲呕，眠卧不得歆左。此肝阳左升太过，木失水涵，阴亏则生热，是皆本体阴阳迭偏，非客邪实火可清可降之比。最宜恬憺无为，安静幽闲。经年不反，可望转偏就和。但图药治，胃减损怯矣。经云：胃咳之状，咳逆而呕。木犯胃土贯膈，即至冲咽入肺，肺衰木反刑金。从《内经》甘缓以制其急。

米炒麦冬、糯稻根须、女贞子、茯神、生甘草、南枣肉。（133页）

按：此案发于咯血后，而咳逆欲呕，眠卧不得歆左，脉数左坚，系木犯胃土，即贯膈入肺至冲咽，肺衰木反刑金所致。用米炒麦冬滋肺金以制木；女贞子养肝阴以和阳；糯稻根须、茯神、生甘草、大枣肉甘缓补土以制其急。药味皆甘，俾金木土三脏调和，阴阳平秘而愈病。

十一、治中法

吴：寒热伤中，腹微满，舌白。用治中法。

人参、益智、广皮、茯苓、泽泻、金斛、木瓜。（209页）

按：治者，理也。张仲景有理中丸，若作汤则名理中汤，孙思邈称之为治中汤（见《备急千金要方》）。《局方》载治中汤，方系理中汤加陈皮、青皮而成。理中汤为补益脾胃，温阳散寒方，加陈皮、青皮后，就具有了辛泄理气的作用，变为流通疏补之法，然其治中总则不变。叶天士所谓治中法系指《局方》之治中汤，而据情或减人参、干姜之补，或加益智仁温脾，泽泻利湿，木瓜化湿，厚朴苦泄等等，皆随机变化，达"薄味调和""气通泄浊""健阳佐运"而获愈病的目的。

本案寒热伤中，腹微满，舌白，显系脾虚湿阻气滞。用人参、茯苓补益阳明；益智仁、陈皮温阳理气；泽泻、木瓜化湿；金石斛养阴清热。共为通补中州之方，是为治中法。

诊脉右弦左濡，久痔注血，致纳食不易运化，此脾营先伤，胃阳继困，腑气不能宣畅，大便不爽，温补未能通调。腑气疏滞，更损脾胃生阳，东垣每以治土必先达木，不宜过投燥剂。仿古治中汤法，佐以疏肝解郁。

人参、青皮、陈皮、木瓜、黑槐米、益智仁、楂肉、茯苓、黑地榆，水泛丸。（《三家医案合刻·叶天士医案》）

按：本案久痔注血，纳食不化，大便不爽，乃中阳困顿，湿气阻滞，木气不达，腑气不能宣畅所致。古治中汤系理中汤加青皮、陈皮，今去白术、干姜、炙甘草之温补。用人参、茯苓通补阳明；青皮、陈皮理气，疏肝解郁；益智仁温胃理气；木瓜、山楂肉和胃化湿；黑槐米、黑地榆凉血止血。其活泼疏通，为治中汤之变方，而不离治中法精神。

病伤久不肯复，食入不运，脾胃之阳日困，与治中法。

煨益智、茯苓、于术、广皮、白芍、煨姜、南枣。（《叶天士医案存真·卷三》）

按：本案脾阳不运，用白术、煨姜、大枣、茯苓温补脾气；煨益智仁、陈皮温阳理气；白芍敛阴；煨姜、大枣散寒调气血。亦属治中法。

金：冲年遗恙，先天最薄。夏秋疟伤，食少不运，痞胀溏泻，都是脾胃因病致虚。当薄味调和，进治中法。

人参、益智、广皮、茯苓、木瓜、炒泽泻、谷芽、煨姜。（471页）

按：先天不足，后天失调，再加疟疾，脾胃更伤。胃虚则不能纳，饮食减少，脾衰不运，则痞胀溏泻。厚腻之物宜禁，薄味之品多增，方能调和。用人参、煨姜、茯苓益气暖胃培元；益智仁、陈皮温脾消胀止泻；木瓜、炒泽泻和中祛湿；谷芽消滞，促使胃纳脾运，饮食增而元气复，胀消泻止，是为治中法。

金，五八：能食不化，腹痛泄泻。若风冷外乘，肌肉著冷，其病顷刻即至。上年用石刻安肾丸，初服相投，两旬不效，知是病在中焦，不必固下矣。自述行走数十里，未觉衰倦，痛处绕脐。议用治中法，足太阴阳明主治。

生于术、生茅术、生益智、淡干姜、胡芦巴、茯苓、木瓜、荜拨。（470页）

按：能食不化，脾阳运迟，食物积滞则腹痛，腐酵则泄泻。脾虚遇风寒外袭，其病易发。初服安肾丸，以命火来温暖脾土，初能相投，久则无效。因病根在脾胃，所以疼痛绕脐。方用生白术、生苍术燥湿健脾；生益智仁、淡干姜温脾暖胃；荜茇、胡芦巴祛寒止痛；茯苓、木瓜渗湿和中。法从中治，正有见地。

王，三五：三年久损，气怯神夺，此温养补益，皆护元以冀却病，原不藉乎桂附辛热，以劫阴液。今胃减咽干，大便溏泄经月。夏三月脾胃主候，宜从中治。

人参、炒白芍、炙草、煨益智、炒木瓜、茯苓、广皮。（470页）

按：久病伤元，气怯神夺，治宜温养，以冀身体好转。而用桂附辛热，反劫阴液。阴液伤，则胃纳减，口咽干。大便溏泄（现作"溏泻"）经月，中土健运未复。用人参、炙甘草、茯苓通补胃阳，合煨益智仁、陈皮温脾止泻；炒木瓜祛湿，合炒白芍、炙甘草酸甘化阴生津，为温养补益调中方，亦属治中之法。

某：劳力烦心失血，早食则运，暮食饱胀，疏补调中方。

人参、茯苓、炙草、生谷芽、广皮、白芍。（123页）

按：烦劳失血，中气大伤，晨则清阳当令，食后脾能运化。暮则脾元虚衰，食后脾不能运，腹部饱胀。用人参、炙甘草、茯苓通补胃阳；陈皮、生谷芽化食消胀；白芍、炙甘草酸甘化阴敛肝，以杜失血，为疏补调中方，亦属于治中法范畴。

某：痢后大便不实，食不健运，色脉俱是虚象。此清阳失旷于中，阴气先走泄于下。先理中焦，再当摄阴。

人参、白术、茯苓、炙草、广皮、炮姜、益智。（490页）

按：痢后大便不实，食不健运，色脉俱虚，乃脾胃已伤，清阳不展，浊气下流所致。先理中焦，后再摄阴，是为治法。用人参、白术、茯苓、炙甘草健脾，炮姜、益智仁、陈皮暖胃化滞。俾中焦调和，恢复脾胃清升浊降而愈。

徐：营伤，心辣，纳食无味，此伤痛大虚，当调其中。

人参、归身、炒白芍、木瓜、熟术、广皮、茯神、炙草。（646页）

按：痛病伤营，胃中感觉火辣，食物无味，当是热伤胃气。用人参、熟白术、茯神、炙甘草补中；陈皮理气；木瓜、炙甘草酸甘化阴益胃；当归身、炒白芍养营。谓调中亦治中也。

某，三六：经闭两月，脘痹呕恶，此气窒不宣，胃阳碍钝使然。当用和中为主。

半夏曲、老苏梗、茯苓、广皮、枳壳、川斛。（657页）

按：经闭两月，脘痞呕恶，是胃阳不振，气窒不宣所致。方用半夏曲、老紫苏梗和胃降逆；川石斛养胃；陈皮、枳壳理气宽中；茯苓引药归下。以此和中，推动气行。若胃阳不足，则人参、干姜可用。若为妊娠恶阻，则枳壳不用为宜。

某，二十：色白，脉奄，体质阳薄，入春汗泄，神力疲倦，大便溏泄不爽。皆脾阳困顿，不克胜举，无以鼓动生生阳气耳。刻下姑与和中为先。

益智仁八分、广皮一钱、姜灰七分、茯苓三钱、生谷芽三钱。（471页）

按：患者体质脾阳薄弱，入春汗泄，致神力疲倦，大便溏泻不爽。用益智仁、姜灰温健脾阳；陈皮、茯苓健脾理气祛湿；生谷芽助运。虽曰和中为先，余认为亦属治中法，则人参、白术亦宜加用。

冷气吸入，即是寒中太阴。与霍乱互参，正气散冷香引饮，辟秽苏阳即效。而脾胃阳气未为全复，议用治中汤数剂，夜厘清虚为妙。

人参、生益智仁、砂仁、煨姜、广皮、茯苓皮、木瓜。（《眉寿堂方案选存》）

按：此案感受寒湿，邪伤太阴，与藿香正气散治疗好转，而脾胃阳气未全复，取治中汤加减治疗。用人参、煨姜补益脾胃阳气；生益智仁、砂仁、陈皮温胃理气；茯苓皮、木瓜化湿，共奏健全中阳，恢复运化之功。

秋深曾诊，拟议此病为里湿。更伤瓜果，辛甘寒分利脾阳，又受辛寒之累，致浊气聚形，频遭食复，阳屡被戕。凡身中脾阳宜动，动则运；肾阴宜藏，藏则固。斯为病根，《局方》大健脾丸、仲淳资生丸，多以补虚、通滞、芳香合用者，取其气通浊泄，人参补正之力得矣。

人参、茯苓、益智仁、煨木香、厚朴、新会皮。（《叶氏医案存真·卷一》）

按：患者频遭食复，脾阳被戕，致浊气聚形，必有纳少腹胀便溏等症。治宜温运脾阳，行气祛湿。按《局方》大健脾丸（原系孙思邈温脾丸，《局方》名大温脾丸：神曲、大麦蘖、吴茱萸、麸炒枳实、炮干姜、细辛、肉桂、桔梗、炮附子、人参、炙甘草）、资生丸（白术、人参、白茯苓、橘红、山楂肉、神曲、川黄连、白豆蔻仁、泽泻、桔梗、真藿香、炙甘草、白扁豆、莲子肉、薏苡仁、山药、麦芽面、芡实）皆补虚、通滞、芳香并用。叶天士效其法，用人参、茯苓通补阳明；益智仁辛温以助脾阳；煨木香、厚朴辛香苦温以行气宽中；陈皮香苦开胃理气。如此治中，符合"气通浊泄，人参补正之力得矣"之旨。

脉缓，按之濡弱，谷少不食，厚味运化最迟。饮食不适，即欲痛泻，肤膜麻木，骨软筋痛。且遇暴风骤冷，体中更觉不安。上年肠红，入夏方愈。种种脉症，是气弱阳微，脾胃少于运化，湿郁生痰，致气机不能灵动。法当健阳佐运，即治痰祛湿之本。

人参、于术、茯苓、半夏、陈皮、益智仁、木瓜、天麻、生姜、大枣。（《三家医案合刻·叶天士医案》）

按：本案纳少运迟，痛泻麻木，骨软筋痛诸症，皆因脾胃阳虚不运所致。治疗以人参、白术、茯苓、半夏、陈皮补益脾胃，以杜生痰之源；益智仁辛温以助脾阳；木瓜、天麻化湿祛风舒筋；生姜、大枣温阳散寒，调和气血。亦为治中法之活用。

十二、养营法

汤，二三：脉细促，右空大，爪甲灰枯，久嗽。入春夏见红，食减身痛，形容日瘁。是内损难复，与养营法。

人参、炒白芍、归身、炙草、桂枝木、广皮、煨姜、南枣。（124 页）

按：脉细促空大，气血亏虚，爪甲失其滋润而灰枯。春夏阳气当旺，若火上刑金，则咳嗽见血。本宜清金止血，或滋阴降火，但食减身痛，形容日瘁，又非身强火旺者可比，实乃内损难复之候。叶天士采用桂枝汤和营，当归身养血，人参补元，陈皮行气。尤妙在生姜煨用、甘草炙用。与桂枝木合用，变发散为温胃，用缓和以补脾，补土生金，打破血证禁用桂枝之陈规。再因脉空爪枯,桂枝木能引血流至四末,并非无据而滥用。此辨证施方,投养营法。

又:内损情怀少畅,非偏寒偏热可以攻病。方中温养气血,以使条达,非因寒投热之谓。开怀安养为宜,勿徒恃药。继此可进养营法。

归桂枝去姜加茯苓。(661 页)

按:内损之病,情志更应舒畅,气血周流,方有利于康复。若抑郁不遂,营卫不和,补之不可,攻之不能,治法只宜温养以补气血。叶天士用桂枝汤加当归养血和营;大枣、甘草、茯苓扶脾;去姜免其辛散,亦养营和卫之法。治虚易,治损难。此种病证,必心理与药物结合治疗,才可收到良好效果。

汪:劳倦阳伤,形寒骨热,脉来小弱,非有质滞着,与和营方。

当归、酒炒白芍、炙草、广皮、煨姜、大枣。(59 页)

按:疲劳过度,毛窍开而汗出,即易感邪发病。久则元阳渐伤,形寒骨热,终成虚损。用当归、酒炒白芍益血和营;炙甘草、陈皮和中;煨姜、大枣调和营卫。余意仍可用桂枝加党参,以助扶正祛邪之力,加速康复。

王:辛香走窜,宣通经隧壅结气分之湿,有却病之能,无补虚之益。大凡药饵,先由中宫以布诸经。中焦为营气之本,营气失养,转旋自钝。然攻病必藉药气之偏,朝夕更改,岂是去疾务尽之道。另于暮夜进养营一贴。

人参、茯苓、桂枝木、炙草、当归、炒白芍、南枣。(542 页)

按:风湿邪壅气分,辛香药物能宣通经隧以却病,却不能补虚,余邪滞留营分之中。若不继进养营方剂,则气机转旋自钝。故用人参、大枣、茯苓通补中宫胃气;当归、炒白芍益血养营;桂枝木宣通经隧。此养营以充卫,扶正去邪之法。

何:早晨未进饮食,咳逆自下焦上冲,有欲呕之象。虚里左胁呼吸牵引震动,背部四肢寒冷,入暮心腹热灼,而舌上干辣……全系胃络下焦阴精损伤,中焦胃阳不振……下焦阴阳,宜潜宜固;中焦营卫,宜守宜行,用药大旨如此……

养营汤去黄芪、远志。(114 页)

按:晨未进食,咳逆气自下焦上冲欲呕,是中焦胃阳不振气逆所致。背部四肢寒冷,入暮心腹热灼,乃阳虚生外寒,阴虚生内热之征。虚里为阳明胃之大络,其左胁呼吸牵引震动,宗气泄也。用养营汤去黄芪、远志,内有五味异功散合肉桂补中焦胃阳,李东垣所谓营气卫气皆从胃中出也;当归、白芍、熟地、五味子补益下焦阴血。俾营卫阴阳两调平秘,故用养营汤。

十三、封固法

仲,三八:久劳内损,初春已有汗出。入夏食减,皆身中不耐大气泄越。右脉空大,色痿黄,衰极难复。无却病方法,议封固一法。

人参、黄芪、熟于术、五味。(61 页)

按:春天阳气正升,汗出阳伤。入夏以后,食欲减退,胃气衰弱,卫气失源,大气泄越。《金匮要略》云"脉大为劳。"气血不足,脉空大,面色萎黄,内损难复。用人参、黄芪补气固卫,熟白术健脾,五味子敛液固汗,是为封固法。

张,五七:痹中经年,眩晕汗出,阳气有升无降,内风无时不动。此竟夜不寐,属卫阳不肯交于营阴矣。沉痼之症,循理按法,尚难速效。纷纷乱药,焉望向安。议用固阳明一法。

桂枝木、生黄芪、川熟附、炒远志、龙骨、牡蛎、姜、枣。(6页)

按:痹中后经常头昏目眩汗出,是土虚木摇,内风扰动,卫阳失固。阴阳失其调节,卫阳不肯交于营阴,竟夜不寐。沉痼之症,拟用生黄芪、枣补阳明土气;"木得桂则枯"(文见《本草纲目·卷四十六·桂》),用桂枝木抑木而益土也;生黄芪合川熟附子温阳固卫;炒远志宁心;龙骨、牡蛎潜阳收汗;姜、枣调和气血。共奏补土固卫宁风之功,故云固阳明为法。

宋,二三:无梦频频遗精,乃精窍已滑。古人谓有梦治心,无梦治肾。肾阴久损,阳升无制,喉中贮痰不清,皆五液所化。胃纳少而运迟,固下必佐健中。

人参、桑螵蛸、生龙骨、锁阳、芡实、熟地、茯神、远志、金樱膏丸。(154页)

按:遗精一病,要视年龄体质而判诊,少年无梦频遗,若不是手淫过度,必是病质体虚,致使肾阴久损,阳升无制,水泛上注为痰,兼之胃纳少而运迟,此下损及中,必兼治脾胃。用熟地、锁阳滋肾补精;远志、茯神交通心肾而宁神;桑螵蛸、生龙骨、芡实、金樱子固肾止遗;人参健中。固下为主,健中为辅,以起封固作用。

李,二五:脉小色白,失血遗精屡发。犹喜纳谷胃安,封藏固补,使其藏聚。若再苦寒泻火,胃伤废食,坐以待困矣。

熟地、萸肉、五味、覆盆子、河车膏、生菟丝粉、山药、湖莲、茯苓、芡实、金樱膏丸。(161页)

按:失血遗精,脉小色白,为虚损之象。而能饮食,胃气尚强。应急以封固为治,不可用苦寒泻火伤胃,以竭化源。用熟地、五味子、覆盆子、生菟丝子粉补肾添精;山茱萸肉、覆盆子、金樱子、芡实封藏固肾止遗;莲子、山药、茯苓补脾元,使精藏窍固,遗失自止,亦为封固法。

十四、摄固法

陈氏:咳喘则暴,身热汗出。乃阴阳枢纽不固,惟有收摄固元一法。

人参、炙草、五味、紫衣胡桃、熟地、萸肉炭、茯神、炒山药。(304页)

按:咳喘暴发则气升,化热而毛窍大开,身热汗出,势将成脱。此阴阳枢纽不固,用人参、炙甘草、山茱萸炭、五味子摄气固脱;紫衣胡桃、熟地温肾纳气;炒山药扶脾,茯神宁心,引药归下,促使气能归元,喘平汗止,以防亡阴亡阳之险。是为摄固法。

翁,四二:脉细尺垂,形瘦食少,身动即气促喘急。大凡出气不爽而喘为肺病,客感居多。今动则阳化,由乎阴弱失纳,乃吸气入而为喘,肾病何辞。治法惟以收摄固真。上病当实下焦,宗肾气方法意。

熟地、萸肉、五味、补骨脂、胡桃肉、牛膝、茯苓、山药、车前子,蜜丸。(303页)

按:形瘦食少,身动即气促喘急,脉细垂尺,乃肾虚失纳所致,取济生肾气丸方加减。去泽泻、丹皮,加五味子、补骨脂、胡桃肉,纳气归肾,上病取下,故云收摄固真。

王,十九:阴虚喘呛,用镇摄固纳。

熟地、萸肉、阿胶、淡菜胶、山药、茯神、湖莲、芡实。（303页）

按：肾主纳气，虚则气不纳，上逆为喘。用熟地、山茱萸、阿胶、淡菜胶补肾阴；山药、莲子、芡实补脾土。茯神宁心，引药归下。土厚则水聚，阴生则精长，肾气方固，喘呛自平，属摄固法。

孙：望八大年，因冬温内侵，遂致痰嗽暮甚。诊脉大而动搏，察色形枯汗泄。吸音颇促，似属痰阻。此乃元海根微，不司藏纳，神衰呓语，阳从汗出，最有昏脱之变。古人老年痰嗽喘症，都从脾肾主治。今温邪扰攘，上中二焦留热。虽无温之理，然摄固下真以治根本，所谓阳根于阴，岂可不为讲究。

熟地炭、胡桃肉、牛膝炭、车前子、云茯苓、青铅。（305页）

按：老年冬温内侵，遂致痰嗽喘促暮甚，神衰呓语，形枯汗泄。此乃肾失摄纳，阳随汗出，当虑晕脱之变。方用熟地炭、胡桃肉固肾纳气；牛膝炭、云茯苓、车前子引痰湿下行；青铅补水之精，坠痰降气，共奏摄固下真，以治根本之效。

程：脉左弦搏，著枕眠卧，冷痰上升，交子后干咳。此肾虚阳不潜伏，乃虚症也。从摄固引导，勿骤进温热燥药。

熟地炭、生白芍、山药、茯苓、丹皮、泽泻、车前、牛膝、胡桃肉。（44页）

按：肾阴不固，水泛为痰。夜来阴气用事，冷痰上升。交子后阳气初升，阴气退位，而发干咳。乃用济生肾气丸去肉桂、附片加胡桃肉摄纳肾气；以生白芍易山茱萸，取其和阳；牛膝、车前又能引导痰气下行，共奏降痰固摄之功。

汤，三三：脉左弱右搏，久有虚损，交春不复。夜卧著枕。气冲咳甚，即行走亦气短喘促。此乃下元根蒂已薄，冬藏不固，春升生气浅少，急当固纳摄下。世俗每以辛凉理嗽，每致不救矣。

水制熟地、五味、湖莲、芡实、茯神、青盐、羊内肾。（84页）

按：脉左弱右搏，乃精虚火旺之候。春来阳气上升，虚火逼气冲，咳嗽增剧。虚损之人，大多肺肾有病，肺主出气，肺虚则气短；肾主纳气，肾亏则喘促。此乃下元根薄，冬失其藏。宜固纳摄下，用水制熟地、五味子、青盐、羊内肾（即羊肾）补肾摄阴纳气；莲子、芡实扶脾，合茯神固摄宁心。况补土可以生金，固肾自然纳气。

朱，三六：脉微汗淋，右胁高突而软。色痿足冷，不食易饥，食入即饱。此阳气大伤，卫不拥护，法当封固。

人参、黄芪、制川附子、熟于术。（175页）

按：胃气不足，卫失其源，故玄府大开，阳随汗出。纳运不佳，不食易饥，则食入即饱。《难经·五十六难》云："肺之积，名曰息贲，在右胁下覆大如杯。"故右胁高突。阳气大伤，则色萎足冷。用人参扶元，黄芪固卫，制川附子温阳，熟白术补中。参附、芪附、术附合用，补阳气，健脾土，能生金而固卫，封玄府，止汗泄，助纳化，消癥气，暖足膝，复气泽也。

某：产后下焦阴亏，奇脉不固，阳浮乃升。风动则飧泄嘈杂；液损必消渴骨热。治在肝肾，静药固摄。

熟地、湖莲、炙草、五味、芡实、山药、旱莲、女贞。（694页）

按：本案飧泄嘈杂，消渴骨热，系因产后阴亏，奇脉不固，液损阳浮，肝热乘脾所致。用熟地、女贞子、墨旱莲滋肝肾之阴液,以息风阳;莲子、芡实、山药、炙甘草实脾止泄;五味子、炙甘草酸甘化阴,敛肝撤热。属静药固摄治法,亦为叶天士清润通补治疗奇经络脉法。

孙:下痢无积,肛坠,肠间汩汩有声,此属肠风。当用摄固。

熟地炭、萸肉炭、炒归身、炒杞子、川断、北味肉,煎药送赤石脂丸三钱。(498 页)

按:痢症用摄固者少,然本案下痢无积,分泌物少而不胀,肛门下坠,此系痢后气虚症状。肠间汩汩有声,水气流走,断为肠风,但未见血。其方以摄固下焦为主,用熟地炭、山萸肉炭补下固摄,炒当归身养血,炒枸杞子生精,北味肉(即北五味子肉)敛肠,川断(即川续断)补虚缓肛坠,赤石脂收摄肛门而填下空。治此疑难之症,以摄固为法,用尽心思,非痢疾和肠风一般治法。

汪:肾虚,当春阳升动咳嗽,嗽止声音未震,粪有血,阴难充复,不肯上承,用阴药固摄。

熟地、白芍、茯神、黑稆豆皮、炒焦乌梅肉。(512 页)

按:肾虚水不足,火易升,春来阳气上浮,火上刑金而咳嗽。嗽虽治愈,声带受伤未复,难以发声,此阴液不肯上承滋润所致;况阴络伤而粪有血,所以用阴药固下摄上,使水生上承。用熟地补肾水,白芍敛肝阴,茯神宁心火,黑豆滋阴清热,炒焦乌梅肉生津止血,共取阴药固摄之效。

又:浮热上炎,精走泄于下,致阴液阳精不肯上供。望色萎瘦,纳食不旺,摄阴恐妨胃口。况初夏曾患喉症,大暑热泄,阴难生复。先议水陆二仙丹,摄固精关。

人参、秋石、芡实、金樱子膏丸。(《种福堂公选良方·续医案》)

按:肾脏亏损,阴阳失调,阳气上浮,阴精下遗,久则肌瘦色萎,纳食不旺。用人参补气扶正,秋石纳阴火下行,芡实、金樱子固精窍而止遗。精能收藏,浮热自解,饮食增进,颜色可趋于正常,此摄固之功。

王,二六:过用心思,营气日漓,心悸,眩晕,遗精,腰膝下部畏冷。阴阳造偏,心肾交损,议镇怯佐以固摄温纳。

桑螵蛸、人参、茯神、青花龙骨、金箔、锁阳、蜜丸。(《种福堂公选良方·续医案》)

按:过思耗营,心血耗则悸,脑失濡则晕。肾阳衰微,遗精腰膝畏冷。用人参、茯神养心;锁阳、桑螵蛸温阳补肾摄精;青花龙骨、金箔宁神镇怯,使心肾强,精神相交以愈病。故谓镇怯佐以固摄温纳法。

颜:病已半年,夜寐易醒,汗泄,自觉元海震动,腹鸣,晨泻。年岁望六,不仅经营烦劳伤阳,肾真亦渐散越,仍议固下法。

人参、赤石脂、禹余粮、五味子、泡淡干姜。(《种福堂公选良方·续医案》)

按:久病伤阳,卫气不固,夜寐易醒,汗泄,阳气更虚。元海震动,脾阳因馁,肾真散越,故肠鸣晨泻。用人参扶元,赤石脂、禹余粮固纳,五味子收摄,泡淡干姜温通,使阳入内而潜藏,元气方固。

陈,五五:操劳动怒,耳鸣巅胀,晕眩肢麻,内起火风,皆厥阳之化。中年以后,男子下元先虚,虑其仆中。议填镇固摄以实下,合乎上病治下之旨。

熟地、玄武版、灵磁石、五味子、山萸肉、炒杞子、天冬、牛膝、青盐。(《种福堂公选良方·续医案》)

按:劳伤气怒伤肝,肝气横逆,化火夹风上冲,扰及清窍,耳鸣颠胀,头晕目眩肢麻。用熟地、炒枸杞子滋水涵木;五味子、山茱萸肉敛肝息风;牛膝引火下行;玄武版(即龟板)、灵磁石、青盐镇纳逆气,引归于下。如此填镇固摄实下以固本真,方免痱中之患。

王,三三:烦劳曲运神思,形与神交伤,阳气旋动,络血何以宁静。甘以缓热,补以益虚,必佐宁神镇怯,以摄之固之。

人参、柏子霜、炒枸杞、焦归身、桂圆肉、炙甘草、龙骨、茯神、金箔。(《种福堂公选良方·续医案》)

按:劳极伤形,思极损神,形神交伤,阳气络血沸腾,必坐卧睡眠不安。用人参补气,焦当归身养血,茯神、柏子仁霜宁心,炙甘草、龙眼肉补脾,龙骨、金箔静志。神安形壮,气血归经,行坐作息自然复常。此谓从补益镇怯而收摄固之效。

又:脉数虚而动,足征阴气大伤,阳气浮越。头痛筋惕,仍与镇摄之法。

牡蛎、阿胶、人参、生地、炙草、白芍、天冬。(582页)

按:阴液亏虚,不能抱阳,阳失阴抱,浮越于上则头痛。筋失其濡养,故时而动惕。用阿胶、生地、天冬滋阴液净浮阳以荣脑养筋;人参、炙甘草扶中补气;牡蛎潜摄阳气之浮越。

某:平昔操持,身心皆动,悲忧惊恐,情志内伤。渐渐神志恍惚,有似癫痫,其病不在一脏矣。医药中七情致损,二千年来从未有一方包罗者,然约旨总以阴阳迭偏为定评。凡动皆阳,当宗静以生阴是议。阳乘于络,脏阴不安。敛摄镇固,久进可效。家务见闻,必宜屏绝。百日为期。

人参、廉珠、茯神、枣仁、炙草、生龙骨、萸肉、五味、金箔。(565页)

按:操劳过度,悲忧惊恐备尝,情志受到一定刺激,精神易恍惚不安,如痴如醉,此阴阳迭偏之象。用人参、炙甘草扶元;五味子、山茱萸敛阴;茯神、酸枣仁宁心;生龙骨、廉珠(即珍珠)、金箔镇摄,共奏敛摄镇固之功。

杜,二七:脉小数入尺泽,夏季时令发泄,失血,形倦。治宜摄固下焦。

熟地、萸肉、山药、茯神、建莲、五味、芡实、线鱼胶,金樱膏丸。(109页)

按:失血致阴液受损,时值夏令发泄,汗出气衰,形神易倦。用六味地黄丸去丹皮、泽泻补肾滋阴;加线鱼胶(即鱼线胶)补肾益精止血;芡实、莲子、五味子、金樱子摄精固气。此方摄固下焦,颇有功力。

陈:厥后,吸短多遗,议摄下焦。

熟地四钱、桑螵蛸二钱、覆盆子一钱、五味一钱、湖莲三钱、芡实二钱、茯神三钱、山药二钱。(151页)

按:厥后气血未复,下焦精气不足,吸短呼长,精关失固,晚多遗精。用熟地、五味子滋阴纳气;桑螵蛸、覆盆子摄精止遗;莲子、芡实、山药扶脾健中;茯神宁心,共奏摄纳肾气而固玉关之效,俾精强气充,呼吸自利。

又:胃虚,客气上逆为呃噫,痰带血腥,咽中微痛。用镇摄法。

人参、熟地、北味、茯神、青铅。(179页)

按:胃虚则不纳,浊气难降,上逆为呃噫;肺受其邪,痰带血腥,咽中微痛。用人参益胃扶元,熟地滋阴,北五味子敛肺,茯神宁心,青铅补水之精,镇降虚阳,使之归下,是为镇摄法。余意可加入沙参、鱼腥草、仙鹤草,性味平和,增强药力,标本兼治可也。

顾:上年小产,下虚不复,冬令藏聚未固。春夏阳升,风温乘虚上受。清窍不利,耳失聪,鼻多塞,咽燥痰稠。悉见上焦不清,究竟下虚是本病。议食后用清窍,早上用镇纳。

青菊叶三钱、羚羊角一钱、黑栀皮一钱、连翘心一钱半、玄参心二钱、苦丁茶一钱,磁石六味加龟胶、北味。(716页)

按:小产后下虚不复,精气大虚。至春感受风温邪气,清窍不利,致耳聋鼻塞,咽燥痰稠。乃以青菊叶、羚羊角、山栀子皮、连翘心、玄参心、苦丁茶清透外感风温邪热。究竟下虚是本病,故用都气丸滋肾纳气,加龟胶、磁石补精潜镇,以固下元。标本兼顾,考虑周全。

朱氏:久损不复,真气失藏。交大寒节,初之气,厥阴风木主候。肝风乘虚上扰,气升则呕吐,气降则大便。寒则脊内更甚,热则神烦不宁,是中下之真气杳然。恐交春前后,有厥脱变幻,拟进镇逆法。

人参、生牡蛎、龙骨、附子、桂枝木、生白芍、炙草。(181页)

按:久损不复,虚劳已成,冬不藏精,病更深入。一旦肝木主候,肝风乘虚上扰,脾胃升降失调,气上则呕吐,气下则便溏。营卫亦因而乱,寒则脊痛,热则神烦。恐交春前后,肝更横逆,厥脱堪忧。用人参扶元;生牡蛎、龙骨潜阳镇逆;附子祛寒;桂枝木、生白芍和荣卫,调寒热;生白芍、炙甘草酸甘化阴,敛肝和阳息风。法从桂枝龙骨牡蛎汤加减而来,谓为镇逆法。权作预防之计,良医救人之心,于此可见。

十五、清上法

某:温邪外袭,咳嗽,头胀,当清上焦。

杏仁、桑皮、桔梗、象贝、通草、芦根。(70页)

按:风温外受,犯头则胀,犯肺则咳嗽。用桑白皮泻肺中实热,杏仁下气,浙贝母化痰,通草利湿,芦根清热生津。若发热桑白皮易桑叶加薄荷,若咽痛失音加栀子、甘草。此叶天士治疗风温之常法,非常灵活,是可师法。

秦,六三:体质血虚,风温上受,滋清不应,气分燥也。议清其上。

石膏、生甘草、薄荷、桑叶、杏仁、连翘。(318页)

按:温邪侵入气分,最易化为燥热,蒸灼于上,血为所耗。用石膏清气分之热;桑叶、薄荷疏散风热;杏仁降气,连翘透热,生甘草泻火。肺气不舒加瓜蒌皮,三焦热重加黄芩。气分燥热,法当清上;血分燥热,又宜润下。此医者不可不知也。

某:脉细数,咳嗽痰黄,咽痛,当清温邪。

桑叶、杏仁、川贝、苡仁、兜铃、鲜芦根。

又:照前方加白沙参、冬瓜子。(71页)

按:温热初起,首先犯肺,肺受热侵,气不清肃,咳嗽痰黄咽痛。其脉细数,是温热伤阴之象。用桑叶疏散风热;杏仁降气,川贝母、冬瓜子、薏苡仁除痰热而止嗽;兜铃(即马兜铃,现已禁用,本书仅作文献研究用)苦泄降气,清化痰热;白沙参、鲜芦根养肺阴,清热生津。此属温邪上犯,故用清温法。

汪:风热上蒸,龈胀,头痛,当用轻清上焦。

活水芦根、囫囵滑石、西瓜翠衣、生绿豆皮、连翘、银花。(634页)

按:风热上蒸,牙龈发炎而肿胀,清阳被扰而头痛。用连翘、金银花散热解毒;西瓜翠衣、生绿豆皮清热;囫囵滑石泄热利湿于下;活水芦根清热生津。余意可加薄荷以助散风热。是为轻清上焦法。

吴氏:气血郁痹,久乃化热。女科八脉失调,渐有经阻瘕带诸疾。但先治其上,勿滋腻气机。

黑山栀皮、炒黄川贝、枇杷叶、瓜蒌皮、杏仁、郁金、橘红。(402页)

按:气血郁久,积而化热,犯肺多见胸闷痰咳诸症。若及女科,阻滞经络,则生瘕带诸疾。目下当治疗上焦病症。用山栀子皮泄热;炒黄川贝母、橘红化痰;枇杷叶、瓜蒌皮清肺;杏仁下气;郁金通经络郁痹。先治其上,清化为法。

包:老年下虚,春温上受,痰潮昏谵,舌绛,黄苔,面赤微痉,先清上焦。

天竺黄、金银花、竹叶心、连翘、竹沥。(324页)

按:春温是伏气致病。老年阴虚,初起即见里热炽盛。痰随热起,闭窍则神昏谵语。热与湿合,舌绛苔黄。温邪上逼动风,面赤微痉。用天竺黄、竹沥涤痰清上开窍;金银花解热;竹叶心、连翘泻心。此方清上尚嫌力薄,可加用紫雪丹,凉血开窍,醒神解痉,以救其急。

某,二二:身热,头胀,脘闷,咳呛,此暑邪外袭于肺卫。当清上焦。

丝瓜叶三钱、大杏仁三钱、香薷七分、通草一钱半、飞滑石三钱、白蔻仁五分。(333页)

按:暑邪夹湿,外袭肺卫,气分先伤,身热头胀;湿扰于中则脘闷;肺失肃降,呛咳不已。丝瓜叶清热解暑,合大杏仁肃降肺气以治上;香薷、白豆蔻解表化湿和中;飞滑石、通草清热利尿。此方能清上,并宽中导下,俾暑热上下分消而愈病。

某:燥火上郁,龈胀,咽痛,当辛凉清上。

薄荷梗、连翘壳、生甘草、黑栀皮、桔梗、绿豆皮。(363页)

按:燥火犯上,津液失濡,肺胃之伏火随之而起,故龈胀咽痛。用薄荷梗、桔梗辛散上焦燥热;山栀子皮、连翘壳清热泻火;生甘草、绿豆皮解毒消肿。可加沙参、芦根生津,以润燥祛邪。

江:温邪发疹,湿热内蕴,便闭不通,先开上焦。

杏仁、苏子、栝蒌皮、紫菀、山栀。(368页)

按:风温夹湿发疹,与单纯风温发疹不同,其因湿热阻滞,气机被遏,便闭不通。治必先开上焦肺气,以利肠腑通畅,则疹易外透。用杏仁、紫苏子降肺气;瓜蒌皮利气宽胸,清热祛湿;山栀子清热利湿;紫菀通便。肺气一开,二便自利,疹随湿热外透,病自减轻。

又:脉左大弦数,头目如蒙,背俞膜胀,都是郁勃热气上升。气有余便是火,治宜清上。

羚羊角、夏枯草、青菊叶、瓜蒌皮、杏仁、香附、连翘、山栀。(402页)

按:脉左大弦数,是肝风挟火上扰之象,清窍被熏,头目如蒙;经络被阻,背俞膜胀。气有余便是火,本朱丹溪语,立清上之法。用羚羊角平肝清火息风;夏枯草、青菊叶平肝和阳;瓜蒌皮、杏仁开胸下气;山栀子、连翘清泄上焦火热;香附行气。从症状看,本案颇似高血压病,而羚羊角、夏枯草、青菊叶具有降压作用。

汪,二三:左脉弦数,咽痛,脘闷。阴亏体质,不耐辛温。当以轻药,暂清上焦。

桑叶、生绿豆皮、白沙参、川贝、元参、川斛。(634页)

按:左脉弦数,肝火上炎之候。肺胃受灼,咽痛脘闷。用桑叶清火,白沙参润肺,川石斛养胃,玄参清浮游之热,生绿豆皮清热利湿,川贝母化痰。叶天士治上焦之热病,用辛凉清热,常佐解毒之品,如金银花、射干、沙参、天花粉、山栀子、竹叶等药,视症而施。

杨:未病阴气走泄为虚,秽浊上受则实。咽喉肿痹,上窍邪蒙,日暮昏烦,阴伤日炽。肌肤柔白,气分不足。此医药虽宜凉解清上,但不可犯及中下。

连翘、郁金、马勃、牛蒡子、竹叶心、黑山栀、杏仁、橘红。(635页)

按:咽痛肿痹,乃毒火上冲。由于平日喜嗜辛辣膏粱,秽浊上受而引发。况患者平日有遗精盗汗之症。一旦暴发,阴更受伤,所以日暮昏烦。至于肌肤柔白,乃气血不足,待愈后再进行调养。用牛蒡子、马勃解毒利咽;连翘、山栀子、竹叶心清泄上焦湿热;杏仁下气,橘红化痰,郁金行气助消肿痹,故为凉解清上法。

王氏:头胀,喜冷饮,咳,呕,心中胀,泄泻不爽,此为中暑。故止涩血药更甚。舌色白。议清上焦气分。

石膏、淡黄芩、炒半夏、橘红、厚朴、杏仁。(463页)

按:暑乃热之极,暑气上蒸,头胀脑闷;津液被耗,口渴冷饮。中暑之后,脾胃受伤,中气被郁,升降不和,上则咳呕,下则泄泻。用石膏、淡黄芩清泄上焦暑热;杏仁降气;炒半夏、橘红燥湿理气;厚朴消胀。可加六一散,不但清暑导热,且能止渴,利湿止泄,凡受暑热病,用之尤良。

某,四十:脉弦,胸膈痹痛,咳嗽,头胀。此燥气上侵,肺气不宣使然。当用轻药,以清上焦。

枇杷叶、桑叶、川贝、杏仁、冬瓜子、桔梗。(77页)

按:燥气犯肺则脉弦,肺气失宣则头胀,胸膈痹痛咳嗽。用桑叶、枇杷叶清上焦之燥热;杏仁、川贝母化痰止咳;冬瓜子清热润燥;桔梗载药上升。肺气一宣,诸症自愈。

陆,女:燥风外侵,肺卫不宣,咳嗽痰多,不时身热。当用轻药,以清上焦。

桑叶、杏仁、花粉、大沙参、川贝、绿豆皮。(78页)

按:燥合风邪外袭,肺先感受,最易伤耗津液。卫气闭塞,则不时身热。燥液成痰,故咳嗽痰多。用桑叶祛风,大沙参、天花粉润燥,川贝母、杏仁降气化痰止咳;绿豆皮清热。药味清轻,可润肺而清上焦风燥之邪,组成有序,是为佳方。

某:气逆壅热于上,龈肿,喉痹,胸闷腹肿。七月太阴司胎,法宜宣化清上。

川贝、牛蒡子、连翘、苏梗、杏仁、花粉、菊花、橘红。(684页)

按:胎前宜凉,内热居多,一旦外邪侵袭,伏邪即起。热壅于上则气逆,实火上冲,龈肿喉痹。横贯中焦,胸闷腹肿。用川贝母化痰,杏仁下气,菊花散风,连翘清火,牛蒡子解毒利喉,天花粉润燥,橘红顺气,紫苏梗安胎。可加桑叶、黄芩之类,增强宣清去病安胎之效。

范:伏暑阻其气分,烦渴,咳呕喘急,二便不爽。宜治上焦。

杏仁、石膏、炒半夏、黑栀皮、厚朴、竹茹。(332页)

按:暑伏于内,夹湿阻气,津液被耗而烦渴。犯肺则咳,侵胃则呕。气乱不正,二便不爽。用杏仁下气止咳,石膏清暑降热,炒半夏去湿,山栀子皮清火,厚朴宽中,竹茹止呕。可加六一散导湿清热外出,六一散亦为清暑之方,尤利于暑热病,不可不知。

黄氏:肝胆风火上郁,头面清空之筋掣不和,治以清散。

羚羊角、犀角、山栀、连翘、瓜蒌皮、荷叶梗、薄荷梗、青菊叶。(408页)

按:肝胆风火上郁,血压一定增高。头面清空之筋掣不和,皆风扰火冲之故。用羚羊角、犀角清热息风平静肝木;山栀子、连翘清热降火,清肃上中二焦;瓜蒌皮化痰,青菊叶散风,荷叶梗载药上行,引病下降,凡梗具有升上降下之义,但视其配方之合法与否,才能发挥良好作用。

叶:初春肝风内动,眩晕跌仆,左肢偏痿,舌络不和,呼吸不爽,痰火上蒙,根本下衰,先宜清上痰火。

羚羊角、茯苓、橘红、桂枝、半夏、郁金、竹沥、姜汁。(17页)

按:春来阳气上升,肝风最易内动。此案乃脾虚不能化湿,湿生痰,痰化热,热生风。上扰清窍,头晕目眩;阻滞经络,肢体偏痿;壅塞心胸,呼吸不爽;痰火上蒙,阴液下竭。用羚羊角平肝息风,清火开窍止眩;橘红、半夏、茯苓祛湿化痰开胸;竹沥、姜汁化痰去壅而通经络;桂枝、郁金入络通经行滞,合为清上靖痰火之方,以救其急。

十六、降气法

姚,四五:此劳伤身动失血,胁有瘕聚,因咳甚而血来,先宜降气。

苏子、苡仁、茯苓、黑山栀、丹皮、降香、荆芥炭、牛膝炭、藕汁。(136页)

按:劳伤失血,瘀积胁内成瘕。肝火上炎,肺络先伤,咳而血出,此气是火。善治火必先降气。用紫苏子、降香降气;山栀子、丹皮清火;薏苡仁、茯苓渗湿;荆芥炭、牛膝炭止血;藕汁化瘀,共奏降气止血之效。缪希雍谓治吐血宜降气不宜降火,宜行血不宜止血,此案用药即参考其说。

陈,二七:吐血八日,脘闷,胁痛,肢冷,络伤气窒。先与降气和血。

苏子、郁金、杏仁、茯苓、桃仁、降香。(138页)

按:吐血八日不止,反而胸闷胁痛肢冷,胃肝络脉不通,气滞而血不流通使然,降气必兼和血。用紫苏子、杏仁、降香降气;桃仁、郁金通络和血。血络一开,气血通畅,肢暖胁舒,疼痛自失。

沈:左胁岑胀,攻触作楚,咳痰带血,无非络中不得宁静,姑进降气通络方。

降香汁、苏子、苡仁、茯苓、橘红、钩藤、白蒺、韭白汁。(139页)

按:肝有瘀血,左胁岑胀作痛,气伤肺络,咳痰带血。用降香、紫苏子降气;薏苡仁、茯苓渗湿;橘红行气消胀;钩藤、蒺藜和阳通络;韭白汁祛瘀,是为降气通络法。

金,二九:饥饱劳力,气逆血瘀,胸痛频吐。此液耗阳升,上逆不已,血无止期。先宜降气通调,莫与腻塞。

苏子、降香、桃仁、丹参、韭白汁、山栀、茯苓。(139页)

按:劳伤饥饱失常,胃先受伤,瘀血凝滞胸脘,故气逆胸痛频吐。津液干枯,阳气上逆,损伤阳络,吐血不已。用紫苏子、降香降气;桃仁、韭白汁化瘀;山栀子、丹参清火活血;茯苓引药下行,故为降气通调法。

十七、升降法

王,五十:素有痰饮,阳气已微。再加恼郁伤脾,脾胃运纳之阳愈惫,致食下不化,食已欲泻。夫脾胃为病,最详东垣,当升降法中求之。

人参、白术、羌活、防风、生益智、广皮、炙草、木瓜。(186 页)

按:脾主升清,胃主降浊;脾主运,胃主纳;脾宜升则健,胃能降则和。患者素有痰饮,复加恼郁伤脾,脾胃运纳升降失职,致食下不化,食已欲泻。用李东垣补胃进食和中丸方(人参、干姜、陈皮、木瓜、炙甘草)加减:人参、白术、炙甘草益气补脾;羌活、防风升清;生益智仁、陈皮温胃化气;木瓜祛湿止泻,是为升降法。

某,二八:脉弦,食下膜胀,大便不爽,水谷之湿内著,脾阳不主默运,胃腑不能宣达。疏脾降胃,令其升降为要。

金石斛三钱、厚朴一钱、枳实皮一钱、广皮白一钱半、苦参一钱、神曲一钱半、茯苓皮三钱、麦芽一钱半。(187 页)

按:本案脾胃升降失调,水谷不化,精微反变浊邪,是以食下膜胀,大便不爽。用金石斛、麦芽、神曲补益脾阴而助运;厚朴、枳实皮、陈皮降胃气以宽中;苦参、茯苓皮祛湿浊而调便,故属升降法,若加羌活、升麻风药则升清之力尤显。

赵:晨泄难忍,临晚稍可宁耐。易饥善食,仍不易消磨,其故在乎脾胃阴阳不和也。读东垣《脾胃论》,谓脾宜升则健,胃宜降则和。援引升降为法。

人参、生于术、炮附子、炙草、炒归身、炒白芍、地榆炭、炮姜灰、煨葛根、煨升麻。(470 页)

按:此案晨泻难忍,易饥善食,不易消化,乃脾胃升降失调所致。用人参、生白术、炙甘草健脾;炮附子、炮姜灰温脾阳;煨葛根、煨升麻升清;炒当归身、炒白芍和营;地榆苦寒降胃为佐,炒炭缓其凉性。俾脾胃阴阳升降复常,其症可释。

程,十七:脉沉,粪后下血,少年淳朴得此,乃食物不和,肠络空隙所渗。与升降法。

茅术、厚朴、广皮、炮姜、炙草、升麻、柴胡、地榆。(503 页)

按:脉沉者寒,寒则脾不运化而积食,积久化热生风,扰于肠络,便后下血,疑是痔疮。清阳不升,浊阴难降。用苍术、炮姜、炙甘草温脾健运;厚朴、陈皮调胃下气;柴胡、升麻升清;地榆凉血止血,是为升降法,治疗痔疮。

杨:脉左实大,头目如蒙,清窍不爽。此风温仍在上焦,拟升降法。

干荷叶、薄荷、象贝、连翘、钩藤、生石膏末。(318 页)

按:感受风温之邪,脉来实大,清窍被扰,头目如蒙。此邪客上焦,用薄荷、干荷叶散火祛风而升清气;连翘、钩藤清热通窍;浙贝母清化痰热;生石膏末降热而肃肺,亦为升降法范畴。

黄,九岁:久泻兼发疮痍,是湿胜热郁。苦寒必佐风药,合乎东垣脾宜升、胃宜降之旨。

人参、川连、黄柏、广皮、炙草、生于术、羌活、防风、升麻、柴胡、神曲、麦芽。（462 页）

按：久泻伤脾阳，胃为不和。湿蕴于脾，热伏于胃，兼发疮痍。用李东垣脾胃之论，采取益胃升阳方变化加减。用人参、生白术、炙甘草、陈皮健补脾胃；神曲、麦芽化积，助消化；防风、羌活、升麻、柴胡升清解毒；川黄连、黄柏泻火坚肠，是李东垣治脾胃升清降浊之典型用药。

邹，四三：痰因于湿，久而变热，壅于经隧。变现疮疾疥癣，已酿风湿之毒，混在气血之中。邪正混处，搜逐难驱。四肢为甚，姑从阳明升降法。

连翘、赤芍、白僵蚕、白藓皮、防风、升麻、滑石、酒浸大黄。（641 页）

按：湿热毒邪，壅于经隧，与气血搏结，发为疮疾疥癣，四肢为甚。用防风、升麻、白僵蚕升清解毒；连翘、白藓皮（即白鲜皮）解毒治疗疮癣；酒浸大黄清泄降热；滑石、赤芍清气凉血。四肢为土所主，故谓从阳明升降法治疗。

十八、分消法

方，五九：诊脉百至，右缓涩，左弦劲。始而肠鸣泄气，由渐腹满膜胀，纳食几废，便难溺少，此皆情怀少旷，清气不转，肝木侵侮胃土。腑阳窒塞，胀满日甚。据云，先因胃脘心下痛症，气郁显然。非旦晚图功之象，议河间分消法。

杏仁、厚朴、海金沙、陈香橼、郁金、莱菔子、木通、鸡肫皮。（215 页）

按：脉右缓涩，左弦劲，乃肝旺脾衰，木乘土之象。始而肠鸣腹泻，脾正受伤，转运困难，渐而腹满膜胀，再加情怀郁结，腑阳窒塞，纳食几废，溺少便难。采用刘河间分消法以图治，用杏仁、厚朴温中下气；陈香橼、郁金疏肝解郁；莱菔子、鸡肫皮消胀去满；木通、海金沙通利二便。此急则治标之法，病重非朝夕可效，宜缓图治。此案颇似臌胀前期，宜加泽兰、丹参、益母草等活血之品，可以增强疗效。

颜，六三：今年风木加临，太阴阳明不及，遂为膜胀，小便不利，两跗皆肿，大便涩滞。治在腑阳，用分消汤方。

生于术、茯苓、泽泻、猪苓、厚朴、椒目、海金沙汤煎。（221 页）

按：腑阳窒塞，二便失调，膜胀尿少，两跗皆肿，大便涩滞。用生白术扶脾补土；厚朴宽中下气；椒目通水湿壅盛；茯苓、泽泻、猪苓利水破结；海金沙利尿通淋，分消胀与水，以启腑阳。

邱，六岁：六龄稚年，夏至湿热外薄，所食水谷之气，蒸为湿滞，阻遏气机。脾不转运，水道不通，腹笥满胀。幼科但知消导，不晓通腑泄湿，致脾气大困。泄泻不分阴阳，参苓之补，仅救消涤之害，不能却除湿滞。故虽受无益于病，病根都在中宫。泄肝以安胃，分利以通腑。必得小溲频利，冀有中窾之机。

猪苓、泽泻、海金沙、通草、椒目。（223 页）

按：湿阻气机，脾失其运，水道不通，腹笥满胀，不可守补，必分利以通腑，腑通而气自化。方用猪苓、泽泻利水；通草通气利湿；椒目通水湿壅盛；海金沙利尿通淋。湿去则气机畅，水道通则腹胀消失。此分利以通膀胱之水腑也。案云"泄肝以安胃"，似与肝无涉，亦未用肝药，亦属分消法。

吴：平昔湿痰阻气为喘，兹因过食停滞，阴脏之阳不运，阳腑之气不通，二便不爽，跗肿腹满，诊脉沉弦，犹是水寒痰滞，阻遏气分，上下皆不通调。当从三焦分治……仍用河间分消定议。

大杏仁、莱菔子、猪苓、泽泻、葶苈子、厚朴、桑白皮、广皮、细木通。（224页）

按：阴脏之阳不运，湿易生痰。阳腑之气不通，水易聚满。痰阻于上则喘，水滞于下则肿。上下不通调，当从三焦分治。桑白皮、大杏仁、葶苈子清上，泄肺降气；莱菔子、厚朴、陈皮理中，化湿祛痰；猪苓、泽泻趋下利水；细木通通二便，更能利湿。此治湿壅三焦，肺气不降，三焦壅塞，为喘为肿。叶天士所谓"分消上下之势，随证变法，如近时杏、朴、苓等类"（《温热论》），本案分消法即体现了这一思想。

戈：小便短涩浑浊，大便频溏，不欲纳谷，此伤食恶食也，当分消土。

生益智、广皮、茯苓、泽泻、炒白芍、炒山楂。（188页）

按：伤食而致不欲纳谷，小便短涩浑浊，大便频溏，乃胃土失健，脾土湿滞，水走大肠也。用生益智仁温暖中土，合陈皮、炒山楂行气化食；茯苓、泽泻、炒白芍利小便以实大便，属分消治法。

某：吸受秽邪，募原先病，呕逆。邪气分布，营卫皆受，遂热蒸头胀，身痛经旬，神识昏迷，小水不通，上中下三焦交病。舌白，渴不多饮，是气分窒塞。当以芳香通神，淡渗宣窍。俾秽湿浊气由此可以分消。

苡仁、茯苓皮、猪苓、大腹皮、通草、淡竹叶、牛黄丸二九。（351页）

按：秽邪入于募原，气机易阻。三焦为湿热所蒙，头胀身痛，小便不通，久则侵犯心包，神识昏迷。用薏苡仁、茯苓皮、猪苓渗湿利水；大腹皮行气宽中行水；通草、淡竹叶清热利湿；牛黄丸芳香逐秽清心。全方芳香逐秽以醒神，渗淡利湿以消浊，使邪分散而易祛，亦为分消方法。

江：脉缓，脐上痛，腹微膨，便稀，溺短不爽，此乃湿郁脾胃之阳，致气滞里急。宗古人导湿分消，用桂苓散方。

生茅术、官桂、茯苓、厚朴、广皮白、飞滑石、猪苓、泽泻、炒楂肉。（357页）

按：脉缓，脐上痛，腹膨溺短，乃脾胃虚弱，阳为湿郁，纳化受阻之象。用生苍术、官桂温中燥湿健脾；厚朴、陈皮宽中下气；茯苓、泽泻、猪苓、飞滑石利水化湿；炒山楂肉化滞。此宗古人用五苓散导湿分消法。

陆妪：气滞为胀，湿郁为泻，主以分消。

炒厚朴、大腹皮、茯苓、泽泻、煨益智、广皮、炒楂肉。（465页）

按：脾阳为湿所困，运化失司，腹胀便泻。以煨益智仁暖脾温中助运；炒厚朴、大腹皮温中消胀；茯苓、泽泻导湿利水；炒山楂肉健胃化滞。共奏行气利湿之功，是为分消。

邹妪：湿伤泄泻，小便全少，腹满欲胀，舌白不饥，病在足太阴脾。宜温中佐以分利。

生茅术、厚朴、草果、广皮、茯苓、猪苓、泽泻、炒砂仁。（465页）

按：湿伤脾阳则脾不健运，食物不消，不饥，腹胀；水从大便而出，泻多尿少；湿无阳化则舌白。以生苍术、草果温脾燥湿；炒砂仁、厚朴、陈皮暖胃，温中理气；茯苓、猪苓、泽泻利水，使脾阳健运，气化自行，谓温中佐以分利法。

某：当年久痢，用三神丸得效。是脾肾两因，兼理气分之滞。体质阳虚，遇冷病加。今病起长夏，小水不通，必系夏热阻其宣化，久则气血凝著而为肠红。先与桂苓甘露饮，分消其湿。

于术、茯苓、猪苓、泽泻、滑石、桂心。（498 页）

按：长夏暑热阻塞气机，小便不通，热伤肠络而便血。用苓桂甘露饮，即五苓散加滑石，先分消其湿。待小便通再治肠红，循序渐进，正有见地。

某：脐上青筋突痛，太阴脾受伤，此前症也。近日腹痛白积，两旬不已，是新受夏秋暑湿，与病异岐。先理新病，导气分消主之。

藿香、厚朴、广皮、茯苓皮、川连、木香、木瓜、扁豆。（480 页）

按：前患脐上青筋突痛，脾土已伤。近日腹痛痢白，两旬不已，是新受暑湿之邪。张仲景云："夫病痼疾加以卒病，当先治其卒病，后乃治其痼疾也。"故先理其痢疾，用藿香、厚朴、陈皮、茯苓皮、木瓜分消其暑湿之邪；川黄连、木香行气止痢；白扁豆益其受伤之脾土，是为导气分消法。

傅：大凡痞满在气，燥实在血。腹胀经水仍来，大便微溏，固是气分病也。下之暂愈，气得泄也。继而腹胀，经水不来，气与血俱病也。病非轻渺，议中满分消方法。

生于术、猪苓、泽泻、椒目、鸡内金、青皮汁、厚朴。（658 页）

按：腹胀经水来潮，是病在气；不来，是病在血。先来经水后不来，腹胀继发，是气血俱病，治宜分消。生白术健脾，厚朴去满，青皮汁破气，鸡内金化滞，椒目、猪苓、泽泻利水，是为分消，但行血药少，可加桂枝、赤芍通调血脉以畅其流。

第三章 叶天士养胃阴学术及临证运用的探讨

脏腑各有阴阳,阳证明显易识,阴证隐晦难辨。历代医家重视肾阴者多,识别胃阴者少。究其原因,是将《黄帝内经》所云胃气局限地理解为胃之阳气,将纳化失常的疾病责之脾胃阳气不足,而忽视胃阴的作用。至清代叶天士认识到医界多用辛燥方药,每每造成劫阴的弊端。故而叶天士十分重视胃阴的生理作用。其阐发《黄帝内经》蕴义,发挥前贤论述,结合临床经验,确定胃阴不足的证候、治法,创制新方,弥补了李东垣脾胃元气论述的不足。叶天士养胃阴的学术观点及治疗经验至今仍具有理论研究及临床应用的价值。

第一节　叶天士养胃阴学术

一、养胃阴学术探源

《素问·著至教论》强调医道之"阴阳表里上下雌雄相输应",故脏腑别列阴阳。然则阴阳数之可十,推之可百,故脾为阴,胃为阳;然脾分脾阴脾阳,而胃必分胃阳胃阴。《素问·五脏别论》说:"胃者,水谷之海,六腑之大源也。"《灵枢·营卫生会》说:"人受气于谷,谷入于胃,以传与肺,五脏六腑,皆以受气,其清者为营,浊者为卫。"人之生存端赖胃之水谷精微供养,内润五脏六腑,外濡五官九窍,故脾胃为后天之本。《伤寒论》重视胃腑津液的条文不胜枚举,如"太阳病,发汗后,大汗出,胃中干。""太阳病,若发汗,若下,若利小便,此亡津液。""其人多汗,以津液外出,胃中燥。"又如"阳明病,自汗出,若发汗,小便自利者,此为津液内竭。""汗出多者……亡津液"等等。其所谓"胃中干""胃中燥""津液内竭"都涉及胃阴的亡失。张仲景《伤寒论》的论述对叶天士重视胃阴有极大启迪。五脏脾胃为土,肺属金,土生金,故肺为脾胃之子。张仲景《金匮要略》说:"火逆上气,咽喉不利。止逆下气,麦门冬汤主之。"此论揭示胃土阴津不足,致虚火上逆燔灼于肺,而致咽喉不利。麦门冬汤益胃气养胃阴,兼以降逆化痰治其标,开补养胃阴法之先河。至李东垣著《脾胃论》,注重补土,强调脾胃为本。所谓"脾胃不足之源,乃阳气不足,阴气有余。"又说"脾胃既虚,不能升浮,为阴火伤其生发之气,荣血大亏"等等,皆以益气升发脾阳为主要方面,形成补土派,历来影响甚大,致使医家往往忽视胃阴的特性与功能。脾胃同属土,而脏腑各有阴阳。喻嘉言说:"人身脾胃之地,总名中土。脾之体阴而用则阳,胃之体阳而用则阴。理中者,兼阴阳体用而理之,升清降浊,两擅其长。"(《医门法律》)已认识到治理脾胃必分清阴阳体用。在前贤诸论的启发下,叶天士对脾阳胃阴有明确之分论,从而倡言养胃阴之说,并将胃阴虚的观点运用于热病及多种杂病中。

华岫云说:"今观叶氏之书,始知脾胃当分析而论。盖胃属戊土,脾属己土。戊阳己阴,阴阳之性有别也。脏宜藏,腑宜通,脏腑之体用各殊也。若脾阳不足,胃有寒湿,一脏一腑,皆宜于温燥升运者,自当恪遵东垣之法。若脾阳不亏,胃有燥火,则当遵叶氏养胃阴之法。观其立论云:纳食主胃,运化主脾。脾宜升则健,胃宜降则和。又云:太阴湿土,得阳始运。阳明阳土,得阴自安。以脾喜刚燥，胃喜柔润也。仲景急下存津，其治在胃；东垣大升阳气，其治在脾。此种议论，实超出千古。"(188 页)此论是非常中肯的。

二、胃阴虚病因

叶天士认为，胃阴虚的成因有外感亦有内伤。若六淫之邪入侵人体未及时表散，则入里化热化燥，耗伤津液，损伤胃阴，以急性热病为常见。或饮食不节，恣食辛辣香燥，致胃阴耗损。或烦劳郁怒，五志过激，阳升火炽，燔烁胃阴。或失血过多，阴伤生热。或误治服辛温燥烈，苦寒劫夺津液之品，津液大伤，导致胃阴亏虚。或遇禀质木火之体，阴虚复感燥热，劫伤胃液。

三、胃阴虚证候

大凡胃阴不足，症见音低气馁，口干，不饥不食，嘈杂，胃内灼热而痛，便燥结难解。或口苦，心烦热，渴饮，神倦，心悸。或夜间燥热，足软无力，寒热咳嗽。口唇红赤，舌干红乏津，或红绛；苔薄干白，或干薄微黄。脉细数，或弦搏，或弦虚，或空大，或数促。

四、胃阴虚疗法

叶天士用药屡分刚柔。脾为柔脏，体阴用阳，胃为刚脏，体阳用阴。胃为阳土，以阴为用，故胃腑喜柔恶刚。其谓"阳土喜柔，偏恶刚燥"(183 页)。又云："胃为阳腑，刚燥则忌。(《眉寿堂方案选存》)"指出"夫胃为阳明之土，非阴柔不肯协和，与脾土有别故也"(196 页)。针对胃阴虚疾病，叶天士多用甘寒柔性药物治疗。兹分六法，分述如下。

1. 甘凉养阴法

此法适宜于胃阴虚耗，津不上承者，可有口干欲饮，咽干，喉痒，咳嗽无痰等症状。药如桑叶、沙参、麦冬、玉竹等。

陆，二三：阴虚体质，风温咳嗽，苦辛开泄肺气加病。今舌咽干燥，思得凉饮。药劫胃津，无以上供。先以甘凉，令其胃喜，仿经义虚则补其母。

桑叶、玉竹、生甘草、麦冬元米炒、白沙参、蔗浆。(70 页)

按：感受风温而咳嗽，误用苦辛开泄，致伤肺胃阴津，津不上承，咳不能减，反增舌咽干燥，思得凉饮。转投甘凉，生胃阴以养肺，以土能生金，故曰虚则补其母。

某，十四：咳，早甚，属胃虚。

生扁豆、炒麦冬、大沙参、苡仁、橘红。(81 页)

按：咳嗽清晨加重者，其责胃虚，因晨为胃所主时。案中所述脉证较简略，以方推证，必是肺胃津伤。故以生扁豆、炒麦冬、大沙参甘养胃阴；薏苡仁、橘红祛湿化痰止咳。若呛咳加石斛、粳米、贝母；若咽喉干痒而咳，去薏苡仁、橘红，加桑叶、甘草、甘蔗汁；咳而带红者，去薏苡仁、橘红,加桑白皮、侧柏叶、甘草。

2. 甘寒养阴法

此法适宜于热耗阴液,阳升火旺,胃阴耗损者,多用于温热病中期。可见口渴,咽干,舌绛,脉数。药如天花粉、知母、沙参、麦冬等。

陈:秋燥复伤,宿恙再发。未可补涩,姑与甘药养胃。

麦冬、玉竹、北沙参、生甘草、茯神、糯稻根须。(363页)

按:秋燥伤津,必有肌肤干燥,口舌咽干欲饮等症。故宜甘寒柔润药物以养胃阴而滋肺。方用北沙参清热养阴,麦冬、玉竹养胃生津,糯稻根须补益胃津,茯神宁心,生甘草清热泻火,共奏养胃阴润肺燥之功。叶天士创造了甘寒养胃阴法,并为温病家所宝重。如吴鞠通《温病条辨·中焦篇》在此案基础上,去茯神、糯稻根须,命名为玉竹麦门冬汤以治疗秋燥。

某:春温身热,六日不解。邪陷劫津,舌绛,骨节痛。以甘寒熄邪。

竹叶心、知母、花粉、滑石、生甘草、梨皮。(321页)

按:《素问·生气通天论》说:“冬伤于寒,春必病温。”此后世所谓春温者,乃外感伏气热病,热从里出。身热六日不解而致舌绛,是邪热劫夺阴津,将有入营动血之险。方以竹叶心清心透热,滑石、生甘草清热透邪;知母、天花粉、梨皮补救肺胃阴津,扶正养阴祛邪。共为甘寒息邪方。

3. 甘润养阴法

此法适宜于热邪盛而胃阴被劫者,多用于温热病中后期。可见口渴,咽干,干咳;或神倦,肢体瘛疭,舌绛,脉数等症。药如生地、火麻仁、阿胶、天冬、麦冬、甘蔗汁等。

又:冲阳上逆,则烦不得安,仍是阴弱。夫胃是阳土,以阴为用。木火无制,都系胃汁之枯,故肠中之垢不行。既知阴亏,不必强动大便。

人参、鲜生地、火麻仁、天冬、麦冬、炙甘草。(198页)

按:胃是阳土,以阴为用,此语从喻嘉言化出。冲脉隶属阳明胃土,今胃汁枯涸,上不得滋养于心,下不能濡润肠腑,故心烦而大便不通。治以甘润养阴,使胃阴充沛,自能濡润上下,诸症必豁然而解。

毛:瘦人而病温热,神呆,舌赤;诊脉时,两手牵掣震动。此津液受劫,肝风内鼓,是发痉之原。议以养胃汁,熄肝风,务在存阴耳。

用仲景复脉汤法,去参、姜、桂。(547页)

按:温热病至神呆、舌赤、两手牵掣震动,是邪热已入厥阴,为肝风内鼓,发痉之征兆。叶天士治疗以“养胃汁,熄肝风”,方取复脉汤去参、姜、桂,则存生地、麦冬、火麻仁、阿胶、大枣、炙甘草,故有甘润“养胃汁”之说,胃液充足,则木得滋培而风自息矣。叶天士常引“治肝不应,当取阳明”。然则取治阳明,有胃阴、胃阳之别。如叶天士治疗“某氏:厥属肝病。几番病发,都因经水适来。夫血海贮聚既下,斯冲脉空乏而风阳交动,厥之暴至之因由也。咸寒濡润,亦和阳泄内风之义。治之未应,下焦独冷,喉呛胸痹。思冲脉乃阳明所属。阳明虚则失阖,厥气上犯莫遏。《黄帝内经》治肝不应,当取阳明,制其侮也。暂用通补入腑,取乎腑以通为补,小半夏汤加白糯米。"（555页）。此谓厥阴病治阳明，而用小半夏汤加白糯米，即通补胃阳，以平厥阴逆气。而本案之用复脉汤去参、姜、桂，是甘寒濡润胃阴无疑。然此法为温病家治疗邪入下焦，或在少阴，或在厥阴，邪少虚多，阴欲竭，神昏，脉燥盛者之治疗开一大法门。（参见《温病条辨·下焦篇》）

4. 甘酸化阴法

此法适宜于胃阴被耗，阳热蒸腾，迫汗外出者。症见口干，不饥不食，嘈杂，舌绛，脉细数等。药如人参、炙甘草、熟地、麦冬、五味子、乌梅、白芍等。

王：春半，寐则盗汗，阴虚，当春阳发泄，胃口弱极。六黄苦味未宜，用甘酸化阴法。

人参、熟地、五味、炙草、湖莲、茯神。（57页）

按：阴虚体质者，遇春阳发泄之时，伏热蒸腾，迫汗外出。加之胃口极弱，不饥不食，此是胃阴虚乏，故无液化食。医用六黄汤滋阴泄热，但滋腻苦寒均碍胃，故不宜。必投甘酸化阴法，以生胃中阴液，使胃纳转佳，阴生而能配阳，乃得痊愈。若心下热而消渴、呕吐，去熟地、五味子、莲子、茯神，加生地、乌梅、白芍。

苏，五四：向来翻胃，原可撑持。秋季骤加惊忧，厥阳陡升莫制，遂废食不便，消渴不已，如心热，呕吐涎沫，五味中喜食酸甘。肝阴胃汁，枯槁殆尽，难任燥药通关。胃属阳土，宜凉宜润；肝为刚脏，宜柔宜和，酸甘两济其阴。

乌梅肉、人参、鲜生地、阿胶、麦冬汁、生白芍。（245页）

按：其人向来翻胃，可见胃阴已伤在前。秋季燥气耗津，骤加惊忧，金不制木，木必乘土，故肝之厥阳陡升莫制，病必加重。乃生废食不便、消渴、心热、呕吐涎沫诸症。此是"肝阴胃汁，枯槁殆尽"，故取凉润柔和，酸甘两济肝胃之阴为法。

5. 益气养阴法

此法适宜于胃气虚兼胃阴虚者，多用于久病未愈者，其症短气虚乏，口淡或口干，不饥少纳，欲呕、便秘等。药如人参、莲子、粳米、麦冬、川石斛等。

又：胃弱微呕。暂与养阳明胃津方。

人参、炒麦冬、炒白粳米、茯神、鲜莲子肉、川斛。（180页）

按：此是复诊案，患者病未复元，胃之气阴两虚，胃纳不开，胃气上逆，故谓"胃弱微呕"。方用人参、炒白粳米、鲜莲子肉、茯神通补胃气；炒麦冬、川石斛滋养胃阴。故为益气养阴法。

吴姬：病去五六，当调寝食于医药之先，此平素体质不可不论。自来纳谷恒少，大便三日一行。胃气最薄，而滋腻味厚药慎商。从来久病后天脾胃为要。咳嗽久，非客症。治脾胃者，土旺以生金，不必穷究其嗽。

人参、鲜莲子、新会皮、茯神、炒麦冬、生谷芽。（91页）

按：此病咳嗽已久，已非外感客邪可比。素来纳少便秘，可见胃之气阴两虚，子盗母气，土不生金，故治从胃土。用人参、鲜莲子、茯神通补胃气；炒麦冬滋养胃阴；陈皮、生谷芽开胃进食。共奏益胃气养胃阴之功。

6. 甘香醒胃法

此法适宜于胃阴虚兼气虚，又兼湿邪者。多用于湿温病将愈之时。其症不饥不食，口淡或口腻,语音低怯等。药如石斛、粳米、佩兰、陈皮等。

某:液涸,消渴,是脏阴为病。但胃口不醒,生气竭振? 阳明阳土,非甘凉不复。肝病治胃,是仲景法。

人参、麦冬、粳米、佩兰叶、川斛、陈皮。(416页)

按:厥阴病消渴本是液涸阴虚,然则胃口不醒,全不思纳,土气不旺,何以栽培乙木? 故设甘香一法,以醒胃为急。此方用人参、粳米、麦冬、川石斛味甘之药养胃阴可濡乙木;佩兰叶芳香化湿;陈皮行气,使滋而不腻。甘香复方,养阴化湿醒胃。若湿邪重加薏苡仁、知母;不饥少纳恶心,加藿香、半夏;恶食浮肿,加荷叶蒂、茯苓。

某,四一:恶寒泄泻悉减,胸脘仍闷,余暑未尽,胃气未甦故耳。

大麦仁四钱、佩兰叶三钱、新会皮一钱、半夏曲炒一钱半、金石斛一钱半、茯苓三钱。(239页)

按:暑湿为患,经治疗恶寒泄泻悉减,而胸脘仍闷,是暑湿之邪气未尽,胃气未复。故取佩兰叶、半夏曲、陈皮、茯苓芳香苦燥淡渗以祛未尽暑湿之邪;大麦仁助胃醒后天而进食;更用金石斛甘寒以养胃阴,而含甘香醒胃之深义。若津虚重者,玉竹、芦根亦可加入。

第二节 养胃阴学术的临证应用

叶天士以调理胃阴法除治疗温热疾病外,还用于治疗多种杂病,如中风、虚劳、咳嗽、吐血、失音、肺痿、不食、噎膈、便闭、嘈杂、三消、痉厥、女科疾病等,内容丰富,兹举例探讨如下。

一、温热类病

任奶奶:风温乃手太阴肺病,与伤寒足经不同,轻剂恰合治上。无如辛散消克,苦寒清火,劫损胃汁,致娇柔肺脏,一伤于邪,再伤于药。气郁不行,壅塞喘咳,不饥不饱。此胃气已逆旬日以外。当甘凉生胃津,少佐宣降,不宜重剂。

玉竹、霜桑叶、大沙参、生甘草、甜杏仁、甘蔗汁。(《种福堂公选良方·续医案》)

按:病为风温,医者误用辛散及苦寒清火,劫损胃汁,使娇柔肺脏肃降失职,形成壅塞喘咳,不饥不饱等症。乃用甘凉生胃津,少佐宣降药以挽其逆。方中玉竹、大沙参、甘蔗汁滋养胃阴;霜桑叶、甜杏仁宣降肺气;生甘草调和诸药。其凉润轻宣,颇合证情。

季:秋疟愈未撤消,冬季连次感触温邪,老年平素有痰嗽本恙。温风烁肺气,劫胃汁,致痰多咳甚欲呕,脉数,倏热,右胁常痛,火色升于右颊。由胃津渐伤,肺不主降,而升腾莫制。古称肺乃柔金,胃为阳土,已经百日缠绵,开提半属苦辛,辛泄肺气,苦再伤胃,致不思纳食。议甘药濡胃润肺,胃汁自充,肺气自降,土旺生金,古贤定法。

玉竹、麦冬、花粉、甜杏仁、橘红、蔗浆。(《种福堂公选良方·续医案》)

按：老年素有痰嗽旧恙，又感风温，见痰多咳甚欲呕，脉数，倏热，右胁常痛，火色升于右颊，不思纳食等症。《素问·刺热篇》说："肺热病者，右颊先赤。"此系胃阴津伤，肺气失降，阳热升腾之证。用玉竹、麦冬、天花粉、甘蔗汁甘药濡胃阴以润肺；甜杏仁、橘红肃肺化痰。土旺生金，可祛热邪，可以加入桑叶、贝母，增强疗效。

二、中风

又：太太诸恙向安，今春三月，阳气正升，肝木主乎气候。肝为风脏，风亦属阳，卦变为巽，两阳相合，其势方张。内风夹阳动旋，脂液暗耗而麻痹不已。独甚于四肢者，风淫末疾之谓也。《经》云：风淫于内，治以甘寒。夫痰壅无形之火，火灼有形之痰。甘寒生津，痰火风兼治矣。

天冬四两、麦冬八两、长白沙参八两、明天麻四两煨、白蒺藜照前制四两、甜梨汁一斤、芦根汁流水者可用八两、青蔗浆一斤、鲜竹沥八两、柿霜四两。先将二冬、沙参、天麻、白蒺藜加泉水煎汁滤过，配入四汁同熬成膏，后加柿霜收。每日下午食远服五钱，百滚水调服。（12页）

按：太太诸恙向安，而于阳春三月发病。其症麻痹不已，独甚于四肢。其脉或弦滑，口或干渴。诊为脂液暗耗，火灼阴液成痰，流窜四肢，阳化内风，风淫四末所致。方用天冬、麦冬、长白沙参、芦根汁、青甘蔗汁甘寒以生肺胃阴津而息风阳，清金制木；甜梨汁、鲜竹沥、柿霜、明天麻、白蒺藜清化痰火而祛麻木。是为肺胃肝同治。

王，五十：惊恐恼怒动肝，内风阳气沸腾，脘痹咽阻，筋惕肌麻。皆风木过动，致阳明日衰。先以镇阳熄风法。

阿胶、细生地、生牡蛎、川斛、小麦、茯神。（29页）

按：《素问·阴阳应象大论》说："怒伤肝。"此人平素或系阴虚体质，因怒而致肝阳暴动，上凌于咽喉则梗阻；横乘于胃则脘痹、筋惕肌麻。故谓病机为"风木过动，致阳明日衰"。方以细生地、川石斛滋养胃阴以濡肝木；阿胶、生牡蛎补肝阴镇阳息风；小麦、茯神息怒安神。合为胃肝同治法。

三、虚劳

华，二八：劳损加以烦劳，肉消形脱，潮热不息；胃倒泄泻，冲气上攻则呕。当此发泄主令，难望久延。

人参、诃子皮、赤石脂、蒸熟乌梅肉、新会皮、炒白粳米。（56页）

按：本案年轻而患虚劳，年份必深。又烦劳不能修身养性，渐由虚至损，累及奇经。《素问·玉机真脏论》说："五实死，五虚死……脉细、皮寒、气少、泄利前后、饮食不入，此谓五虚。"今患者胃倒泄泻，已是二虚；又冲气上攻则呕，肉消形脱，潮热不息。《素问·阴阳别论》又说："二阳之病发心脾……其传为风消，其传为息贲者，死不治。"时值春令，肝木主气，胃土受克，后天无源，故断"难望久延"。救逆之法，必扶胃气，以望生生。用人参、炒白粳米甘平补益胃气；

合蒸熟乌梅肉之酸则酸甘化阴益胃阴，并以敛肝；诃子皮、赤石脂涩肠止泄；陈皮健胃使补而不腻。如是施方，期冀万一，颇具匠心。

华，三七：春深地气升，阳气动。有奔驰饥饱，即是劳伤。《内经》："劳者温之"。夫劳则形体震动，阳气先伤。此温字，乃温养之义，非温热竞进之谓。劳伤久不复元为损。《内经》有"损者益之"之文。益者，补益也。凡补药气皆温，味皆甘。培生生初阳，是劳损主治法则。春病入秋不愈，议从中治。据述晨起未纳水谷，其咳必甚。胃药坐镇中宫为宜。

《金匮》麦门冬汤去半夏。（59 页）

按：刻诊患者是劳伤久不复元，病已至损阶段。此患者必有久咳不愈痼疾，晨起未纳水谷，其咳必甚，可见胃气之虚。因晨为胃主气，胃气虚则肺气失养，抗邪无力，其时故病加重。治疗方法，必"议从中治"，用甘味药物补益胃气为急。方取《金匮要略》麦门冬汤去半夏，益气阴，扶中土，养肺阴，降逆气，使"胃药坐镇中宫"，好留人治病。

四、咳嗽

吴：久嗽因劳乏致伤，络血易瘀。长夜热灼，议养胃阴。

北沙参、黄芪皮、炒麦冬、生甘草、炒粳米、南枣。（80 页）

按：久嗽不愈，应属劳伤。血络失濡，故长夜热灼作痛。方以炒麦冬、生甘草、炒粳米、大枣滋养胃阴以润肺金而止咳；黄芪皮、北沙参益气阴而补肺，此是肺胃同治。

钱：久咳三年，痰多食少，身动必息鸣如喘。诊脉左搏数，右小数。自觉内火燔燎，乃五液内耗，阳少制伏，非实火也。常以琼玉膏滋水益气，暂用汤药。总以勿损胃为上，治嗽肺药，谅无益于体病。

北沙参、白扁豆、炒麦冬、茯神、川石斛、花粉。（81 页）

按：久咳伤肺则生痰，内火燔燎则液耗。脉数为火象，小是阴虚。息喘者补则助火，泄则碍虚。补益胃阴以润肺金，是为上法。用北沙参、白扁豆、炒麦冬、川石斛养胃阴而润肺止咳；天花粉、茯神清胃去湿。如此用法，不同于琼玉膏之滋腻呆补，否则无益于病情。

五、失血

某，四九：血来稍缓，犹能撑持步履，乃禀赋强健者。且能纳谷，阳明未败可验。而脉象细涩，阴伤奚疑。

北沙参一钱半、扁豆一两、参三七一钱半、炒麦冬一钱、茯神三钱、川斛三钱。（103 页）

按：此妇人年届绝经期，冲任不储而阴血不尽。然其脉象细涩，当系流血过多所致，故诊为阴伤。冲脉隶属于阳明，治从阳明着手，用北沙参、白扁豆、炒麦冬、川石斛、茯神大队养阴药滋养胃阴，使胃健冲阳涵纳，合参三七和血止血，诸药合用以治疗崩漏。

徐：阴脏失守，阳乃腾越。咳甚血来，皆属动象。静药颇合，屡施不应。乃上下交征，阳明络空,随阳气升降自由。先以柔剂填其胃阴,所谓执中近之。

《金匮》麦门冬汤去半夏加黄芪。(130页)

按:案中谓"脏阴失守",患者先必有阴血漏下旧恙;今又咳嗽加重而咯血,故说"上下交征"。如此阳气腾越,上下失序,当责之阳明络空,中州坐镇失职所致。故取"柔剂填其胃阴"。方用《金匮要略》麦门冬汤去半夏加黄芪,补益阳明气阴,使土旺益金,复可安下焦胞络。"所谓执中近之",即叶天士主张的"上下交损,当治其中"(155页)的治疗方略。这是叶天士颇具特色的学术观点,也是重要治则之一。

六、失音

某:血后音哑,便溏。

生扁豆、炒白芍、炙草、川斛、山药、米糖、大枣。(147页)

按:《素问·太阴阳明论》说:"喉主天气,咽主地气。"咽在后,下连食道,直贯胃腑,为胃系;喉在前,下通气道,连于肺脏,属肺系。《灵枢·忧恚无言》说:"咽喉者,水谷之道也;喉咙者,气之所以上下者也。"失血后继发音哑,显系肺气病。而又伴有便溏,是中州不健。故取甘药用生白扁豆、川石斛、米糖、炙甘草养胃阴;炒白芍、山药、大枣补脾阴。土能生金,使肺气壮能愈诸症。

王,三八:脉左尺坚,久嗽失音,入夏见红,天明咳甚,而纳谷减损。此劳损之症,急宜静养者。

麦冬、大沙参、玉竹、川斛、生白扁豆、鸡子白。(83页)

按:咳嗽带血,日久失音,肺阴虚显然。天明值辰时阳明主气,咳加重并纳谷减损,可见金病及土,子盗母气。故治从阳明,用麦冬、大沙参、玉竹、川石斛、生白扁豆滋养胃阴,以益肺金;鸡子白甘凉,润肺利咽。《伤寒论》苦酒汤曾用于治疗咽中生疮,声音不出。而此病劳损,烦劳则虚阳乖张,故宜静养勿燥配合治疗。

七、肺痿

徐,四一:肺痿。频吐涎沫,食物不下,并不渴饮,岂是实火。津液荡尽,二便日少。宗仲景甘药理胃,乃虚则补母。仍佐宣通脘间之杆格。

人参、麦冬、熟半夏、生甘草、白粳米、南枣肉。(149页)

按:《金匮要略》说:"肺痿吐涎沫而不咳者,其人不渴,必遗尿,小便数,所以然者,以上虚不能制下故也。此为肺中冷,必眩,多涎唾,甘草干姜汤以温之。"可见仲景治疗肺痿用温肺方,因患者遗尿,小便数。而本案肺痿二便日少,是津液荡尽,故借用止逆下气的麦门冬汤滋养胃阴,甘药理胃,虚则补母。其间阴阳治法立判,叶天士运用经方已臻化境。

汤,六三:有年偏痿,日瘦,色苍,脉数。从《金匮》肺热叶焦则生痿躄论。

玉竹、大沙参、地骨皮、麦冬、桑叶、苦百合、甜杏仁。（518页）

按：《素问·痿论》有"故肺热叶焦,则皮毛虚弱,急薄,著则生痿躄"之论,叶天士谓从《金匮要略》当系误记。患者偏痿多年,消瘦,色苍,脉数,不但肺热羁留,中土胃阴已见虚损。故用玉竹、大沙参、麦冬养益胃阴;地骨皮、桑叶、苦百合、甜杏仁肃清肺热。金土合治,以图全功。然去病延年,多用自有益。

八、不食

潘：不饥不食,假寐惊跳。心营热入,胃汁全亏,调摄十日可愈。

鲜生地、麦冬、知母、竹叶心、火麻仁、银花。（274页）

按：温病邪热入营,治疗必须透热转气。此刻不饥不食,神倦心惊,系"胃汁全亏"之征。温病留得一分津液,便有一分生机。故用鲜生地、麦冬、火麻仁滋养胃汁;金银花、知母、竹叶心解毒透热。津生热透,体渐清凉,纳谷必加,故曰十日可愈。

王：数年病伤不复,不饥不纳,九窍不和,都属胃病。阳土喜柔,偏恶刚燥。若四君异功等,竟是治脾之药。腑宜通即是补,甘濡润,胃气下行,则有效验。

麦冬一钱、火麻仁一钱半炒、水炙黑小甘草五分、生白芍二钱。临服入青甘蔗浆一杯。（183页）

按：《素问·通评虚实论》说："头痛耳鸣,九窍不利,肠胃之所生也。"李东垣著《脾胃论》据此而有"脾胃虚则九窍不通论"一文,而李东垣治疗九窍病重在治脾之药,用温药益气升阳。本案久病未复,不饥不纳,九窍不和,虽属胃病,而为胃阴虚。用麦冬、青甘蔗汁养胃阴;火麻仁、生白芍补脾阴;水炙黑小甘草和中。甘味濡润,胃气下行,腑宜通即是补,故有效验。其与李东垣治法有温清之别,叶天士补李东垣之未备甚明。

九、噎膈

某：阳明汁干成膈。

梨汁、柿霜、玉竹、天冬、麦冬、甜杏仁、川贝、生白芍、三角胡麻。（245页）

按：此案噎膈,述症不详。据药推症,应有吞咽困难,口舌干燥,大便秘结等。故谓阳明汁干,而投养阴润燥方。柿霜、玉竹、天冬、麦冬养阴生津润燥;三角胡麻仁、生白芍补脾阴;梨汁、甜杏仁、川贝母润肺而滑大肠。合用之濡润通补阳明,上泽食管,下濡肠腑,若加辛润通络似可增强疗效。

马,六十：劳心劳力经营,向老自衰。平日服饵桂附生姜三十年,病食噎不下膈,吐出。此在上焦之气不化,津液不注于下,初病大便艰涩。按经云：味过辛热,肝阳有余,肺津胃液皆夺。为上燥,仿嘉言清燥法。

麦冬、麻仁、鲜生地、甜水梨、桑叶、石膏、生甘草。（246页）

按:《素问·五脏生成篇》说:"多食辛,则筋急而爪枯。"《素问·生气通天论》又说:"味过于辛,筋脉沮弛,精神乃央。"此皆嗜食辛热太过,伤及肺金而肝木寡畏,阳气有余,致筋急而爪枯。患者服饵桂附生姜三十年,岂有肺津胃液不夺之理? 故有大便艰涩,食噎吐出之内燥病变。案中所谓"仿嘉言清燥法",《医门法律·伤燥门》说:"治燥病者,补肾水阴寒之虚,而泻心火阳热之实;除肠中燥热之甚,济胃中津液之衰;使道路散而不结,津液生而不枯,气血利而不涩,则病日已矣。"故方用麦冬、鲜生地、火麻仁滋养胃阴津液;桑叶、石膏、甜水梨清润肺燥;生甘草调和诸药。叶天士治疗阴虚津枯,沃焦救焚,不用苦寒药物,深得喻嘉言心法。

十、便闭

某:液耗胃弱,火升便难。三才加麦冬、茯神、川斛。

天冬、地黄、人参、麦冬、茯神、川斛。(282 页)

按:此案叙述病机,液耗胃弱,火升便难,述症较简单。《灵枢·本输》说:"大肠、小肠皆属于胃。"其便难必兼口干口苦,或尿少而黄等内热之症。故方中用地黄、人参、麦冬、川石斛等甘寒滋阴补液外,并用天冬之甘寒微苦养阴泄热。茯神引诸药归于下焦。

又:冲阳上逆,则烦不得安,仍是阴弱。夫胃是阳土,以阴为用。木火无制,都系胃汁之枯,故肠中之垢不行。既知阴亏,不必强动大便。

人参、鲜生地、火麻仁、天冬、麦冬、炙草。(198 页)

按:胃中汁枯,阴虚失涵,致冲阳上逆,烦不得安,并肠垢不行,大便秘结。用人参、鲜生地、麦冬滋养胃阴;天冬、火麻仁养阴润肠泄热;炙甘草调和诸药。不用苦泄通下,增液可以行舟。

十一、嘈杂

某:阳升嘈杂。

麦冬三钱、生地二钱、柏子仁一钱、川斛三钱、茯神三钱、黑稆豆皮三钱。(413 页)

按:《丹溪心法》论嘈杂谓"是火动其痰,二陈汤加栀子、芩、连之类",是治疗痰火在胃。而本案嘈杂系"阳升"所致,应属胃阴不足虚热为病。故用麦冬、生地、川石斛、黑豆皮滋胃阴,降胃火;柏子仁辛润悦脾进食;茯神宁心安神。为治疗嘈杂另辟蹊径。

程氏:血虚心嘈,咽呛。

生地、天冬、麦冬、女贞子、生白芍、炙草、麻仁。(413 页)

按:本案肝血虚,胃阴不足而火气上逆,故心嘈,咽呛。用生地、麦冬滋养胃阴;天冬、火麻仁滋阴泄热润肠腑,使胃气下行;女贞子、生白芍养肝平肝;炙甘草调和诸药。俾肝胃得以濡养,而虚火以平,嘈杂咽呛可医。

十二、三消

钱，五十：阳动消烁，甘缓和阳生津。

生地、炙黑甘草、知母、麦冬、枣仁、生白芍。（416 页）

按：此案症状不明，记录过简。所谓阳动消烁，乃肝胃阴虚，阳热内烁，必口渴多饮。治以生地、麦冬甘缓补益胃阴；知母苦寒坚阴泄热；生白芍、酸枣仁、炙黑甘草平肝和阳，酸甘化阴。如是治疗，培育后天，纠其阴阳之偏，期阴平阳秘，合乎病情。

又：液涸消渴，都是脏阴为病。前议填阴，药汁浓腻不能多进。但胃口不醒，生气何以再振？阳明阳土，非甘凉不复。况肝病治胃，自来有诸。

人参、麦冬、川斛、新会皮、白粳米、干佩兰叶。（545 页）

按：患者液涸消渴，又胃口不醒，后天不健，不能进食，何以纳药？故服浓腻药饵填阴不受。转拟人参、麦冬、川石斛、白粳米甘凉滋养胃阴；干佩兰叶、陈皮辛香醒胃。此是甘香养胃法治疗消渴之典型病例。

十三、溏泻

王：过食泄泻，胃伤气陷，津不上涵，卧则舌干微渴。且宜薄味调摄，和中之剂，量进二三可安。

人参、葛根、生谷芽、炙甘草、广皮、荷叶蒂。（475 页）

按：本症为饮食不节，引起泄泻，导致胃阴损耗，清气下陷，舌干微渴，故以人参益胃，葛根升阳生津，炙甘草甘缓补胃，生谷芽取其生者以升胃中阴津，荷叶蒂升清阳，陈皮醒脾开胃。故为益胃生津，和中之剂。

蔡，三八：脉濡小，食少气衰。春季便血，大便时结时溏。思春夏阳升，阴弱少摄。东垣益气之属升阳，恐阴液更损。议以甘酸固涩，阖阳明为法。

人参、炒粳米、禹粮石、赤石脂、木瓜、炒乌梅。（507 页）

按：本案春季便血，大便时结时溏，食少气衰，脉濡小。诊为胃阴虚弱，阳明失阖。治用人参、炒粳米、木瓜、炒乌梅酸甘化阴，以补益阳明气阴；禹余粮、赤石脂固涩，止血调便。此是甘酸化阴权变治疗法，与李东垣益气升阳治脾大异。

十四、疟

幼年久有遗精，目疾，不耐劳烦，先后天未曾充旺。秋季疟邪再伤真阴，冬月夜热，嗽痰失血，不饥不食，盗汗伤阳，阳浮不藏，渐干胃口，皆久虚劳怯之象。此恙屏绝酒色怒烦，须安闲坐卧百日。必胃口渐旺，病可渐除，古称精生于谷食也。

北沙参、女贞实、茯苓、炒麦冬、米仁、川斛、芡实。(《叶氏医案存真》)

按:幼年即患多种疾病,先后天已见劳损。成人患疟再伤真阴,至冬月夜热,嗽痰失血,不饥不食,盗汗,渐干胃口,劳怯之象显然。此阴阳两伤之际,拟治中州,扶其胃口。用北沙参、炒麦冬、川石斛、女贞子甘寒益胃;米仁(即薏苡仁)、芡实、茯苓甘淡扶脾。俾胃口渐旺,纳谷生精,病可渐除,以保生生。

周:舌白,脉小,暑邪成疟。麻黄劫汗伤阳,遂变痉症。今痰咸有血,右胁痛引背部,不知饥饱,当先理胃津。

大沙参、桑叶、麦冬、茯神、生扁豆、苡仁。(439页)

按:伤暑邪而成疟疾,误治后,咳痰带血,右胁痛引背部,此属肺金受邪之征。《灵枢·五邪》:"邪在肺……咳动肩背。"然患者不知饥饱,母病及子。故"当先理胃津",用大沙参、麦冬、桑叶、生白扁豆、薏苡仁、茯神之属,养阴益胃,使土能生金,则肺气得肃降之权,期其顺利而痊。

十五、痉厥

陈:嗔怒微厥,肝阳升举。宜益胃阴以制伏。

人参冷冲、麦冬、茯神、鲜莲子、竹叶心、生甘草,微温服。(556页)

按:本案微厥,治以人参、麦冬、鲜莲子、生甘草甘寒益胃阴,茯神宁神,竹叶心清热。甘寒益胃阴,阴充能涵肝阳,甘润可缓肝急,故能制伏因怒发厥。张仲景治厥,寒厥有四逆汤,热厥有白虎汤,气厥有四逆散,血厥有当归四逆汤,水厥有茯苓甘草汤,蛔厥有乌梅丸。《素问·举痛论》:"怒则气上。"嗔怒导致肝阳升举,四末微厥。不用平肝法,亦别于仲景治厥诸法,此为治疗厥证另辟一法。

胃津既伤,肝风上扰,神迷肢震,面浮欲喘,病势危险,勉拟救胃阴方。

人参、麦冬、生甘草、白粳米、炒半夏、南枣。(《叶氏医案存真·卷二》)

按:患者神迷震颤,面浮欲喘,医者认为是胃津已伤,肝风上扰所致。既属肝风上扰,不用平肝和阳,而投人参、麦冬、白粳米、大枣、生甘草救胃阴,炒半夏降逆,仍是从胃津伤重方面着手,所谓土虚则木摇,故用培土而息风。然则培土亦有多法,如补脾燥湿,或通补胃阳等,本案拟救胃阴,又是法中之法。

十六、胎前

谢:始而热入阴伤,少腹痛,溺不爽。秋暑再伤,霍乱继起。今不饥不食,全是胃病。况怀妊五月,胎气正吸脾胃真气。津液重伤,致令咳逆。

人参、知母、炒麦冬、木瓜、莲子肉、茯神。(683页)

按:妇女怀孕期间,曾患多种急性热病,可见阴气已伤。今不饥不食,复又咳逆,应是胃病及肺,冲脉隶于阳明,胃虚冲气上逆于肺则咳。冲任气血养胎,胎气正吸脾胃真气。当急急扶中,免伤元真。用人参、炒麦冬、莲子肉、木瓜甘酸养胃阴,开胃以安冲脉,并保肺金;茯神安神;胎前宜凉,加知母微苦寒,坚阴清热。此乃胎前疾病应用甘酸养胃法案。

某:怀妊,痢滞半月。胃阴既亏,阳气上逆。咽中阻,饮水欲哕,舌尖红赤。津液已耗,燥补燥劫,恐阴愈伤而胎元不保。议益胃和阳生津治之。

熟地、乌梅、白芍、山药、建莲、茯苓,用川石斛煎汤代水。(686页)

按:怀孕患痢半月未愈,延至咽中痹阻,饮水欲哕,舌尖红赤。已见胃阴亏乏,虚火上逆。故用熟地、川石斛、山药、莲子、乌梅、白芍甘酸化阴,益胃和阳;茯苓引药归下;且乌梅能治痢疾。若投燥补燥劫,阴愈伤病不减而胎元必不能保。本案为治疗痢疾又开法门。

十七、产后

某:新产后,阴分大虚。汗出,胸痞,潮热,阳浮卫不固。虽痰多咳频,忌用苦辛表散,恐久延蓐劳耳。

炒生地、炒麦冬、生扁豆、炙草、金石斛、丹参、茯神、甘蔗浆。(695页)

按:产后阴血大伤,汗出,潮热,胸痞,痰多咳频,已是肺金不固,阴虚阳浮。治从胃土,使土旺生金而却病。用炒生地、炒麦冬、金石斛、甘蔗汁大队甘寒养阴扶胃;丹参和血;茯神安神。若以痰多咳频为外感寒邪,误用苦辛表散,必然再伤阴阳,延为蓐劳沉疴,岂可不慎!

虞,三二:背寒心热,天明汗出乃凉,产后两三月若此。此属下焦真阴已亏,渐扰阳位。二气交乘,并非客症。头晕耳鸣心悸,寒热后必泻。内风震动,当与静药。

人参、炙草、白芍、麦冬、炒生地、炒乌梅。(699页)

按:患者产后两三个月期间,夜间背寒心热,天明汗出乃凉。近又并发寒热后必泻,头晕耳鸣心悸,证属真阴亏虚,下焦失固,阳浮于上。药用人参、炙甘草、麦冬、炒生地补益阳明气阴;合白芍、炒乌梅酸甘化阴,平肝敛阴息风。此所谓"内风震动,当与静药",治从肝胃。

【结语】

本章简要讨论了叶天士胃阴理论渊源、胃阴不足的成因、证候。举例论述了叶天士治疗胃阴虚的甘凉养阴、甘寒养阴、甘润养阴、甘酸化阴、益气养阴及甘香醒胃六法。叶天士以调理胃阴法除治疗温热疾病外,还用以法治疗多种杂病,如前所举案例,内容丰富,值得临床借鉴。

叶天士治疗胃腑疾病,并非单纯应用养胃阴一法,在临证中亦注意通补胃阳。如说:"阳明胃腑,通补为宜。刚药畏其劫阴,少济以柔药,法当如是。"(199页)说明胃病有脘痞、呕胀、吞酸等症,必用通补刚剂,方如大半夏汤、附子粳米汤等。不过为免伤阴,可以少佐柔药,如白芍、木瓜、乌梅等。

叶天士养胃阴的学术体现在诸多个案中,所述较零散,对于养胃阴与补脾阴的用药不同认识尚欠清晰,如"陆:食酸助木,胃土受侮。脘中阳逆,络血上溢。《内经》辛酸太过,都从甘缓立法。谷少气衰,沉苦勿进。生扁豆、北沙参、炒麦冬、茯苓、川斛、甘蔗浆"(130页)。此案说"从甘缓立法",而所用北沙参、炒麦冬、川石斛、甘蔗汁都是甘寒养胃阴之品。又如"徐:二七,虚损四年,肛肠成漏,食物已减什三,形瘦色黄。当以甘温培中固下,断断不可清热理嗽。人参、茯苓、山药、炙草、芡实、莲肉"(60页)。此案说"甘温培中固下",所用山药、芡实、莲肉、茯苓等都是甘淡扶脾之药。咽干饥嘈,用山药之类则失于缓;消瘦气衰,用麦冬、川石斛之类则失于润。叶天士统称以甘理胃,故欠严密。至稍晚于叶天士的吴澄分别出胃阴与脾阴的不同,提出补脾阴的方法,强调须避寒凉诸药,倡芬香甘平之法,所制理脾阴正方(人参、河车、白芍、山药、扁豆、茯苓、橘红、甘草、莲肉、荷叶、老米,《不居集》),其中人参、山药、白扁豆、莲肉、老米、白芍、茯苓是典型的益脾气、补脾阴的用药,可资参考。

再叶天士指出"上下交损,当治其中"(59页),这是颇具特色的学术观点,也是重要治则之一。叶天士有专门"治中法"学术思想,其明确指出"进治中法"(471页)。然而"当治其中"的治法内容必须厘清,这个"中"字包括中焦脾胃。脾有脾阴、脾阳,胃有胃阴、胃阳。养胃阴与补脾阴用药不同,益胃阳与补脾阳择药亦异。本章主要阐明叶天士胃阴学术的理论与临证意义,其他运用内容有待深入挖掘,并作专题讨论。

第四章 叶天士络病学术讨源

重视络病证治是叶天士学术思想的重要组成部分。叶天士这一络病学术丰富了中医学理论,特别是病机理论与治疗方法,对后世产生了深远的影响。叶天士关于络病证治案例丰富,惜其零散,今为整理,归纳分析,探讨其源流,彰明其学术,厘清其治疗方药,期能嘉惠医林。

第一节　络脉理论源流

《灵枢·脉度》说:"经脉为里,支而横者为络,络之别者为孙。"络脉从经脉分出,愈分愈细,网络全身,表里脏腑,无处不到。《灵枢·卫气失常》说:"血气之输,输于诸络。"指出血液由心脉逐级注于络脉。《灵枢·痈疽》说:"津液和调,变化而赤为血,血和则孙脉先满溢,乃注于络脉,皆盈,乃注于经脉。"指出血液由络脉的向心胸回归朝会于肺,故络脉能运行气血。《素问·调经论》说:"神不足者,视其虚络,按而致之。"又说:"病在脉,调之血,病在血,调之络。"《灵枢·血络论》讨论奇邪,说"奇邪而不在经者,岐伯曰:血络是也。"《灵枢·阴阳二十五人》指出:"其结络者,脉结涩不和,决之乃行。"如何"决之"?《素问·三部九候论》说:"索其结络脉,刺出其血,以见通之。"可见《黄帝内经》开创了络脉生理、络脉受病与通络治疗的理论先河。

《难经·二十二难》说:"经言是动者,气也;所生病者,血也……气留而不行者,为气先病也;血壅而不濡者,为血后病也。故先为是动,后所生也。"即每一条经脉都分为气病和血病。气病在先,血病在后;新病在气,久病在血。这一论述对后世络病认知有先导作用。

至东汉张仲景则在临床发展了治络方法。张仲景着重阐发了"脏腑经络先后病脉证",对络病证治予以重视。其所谓"经络受邪,入脏腑,为内所因也"。病如中风,又说:"邪在于络,肌肤不仁;邪在于经,即重不胜。"所制订通络诸方,如旋覆花汤、鳖甲煎丸、大黄蟅虫丸等等,为后世治疗络病开无限法门。

清初喻嘉言专著《医门法律·络脉论》说:"十二经脉,前贤论之详矣,而络脉则未之及,亦缺典也。经有十二,络亦有十二。络者兜络之义,即十二经之外城也。复有胃之大络、脾之大络、及奇经之大络,则又外城之通界,皇华出入之总途也,故又曰络有十五焉。十二经生十二络,十二络生一百八十系,系络生一百八十缠络,缠络生三万四千孙络。自内而生出者,愈多则愈小,稍大者在俞穴肌肉间,营气所主外廓,繇是出诸皮毛,方为小络,方为卫气所主。"进一步明阐了由经脉至络脉的分层细化。又说:"故外邪从卫而入,不遽入于营,亦以络脉缠绊之也。至络中邪盛,则入于营矣。故曰:络盛则入于经,以营行经脉之中故也。然风寒六淫外邪,无形易入,络脉不能禁止,而盛则入于经矣。若营气自内所生诸病,为血,为气,为痰饮,为积聚,种种有形,势不能出于络外。"阐明外邪致病由表络入里传经与经脉内病由里向外传络的传变规律。《灵枢经》论经脉病有"是动"与"所生"之分。《黄帝内经灵枢集注》云:"夫是动者,病因于外;所生者,病因于内。"即经脉因受外邪侵犯所发生的病证称"是动病",本脏腑发生疾病影响到本经的称"所生病"。喻嘉言对经脉病与络脉病的传变认识似受经说的影响。

至叶天士受惠于典籍,详究络病,指出"医不明治络之法,则愈治愈穷矣"(615页),明确提出"初为气结在经,久则血伤入络"(235页)、"病久入络,气血兼有"(724页)、"久痛必入络"

（615页）、"经几年宿病,病必在络"（595页）等病机理论。其根据《灵枢·百病始生》"阳络伤则血外溢……阴络伤则血内溢"而发挥为"腑络取胃,脏络论脾"论治吐血（107页某）。其化用《素问·藏气法时论》曰:辛可"通气也"之用药思想,治疗络病以辛味药物为主。谓"辛气最易入表,当求其宣络者宜之"（656页）。即辛不独走表散邪,而是取其宣通络脉气血之阻滞。

叶天士又谓络病"结聚血分成形,张仲景有缓攻通络方法可宗"（233页白）。又说:"考仲景于劳伤血痹诸法,其通络方法,每取虫蚁迅速飞走诸灵,俾飞者升,走者降,血无凝著,气可宣通。与攻积除坚,徒入脏腑者有间。"（235页）叶天士对仲景治络推崇备至"形成"络以辛为泄"（《未刻本叶氏医案》）、"阳明脉络空虚,冲任无贮,当与通补入络"（201页又）的治络观点。对常见诸多疾病如中风、胃脘痛、胸痹、胁痛、癫痫、积聚、痹证、诸痛证、咳嗽、痰饮、吐血、噎膈、胀满、黄疸、疝、疟、郁、温热、暑、湿、痉厥、闭经、癥瘕等,皆指出有络病症状的存在,从而应用络病方药治疗,体现了其独具特色的理论与治疗方法,使络病论治发展到一个崭新的高峰。

第二节　叶天士络病理论

一、络病概念

叶天士认为络脉分布广泛,或在肌表之里,或在脏腑之里,其细小迂远隐伏。邪气及此为病,初为络气病,久则为络血病。或疼痛,或麻木、或痿废、或结聚、或出血、或肿胀,或寒热,色暗脉涩等,一般病程较长,有实证,有虚证,有寒证,有热证,药所难达,是为络病。

叶天士强调,"痛为脉络中气血不和,医当分经别络"（618页许）,经脉病与络脉病不同。十二经脉与脏腑有明确络属,经病辨明虚实,用药以五味归经补泻为原则。络脉细微迂远,虽与脏腑病变有所关联,但其病无论虚实,用药以辛味为主,润为辅。经病之补有滋补、填补、守补,攻可以急攻。络病取义流动活泼,补应通补,攻要缓攻。络病虽有"酸苦甘甜不能入络"之说,但要视具体证情而论。经病范围较广,络病范围较窄。

然而经脉与络脉密切联系,其病并不能截然划分。如当归生姜羊肉汤能治疗足阳明经胃脘痛,也能柔温辛补治疗"疝瘕,腹痛有形"（722页朱）。又如当归四逆汤入肝足厥阴经温通经脉,治疗手足厥寒,也可以辛润通补入络。又如归脾汤补益手少阴心经与足太阴脾经,亦可以用来治疗络伤下血（135页陆）。

二、络病病因

考察络病病因,有六淫、七情、久病不愈以及外伤等因素。

1. 外感淫邪

如"吸入温邪,鼻通肺络,逆传心包络中,震动君主,神明欲迷。弥漫之邪,攻之不解,清窍既蒙,络内亦痹"(323页王);"暑风久入营络"(341页);"风湿客邪,留于经络"(526页鲍);"营虚脉络失养,风动筋急"(607页)。此各论外感淫邪入络致病。

2. 七情内伤

"脉来沉而结涩,此郁勃伤及肝脾之络,致血败瘀留"(605页毕);"积伤入络,气血皆瘀"(616页李)。因情志过度,致积伤血瘀在络为病。

3. 年久病深

"六年久病入络"(587页吴);"经几年宿病,病必在络"(595页席)。此因慢性疾病者机体不健,气血周流不畅,经年日久,气滞血瘀,络脉阻滞所致。

4. 劳力挫伤

"努力伤络,失血面黄"(142页某);"因触,胁气闪络,血复上"(108页又);"因闪挫胁痛,久则呛血,络血气热"(《种福堂公选医案》13页单)。即过度用力或闪挫跌打损伤之类外因所致络病。

三、络病基本病理

络脉分布广泛,内藏气血,又是气血营卫津液输布运行的枢纽。若邪客脉络,影响络中气血营卫津液的循行,必然产生一系列病变。《灵枢·卫气失常》谓:"血气之输,输于诸络",故络病当究血与气。《灵枢·痈疽》尝论饮食津液精微化而为血,"血和则孙脉先满溢,乃注于络脉,皆盈,乃注于经脉。"《灵枢·百病始生》指出:若因于寒邪或忧怒伤阳,致"汁沫与血相搏","津液涩渗,著而不去,而积皆成矣。"徐灵胎谓"《内经》中无痰字,沫即痰也"。津凝痰滞也是络病的机理。叶天士论络病可概括为五种病理变化。

1. 络脉气滞

或气逆,或气滞,或气郁,或气聚。如谓"脉络逆并,痛势为甚,初起或理气获效"(724页缪);"气攻入络,聚而为瘕乃痛"(723页柳);"浊阴气聚成瘕,络脉病也"(722页某),皆是络气阻滞为病。

2. 络脉血瘀

叶天士治络更多的是治络脉血分病。如"温邪深入营络,热止,膝骨痛甚"(22页金);"伏梁病在络,日后当血凝之虑"(235页某);"久有胃痛,更加劳力,致络中血瘀"(595页秦);"痛久入血络,胸痹引痛"(297页某),皆属络血瘀阻为病。

3. 痰饮阻络

或饮邪伏络,或痰邪阻络。如"气冲偏左,厥逆欲呕,呕尽方适,伏饮在于肝络,辛以通之"

（260 页徐）；"肝络久病，悬饮流入胃络，致痛不已"（394 页又）"气血内郁少展，支脉中必有痰饮气阻，是宣通流畅脉络"（403 页陆）；"胃痛久而屡发，必有凝痰聚瘀"（589 页姚）。皆属痰饮瘀阻络为病。

4. 络脉空虚

即络脉气血不足。如谓"血大去，则络脉皆空"（120 页庞）；"络虚则痛"（615 页庞）；"胁右皆痛，不但络空，气分亦馁"（137 页又）；又云"虚里穴，今跳跃如梭，乃阳明络空也……大凡络虚，通补最宜"（200 页吕）；"血吐后，肌肉麻木，骨痿酸疼，阳明脉络不用，治当益气"（122 页董）。络失濡养，故发虚痛麻木诸症。

5. 络脉损伤失藏

《灵枢·百病始生》曰："卒然多食饮，则肠满，起居不节，用力过度，则络脉伤。阳络伤则血外溢，血外溢则衄血；阴络伤则血内溢，血内溢则后血。"说明络脉损伤导致络失主血之职，血不归藏渗溢于外，为出血；若留于肌腠则为瘀，继发致病。如叶天士说，"右胁上疼，则痰血上溢，必因嗔怒努力劳烦，致络中气阻所致"（142 页吕）；又说"咳痰有血，频呕，络伤，致血随热气上出"（98 页某），是内伤致络损出血。又如"血色紫，乃既离络中之色，非久瘀也"（101 页沈）；"吐出瘀黑，络中离位之血尚有"（138 页某）。皆系因多种因素致络脉损伤血不归藏而外溢。

四、络病部位

叶天士指出，疾病治疗"医当分经别络"（618 页许）。故络病首先要辨明所在脏腑筋骨部位，以便明确诊断与施治。举例如下。

1. 心与心包络病

"营络热，心震动"（323 页张）；"吸入温邪，鼻通肺络，逆传心胞络中，震动君主"（323 页王）；"痛缓，夜深复炽，前后心胸板掣"（588 页又）；"乃心胞络间……病成反聚于清空之络"（7 页葛）；"脾厥心痛，病在络脉"（585 页谭），等等，皆属于心与心包络病。

2. 脾胃络病

"久有胃痛，更加劳力，致络中血瘀，经气逆"（595 页秦）；"胃痛绕背谷食渐减病经数载，已入胃络"（591 页汪）；"阴风湿晦，中于脾络"（7 页程）；"热瘀在肝胃络间，故脘胁痞胀，大便阻塞不通"（284 页李）；"六年久病入络……议通胃阳，兼治木侮"（587 页吴），等等，此皆脾胃络病。

3. 肝胆络病

"肝络凝瘀，胁痛"（601 页朱）；"肝胃络虚，心嘈如饥，左胁痛"（602 页又）；"左胁中刺痛，此少阳络脉经由之所"（136 页罗）；"上年胁痹，已属络伤"（113 页罗）；"咳逆自左而上……以少阳胆络治"（99 页赵）；"春深寒热不止，病在少阳之络"（602 页程）；"肝风内震入络"（602 页黄）；"心悸少寐……益心气以通肝络"（16 页又）；"阳升化风，肝病上犯阳络"（26 页包）；"偏枯在左，血虚不荣筋骨，内风袭络"（1 页钱）；"左乳傍胁中，常似针刺……少阳络脉，阳气燔灼"（136 页何),等等,皆是络脉病在肝胆。

4．肺络病

"风温咳嗽,震动络血,以清心营肺卫之热"(95页顾);"温邪震络,咳痰带血"(96页王);"痛久入血络,胸痹引痛"(297页某);"积瘀在络,动络血逆"(99页江);"烦劳阳升,咳呛,震动络血上沸"(105页陈),皆为肺络受病。

5．肾与膀胱络病

"淋病……腑气为壅……以麝香入络通血"(169页又);淋病"半年不痊,气病渐入于血络"(169页徐);"少阴厥阴龙相上越,络中之血,随气火上升"(108页又);"脉细色夺,肝肾虚腰痛,是络病治法"(612页朱),等等,皆是肾与膀胱络病。

6．奇经八脉络病

喻嘉言有《医门法律·络脉论》,其谓"奇经共为一大络,夫复何疑"。叶天士则说:"奇脉纲维不用,充形通络可效。"(701页陆)奇经络脉细小,不同于经脉,故叶天士论奇经八脉疾病,常指为络病,或补虚,或通络,以治络为法。如"小便欲出,有酸楚如淋之状",乃"络中不宁,血从漏出,盖冲脉动,而诸脉皆动"(172页王);"络血不注冲脉,则经阻"(723页柳);"血去液伤,冲任交损,内风旋转而为风消之象,病在乎络"(675页陈);"恶露紫黑,痛处紧按稍缓,此属络虚,治在冲任"(694页程),皆属冲任络病。又如"恶露淋漓,痛由腰起,攻及少腹,此督带空虚,奇经气阻"(690页某);"督虚背疼,脊高突"(609页庄);"督虚背痛,遗泄"(609页张);"脉芤,汗出,失血,背痛,此为络虚"(609页沈),则为督脉带脉络虚病。若"针刺泄气,其痛反加,此乃冲任空虚,跷维脉不为用,温养下元,须通络脉"(709页朱);"右后胁痛连腰胯……凝塞为痛,乃脉络之痹症,从阳维阴维论病"(532页唐);"阳维阳跷二脉无血营养内风烁筋,跗臁痹痛……病在脉络"(535页方),皆为维跷络病。再如"痛为脉络中气血不和,医当分经别络。肝肾下病,必流连及奇经八脉"(618页许);"脉左虚涩,右缓大,尾闾痛连脊骨,便后有血,自觉惶惶欲晕,兼之纳谷最少,明是中下交损,八脉全亏"(511页陈),等等,皆属奇经八脉络病。

7．肢体络病

络脉遍布肢体,若邪气阻滞,或营血失养,则发为络病。如"痛时筋挛,绕掣耳后,此营虚脉络失养"(607页徐);"右指仍麻,行走则屈伸不舒……脉络留滞"(539页沈);"痛起肩胛,渐入环跳髀膝,是为络虚"(607页涂);"痹痛在外踝筋骨,妨于行走,邪留经络,须以搜剔动药"(540页某);"腰髀环跳悉痛,烦劳即发,下焦空虚,脉络不宣,所谓络虚则痛是也"(612页汪),等等,从上至下,皆为肢体筋骨络病。

虽然脏腑筋骨络病分论如上,但要结合具体证情或是由他脏传来。如"老年郁勃,肝阳直犯胃络,为心下痛"(590页张),虽为心下胃痛,实由肝邪引起。则不但治理胃络,更要平肝和阳。又如"曾有呛血……肝胆相火,扰动阳络"(100页董),呛血系肺络病,而是肝胆相火烁金所致,则其治疗不独宁肺络,更要注重平肝泻火。

五、络病症状体征

宗观叶天士医案论述络病,其症状较繁多复杂,有较明显的体征,兹分析如下。

1. 痞闷胀满呕逆

病入络脉早期,影响络气运行不畅,可见痞闷胀满等症状,如谓"气逆䐜胀,汩汩有声,已属络病"(228页吴);"脉络气血不为流行,而腹满重坠……自多䐜胀"(214页秦);"胸腹胀满,久病痰多……佐茯苓通胃阳,肉桂入血络,则病邪可却矣"(211页赵)。络气痞闷胀满,叶氏以平淡宣通理气为主。又如"气冲偏左,厥逆欲呕,呕尽方适,伏邪在于肝络"(260页徐),是饮邪伏于肝络气分所致。然则胀不独调气,亦有胀在血络者,如"肝胆中木火入络,成形为胀"(228页某);"单胀数月……余谓气分不效,宜治血络,所谓络瘀则胀也"(739页附记),此类胀满叶天士用活血及虫类药物通络消胀。

2. 疼痛

华玉堂说:"络中气血,虚实寒热,稍有留邪,皆能致痛"(619页)。故络病疼痛,必分清气血、虚实、寒热以及发作时间,有助辨证治疗。

(1)疼痛分清气血:一般新痛、急发多为络气病,或兼胀,或"沉痛"(404页龙)。久痛、缓痛多为络血病,其痛"似针刺"(136页何);"刺痛"(136页罗);重者"忽若刀刺"(405页张);或"板痛"(403页赵)等等。然则亦多络脉气血皆病,不可截然分开者,如"左前后胁板著,食后痛胀,今三年矣,久病在络,气血皆窒"(600页王)。

(2)疼痛分清虚实:络病疼痛必分虚实。大凡疼痛得按、得食、得热稍减,或疼痛微,或色脉呈虚弱之象者,皆为虚证。如"络虚则痛有年,色脉衰夺"(615页庞);络虚疼痛"重按痛势稍衰,乃一派苦辛燥劫伤营络,是急心痛症"(585页朱);"胸脘痛发,得食自缓……古谓络虚则痛也"(592页费);疼痛"重按得热少缓,此属阴络虚痛"(598页朱);胁"痛而重按少缓,是为络虚一则"(617页又);"经水不至,腹中微痛,右胁蠕蠕而动,皆阳明络脉空虚,冲任无贮"(201页又);"邪与气血两凝,结聚络脉……议有情温通,以培生气"(578页陆)。

络实疼痛如得按、得食、得热加重,或攻痛剧烈者,皆为实证。如"胃痛拒格"(596页潘);"胁肋脘痛,进食痛加,大便燥结,久病已入血络"(600页沈);"右胁攻痛作胀,……议温通营络"(722页某);"积伤入络,气血皆瘀,则流行失司,所谓痛则不通也"(616页李)。

(3)络痛辨寒热:如"呕恶痰血,多是络热"(100页张);"接用清气热,安血络方"(100页又);"风湿化热,蒸于经络,周身痹痛"(536页吴),等等,是为络热致病。"周身寒凛,痛止寂然无踪,此乃寒入络脉"(599页郭);"寒湿滞于经络,身半以下筋骨不舒"(531页某),等等,则为络寒之病。

(4)络痛参考发病时间有助辨别虚实寒热:疼痛呈间歇、有节律多为虚证。如胃"每痛发,必由下午黄昏,当阳气渐衰而来,是有取乎辛温通络矣"(598页尤),是虚寒证。又如"痛著右腿身前……且入夜分势笃,邪留于阴"(613页朱),而以穿山甲、细辛、地龙入阴搜络实邪。"痛缓,夜深复炽,前后心胸板掣脉左数,病在血络中"(588页又),夜深阳气已微而阴寒转重,是为实证,用辛温润延胡索、桃仁、当归须等入络剔邪祛痛。

3. 出血

前已论述叶天士根据《灵枢·百病始生》"阳络伤则血外溢……阴络伤则血内溢"而发挥为"腑络取胃,脏络论脾"论治吐血。然细究叶天士论治络病出血验案丰富,大致可以分为四类。

(1) 外因导致脏气失调,络脉损伤。如"因触胁气闪,络血复上……足胫冰冷,皆血冒不已,孤阳上升,从肝肾引阳下纳"(108页又),此由外伤引动肝肾阳浮络损。"入夏阳升,疾走惊惶,更令诸气益升,饮酒,多食樱桃,皆辛热甘辣,络中血沸上出"(101页颜),此由疾走、饮酒等等引起肺胃络中血沸上出。"新沐热蒸气泄,络血上溢"(132页蔡),"嗔怒动肝络血乃下"(505页叶),等等,其皆属暴出,血色必然鲜红。

(2) 内伤致络损出血,前已论及。再有络脉虚而失摄血溢者,如"脉芤,汗出,失血,背痛,此为络虚"(125页某);"食腥嗔怒,血咳复来,不独卫阳疏豁,络脉空虚"(124页又);"能食无味,血来潮涌,乃阳明胃络空虚,血随阳升而然"(128页某);"脉沉,粪后下血……乃食物不和,肠络空隙所渗"(503页程);"劳伤下血,络脉空乏为痛"(510页姚),等等皆是。

(3) 络脉阻滞,血不循经所致者,血色多紫暗。如"肝肾病,血色紫,乃既离络中之色"(101页沈);"积瘀在络,动络血逆"(99页江);"瘀血必结在络,络反肠胃而后乃下"(513页计)。

(4) 因浑浊邪气伤络,如"口气腥臊,血色浑浊"(112页某),乃湿热毒邪蕴伏伤损肺络所致。

4. 发黄

瘀热痰湿阻滞络脉可致发黄。如"目黄溺赤,此络脉中凝瘀蕴热"(310页刘);"形盛脉弦,目眦黄……此胃有湿热胶痰"(141页某),皆是。又有血络瘀痹,如"久痛必入络,气血不行,发黄,非疸也"(615页陈),此属血瘀黄症,其黄色必晦暗。又有"努力伤络,失血面黄"(142页某),是为血虚发黄,其色必萎黄无华。

5. 结聚、癥瘕、疟母

此类病证由气血痰凝于络脉,日久形成。叶天士谓"著而不移,是为阴邪聚络"(234页曹);"右胸胁形高微突……是初为气结在经,久则血伤入络……日渐瘀痹,而延癥瘕"(235页王);"脉数坚,伏梁病在络"(235页某);"疟母……疟邪既久,邪与气血两凝,结聚络脉"(578页陆),等等。其质地坚硬疼痛较重者,多为血气痹络;质地较软而痛轻者,多为痰邪阻络。

6. 色泽

如"面色黄滞,腹大,青筋皆露"(233页白);"经先期,色变瘀紫"(405页张);"吐出瘀黑,络中离位之血"(138页某);"询及血来紫块……其疟伤、惊伤,必是肝络凝瘀"(135页蔡),等等。此类面目晦暗,或皮肤间青筋血缕露于外,或出血紫暗者,皆属络脉瘀滞之征。

7. 脉象

络病血流阻滞,其脉多所涩象。如"大便黑色,当脐腹痛……脉来沉而结涩,此郁勃伤及肝脾之络,致血败瘀留"(605页毕);"脉小涩,久因抑郁,脘痛引及背胁,病入血络"(617页汪)。然而络病由脏腑功能失调所致,其证候有阴阳寒热虚实之别,故其脉象在叶案中除涩象外,尚有浮沉洪数虚实弦滑细弱大小芤濡坚搏等等不同。故络病之诊断,必四诊合参,诚李时珍所谓"上士欲会其全,非备四诊不可"。(《濒湖脉学》)

第三节 络病治疗方法与用药特点

一、络病治疗原则

络病有阴阳寒热虚实的不同,但其共同病机是络中气血津液痹阻不通,故而通络是络病治疗总则,具体又分络实证与络虚证。叶天士说:"积伤入络,气血皆瘀,则流行失司,所谓痛则不通也,久病当以缓攻,不致重损"(616页李)。即实证以祛邪通络为主。叶天士又说:"大凡络虚,通补最宜"(200页吕),即虚证以"通补入络"为主(201页又)。若络病虚寒,以"柔温辛补"(722页朱);若络病虚热,则"清养"与"通络"同施(140页方)。其治络结合虚实寒热灵活组方,其辨证力求丝丝入扣。

二、络病用药特点

关于通络用药,叶天士继承前贤理论精粹。《素问·藏气法时论》曰,辛可"通气也"。辛香走窜,能使结者开通,瘀者行散,故络病瘀痹者相宜。缪希雍云:"血瘀宜通之……法宜辛温、辛热、辛平、辛寒、甘温,以入血通行。"(《神农本草经疏》)揭示治络瘀以辛味药物为主。"辛散横行,则络中无处不到矣"(616页庞);"辛通能开气宣浊"(424页又);"伏饮在于肝络,辛以通之"(260页徐);"病在络脉,例用辛香"(585页谭);"邪已入络……佐以辛香,是络病大旨"(453页金);"此血虚络松……宜辛润理虚"(《未刻本叶天士医案》),等等,皆强调辛味入络通络。

三、络病特创治疗法

叶天士特创治疗络病,具体可总结为以下数法。

1. 辛温通络法

辛温通络法用于"阴邪聚络"者。邪气轻者,药如当归须、干姜、韭白、桂枝、泽兰、香附、延胡索等;邪气重者,药如蜀漆、公丁香、川椒、生鹿角、川乌、细辛、全蝎等。其借辛温快利药,通气行血,流动久伏络中邪气,并非专为虚寒而设。最常用者为桂枝,其次为蜀漆、丁香之类,用量较轻。

曹：著而不移，是为阴邪聚络。诊脉弦缓，难以五积肥气攻治。大旨以辛温入血络治之。

当归须、延胡、官桂、橘核、韭白。（234 页）

徐：气冲偏左，厥逆欲呕，呕尽方适。伏饮在于肝络，辛以通之。

吴萸泡淡八分、半夏三钱、茯苓块三钱、淡干姜一钱、代赭石三钱、旋覆花二钱。（260 页）

童，五六：背寒，短气，背痛映心，贯胁入腰，食粥噫气脘痞，泻出黄沫。饮邪伏湿，乃阳伤窃发。此温经通络为要，缓用人参。

川桂枝、生白术、炒黑蜀漆、炮黑川乌、厚朴、茯苓。（392 页）

某：痛久入血络，胸痹引痛。

炒桃仁、延胡、川楝子、木防己、川桂枝、青葱管。（297 页）

杨，三一：由周身筋痛绕至腹中，遂不食不便。病久入络，不易除根。

归身、川桂枝、茯苓、柏子仁、远志、青葱管。（616 页）

尤，四五：痛从中起，绕及右胁，胃之络脉受伤，故得食自缓。但每痛发，必由下午黄昏，当阳气渐衰而来。是有取乎辛温通络矣。

当归、茯苓、炮姜、肉桂、炙草、大枣。（598 页）

潘氏：脉弦涩，经事不至，寒热，胃痛拒格，呕恶不纳。此因久病胃痛，瘀血积于胃络。议辛通瘀滞法。

川楝子、延胡、桂枝木、五灵脂、蒲黄、香附。（596 页）

李：酸涩入里，气血呆钝，痛自心胸，胀及少腹。昔经行三日，今四日犹未已，为凝涩所致，痛胀何疑。读《内经》遗意，以辛胜酸主治。但辛气最易入表，当求其宣络者宜之。

韭白汁、桃仁、延胡、小茴、当归须、川楝子。（656 页）

汪，五七：诊脉弦涩，胃痛绕背，谷食渐减。病经数载，已入胃络，姑与辛通法。

甜桂枝八分、延胡索一钱、半夏一钱、茯苓三钱、良姜一钱，蜜水煮生姜一钱半。（591 页）

2. 辛香温通法

辛香温通法用于寒入络脉，或寒饮在络。张仲景之吴茱萸汤已开此治法之先河。其邪气轻者，药如吴茱萸、高良姜、延胡索、香附、葱白、蒲黄、片姜黄等；邪气重者，药如荜芨、公丁香、草果仁、小茴香、桃仁、紫降香、五灵脂、鹿角霜等。

郭，三五：痛必右胁中有形攻心，呕吐清涎，周身寒凛。痛止寂然无踪。此乃寒入络脉，气乘填塞阻逆。以辛香温通法。

荜拨、半夏、川楝子、延胡、吴萸、良姜、蒲黄、茯苓。（599 页）

谢，五七：七疝皆肝，少腹坚聚有形，是闭塞不通之象。百日久恙，血络必伤。古人治疝，必用辛香。助燥气胜之品，宜缓商矣。

归须、杜牛膝根、小茴香、川楝子、穿山甲、柏子仁。（572 页）

谭，三五：心痛引背，口涌清涎，肢冷，气塞脘中。此为脾厥心痛，病在络脉，例用辛香。

高良姜、片姜黄、生茅术、公丁香柄、草果仁、厚朴。（585 页）

王，二四：左前后胁板著，食后痛胀，今三年矣。久病在络，气血皆窒，当辛香缓通。

桃仁、归须、小茴、川楝子、半夏、生牡蛎、橘红、紫降香、白芥子、水泛丸。(600页)

周,三十:瘕聚结左,肢节寒冷,病在奇脉,以辛香治络。

鹿角霜、桂枝木、当归、小茴、茯苓、香附、葱白。(721页)

某:右胁攻痛作胀,应时而发,是浊阴气聚成瘕,络脉病也,议温通营络。

当归三钱、小茴炒焦一钱、上桂肉一钱、青葱管十寸。(722页)

金,十一:经年老疟,左胁已结疟母。邪已入络,与气血胶结成形。区区表里解散之药,焉得入络通血脉,攻坚垒。佐以辛香,是络病大旨。

生牡蛎三钱、归须二钱、桃仁二钱、桂枝五分、炒蜀漆、公丁香三粒。(453页)

谭:瘕聚有形高突,痛在胃脘心下,或垂芥腰少腹,重按既久,痛势稍定,经水后期,色多黄白。此皆冲脉为病,络虚则胀,气阻则痛。非辛香何以入络,苦温可以通降。

延胡、川楝、香附、郁金、茯苓、降香汁、茺蔚子、炒山查、乌药。(722页)

程:脉濡,恶露紫黑,痛处紧按稍缓,此属络虚,治在冲任。以辛甘理阳。

炒归身、炒白芍、肉桂、茯苓、小茴、杜仲。(694页)

顾:痘发由络。其毒不化而转陷,亦归于络。当世略晓攻补而已,读古人书,辛香温煦,乃治毒陷大法。

人参、肉桂、炙草、丁香、厚朴、诃子皮、广皮、木香、前胡、茯苓。(770页)

某,二二:心下有形不饥,经水涩少渐闭,由气滞渐至血结,左右隧道不行,大便坚秘不爽,当与通络。

炒桃仁、炒五灵脂、延胡、苏梗、生香附、木香汁、半夏、姜汁。(659页)

杜:少腹气冲胃脘,每痛呕恶,吐粘涎,三年频发。少腹已结瘕形,月事迟。肝胃病始伤及冲脉,病是嗔恚而得,治法不越调经。俾气血流行,不致逆攻犯络,《内经》论痛,皆曰络病,医药不入络脉,乃无效矣。

南查肉、小茴香、延胡索醋炒、蓬莪术、川椒、金铃子、生香附、云茯苓、青葱管。(《叶天士先生方案真本》)

3. 辛润通络法

辛润通络法用于邪气在络日久化热化燥者。张仲景之旋覆花汤、桂枝茯苓丸为其先导。邪气轻者,药如旋覆花、新绛、青葱管、郁金、当归须等;邪气重者,药如桃仁、红花、柏子仁等;更重者与和阳益阴润滑灵动药配伍,如生地、阿胶、天冬、生白芍等;夹热者加丹皮、栀子、赤芍、青蒿根、川楝子、夏枯草等。

毕:小便自利,大便黑色,当脐腹痛,十五年渐发日甚,脉来沉而结涩。此郁勃伤及肝脾之络,致血败瘀留。劳役动怒。宿疴乃发。目今冬深闭藏,忌用攻下。议以辛通润血,所谓通则不痛矣。

桃仁、桂枝木、穿山甲、老韭白,煎送阿魏九一钱。(605页)

张,四九:中风以后,肢麻言蹇,足不能行,是肝肾精血残惫,虚风动络,下寒,二便艰阻。凡肾虚忌燥,以辛润温药。

苁蓉、枸杞、当归、柏子仁、牛膝、巴戟、川斛、小茴。(4页)

朱，二六：辛润通络，成形瘀浊吐出，然瘀浊必下行为顺，上涌虽安，恐其复聚，仍宜缓通，以去瘀生新为治，无取沉降急攻，谓怒劳多令人伤阳耳。

当归、桃仁、茺蔚子、制蒺藜、生鹿角、茯苓，香附汁法丸。（721页）

罗，十八：因左脉坚搏，两投柔剂和阳益阴，血未得止。而右胸似瘩，左胁中刺痛，此少阳络脉经由之所。夫胆为清净之腑，阴柔滋养，未能宣通络中，是痛咳未罢。议以辛润宣畅通剂。

桃仁、丹皮、归须、柏子仁、泽兰、降香末。

又照前方去降香末、泽兰，加黑山栀皮。（136页）

又：辛润，痛嗽皆减；略进苦降，胁右皆痛。不但络空，气分亦馁。古人以身半以上为阳，原无取乎沉苦。

桃仁、柏子仁、鲜生地、玄参、鲜银花。（137页）

胡，六七：有年冬藏失司，似乎外感热炽，辛散苦寒，是有余实症治法。自春入夏，大气开泄，日见恹恹衰倦，呼吸喉息有声，胁肋窒板欲痛，咯呛紫血。络脉不和。议以辛补通调，不致寒凝燥结，冀免关格上下交阻之累。

柏子仁、细生地、当归须、桃仁、降香、茯神。（140页）

庞，四八：络虚则痛有年，色脉衰夺，原非香蔻劫散可效。医不明治络之法，则愈治愈穷矣。

炒桃仁、青葱管、桂枝、生鹿角、归尾。（615页）

汪，六八：嗔怒动肝，寒热旬日，左季胁痛，难以舒转。此络脉瘀痹，防有见红之事。静调勿劳可愈。

桃仁、归须、五加皮、泽兰、丹皮、郁金。（599页）

程：胁下痛犯中焦，初起上吐下泻。春深寒热不止，病在少阳之络。

青蒿根、归须、泽兰、丹皮、红花、郁金。（602页）

宋：病者长夏霉天奔走，内踝重坠发斑。下焦痛起，继而筋掣，及于腰窝左臂。经云：伤于湿者，下先受之。夫下焦奇脉不流行，内踝重著。阴维受邪，久必化热烁血。风动内舍乎肝胆，所谓少阳行身之侧也。诊得右脉缓，左脉实。湿热混处血络之中，搜逐甚难，此由湿痹之症失治，延为痿废沉疴矣。三年病根，非仓猝迅攻。姑进先通营络，参之奇经为治。考古圣治痿痹，独取阳明，惟通则留邪可拔耳。

鹿角霜、生白术、桂枝、茯苓、抚芎、归须、白蒺藜、黄菊花。（537页）

程，四八：诊脉动而虚，左部小弱。左胁疼痛，痛势上引，得食稍安。此皆操持太甚，损及营络。五志之阳，动扰不息。嗌干，舌燥，心悸。久痛津液致伤也。症固属虚，但参术归芪补方，未能治及络病。《内经》肝病，不越三法：辛散以理肝，酸泄以体肝，甘缓以益肝。宣辛甘润温之补。盖肝为刚脏，必柔以济之，自臻效验耳。

炒桃仁、柏子仁、新绛、归尾、橘红、琥珀。

痛缓时用丸方：真阿胶、小生地、枸杞子、柏子仁、天冬、刺蒺藜、茯神、黄菊花四两，丸。（600页）

吴，三八：胃痛三月不止，茹素面黄，产后吞酸少食。中焦阳愈，岂宜再加攻泄，与辛补血络方。

桃仁、归须、公丁香皮、川桂枝、半夏、茯苓。（701页）

又：淋病主治，而用八正、分清、导赤等方。因热与湿俱属无形，腑气为壅，取淡渗苦寒，湿去热解，腑通病解。若房劳强忍精血之伤，乃有形败浊阻于隧道，故每溺而痛。徒进清湿热利小便无用者，以溺与精同门异路耳。故虎杖散小效，以麝香入络通血，杜牛膝亦开通血中败浊也。

韭白汁丸制大黄一两、生白牵牛子一两、归须五钱、桂枝木三钱生、炒桃仁二两、小茴三钱，韭白汁法丸。（169页）

汪，二三：脉涩，腰髀环跳悉痛，烦劳即发。下焦空虚，脉络不宣，所谓络虚则痛是也。

归身、桂枝木、生杜仲、木防己、沙苑、牛膝、草薢、小茴。（612页）

朱：肝络凝瘀，胁痛，须防动怒失血。

旋覆花汤加归须、桃仁、柏仁。（601页）

陈：久痛必入络，气血不行发黄，非疸也。

旋覆花、新绛、青葱、炒桃仁、当归尾。（615页）

李，四六：积伤入络，气血皆瘀，则流行失司，所谓痛则不通也。久病当以缓，不致重损。

桃仁、归须、降香末、小茴、穿山甲、白蒺藜、片姜黄、煨木香，韭白汁法丸。（616页）

杨，三一：由周身筋痛，绕至腹中，遂不食不便。病久入络，不易除根。

归身、川桂枝、茯苓、柏子仁、远志、青葱管。（616页）

又：胸中稍舒，腰腹如束，气隧有欲通之象。而血络仍然锢结，就形体畏寒怯冷，乃营卫之气失司，非阳微恶寒之比。议用宣络之法。

归须、降香、青葱管、郁金、新绛、柏子仁。（616页）

又：痛而重按少缓，是为络虚一则。气逆紊乱，但辛香破气忌进。宗仲景肝著之病，用《金匮》旋覆花汤法。

旋覆花、新绛、青葱管、桃仁、柏子霜、归尾。（617页）

汪妪：脉小涩，久因悒郁，脘痛引及背胁，病入血络，经年延绵。更兼茹素数载，阳明虚馁，肩臂不举。仓卒难于奏效，是缓调为宜。议通血络润补，勿投燥热劫液。

归须、柏子仁、桂枝木、桃仁、生鹿角、片姜黄。（617页）

汪：痛在胁肋，游走不一，渐至痰多，手足少力。初病两年，寝食如常，今年入夏病甚。此非脏腑之病，乃由经脉继及络脉。大凡经主气，络主血。久病血瘀，瘀从便下。诸家不分经络，但忽寒忽热，宜乎无效。试服新绛一方小效，乃络方耳。议通少阳阳明之络，通则不痛矣。

归须、炒桃仁、泽兰叶、柏子仁、香附汁、丹皮、穿山甲、乳香、没药，水泛丸。（600页）

陆：春阳萌动，气火暗袭经络，痛在板胸，左右胁肋，皆血络空旷，气攻如痞胀之形，其实无物。热起左小指无名指间，手厥阴脉直到劳宫矣。养血难进滋腻，破气热燥非宜。议以辛甘润剂濡之。

柏子仁、桃仁、桂圆、茯神、山栀、橘红。（《叶天士先生方案真本》）

谢，六十一岁：《内经》论诸痛在络，络护脏腑外郭，逆气攻入络脉为痛，久则络血瘀气凝滞，现出块垒为瘕。所吐黑汁，即瘀浊水液相混。初因嗔怒动肝，肝传胃土，以致呕吐。老人脂液日枯,血枯则便艰。辛香温燥,愈进必凶,渐成反胃格症矣。肝性刚,凡辛香取气皆刚燥。议辛润柔剂,无滞腻浊味,以之治络,不失按经仿古。

炒熟桃仁、青葱管、炒黑芝麻、当归须、桑叶、冬葵子。(《叶天士先生方案真本》)

沈,二一:初起形寒寒热,渐及胁肋脘痛,进食痛加,大便燥结。久病已入血络,兼之神怯瘦损,辛香刚燥,决不可用。

白旋覆花、新绛、青葱管、桃仁、归须、柏子仁。(600页)

按:肝著是肝主血气循行不畅,络脉瘀滞所致。其症胸胁痞闷不舒,甚或胀或痛,喜人柔按其胸,以求缓解。初在气分,得热饮疏通气机可以缓解;待其深入血络,必用旋覆花汤(旋覆花、葱、新绛)降气活血通络。本案初起寒热虽释,渐及胁肋脘痛,进食痛加,大便燥结,神怯瘦损。久病已入血络,而血气已损,故用白旋覆花、新绛、青葱管之旋覆花汤,原方降气活血通络,复加当归须、柏子仁、桃仁养血辛润之品,共成辛润通络法。

4. 清润通补法

清润通补法用于阴虚络热络滞者。清润药如沙参、生地、麦冬、玉竹、生白芍、阿胶;清通药如生鳖甲、生龟甲、柏子仁、丹皮、桃仁等药。

邱:向来阳气不充,得温补每每奏效。近因劳烦,令阳气弛张,致风温过肺卫以扰心营。欲咳心中先痒,痰中偶带血点。不必过投沉降清散,以辛甘凉理上燥,清络热。蔬食安闲,旬日可安。

冬桑叶、玉竹、大沙参、甜杏仁、生甘草、苡仁、糯米汤煎。(68页)

王氏:痛从腿肢筋骨上及腰腹,贯于心胸。若平日经来带下,其症亦至。此素禀阴亏,冲任奇脉空旷。凡春交,地中阳气升举,虚人气动随升。络血失养,诸气横逆,面赤如赭,饥不欲食,耳失聪,寤不成寐,阳浮脉络交空显然。先和阳治络。

细生地、生白芍、生鳖甲、生龟甲、生虎骨,糯稻根煎药,送滋肾丸一钱半。(23页)

金,女:温邪深入营络,热止,膝骨痛甚。盖血液伤极,内风欲沸,所谓剧则瘛疭,痉厥至矣。总是消导苦寒,冀其热止。独不虑胃汁竭,肝风动乎。拟柔药缓络热熄风。

复脉汤去参、姜、麻仁,生鳖甲汤煎药。(22页)

文,五五:产育频多,冲任脉虚。天癸当止之年,有紫黑血如豚肝。暴下之后,黄水绵绵不断。三年来所服归脾益气,但调脾胃补虚,未尝齿及奇经为病。论女科冲脉即是血海,今紫黑成块几月一下,必积贮之血,久而瘀浊,有不得不下之理。此属奇经络病,与脏腑无异。考古云:久崩久带,宜清宜通。仿此为法。

柏子仁、细生地、青蒿根、淡黄芩、泽兰、樗根皮。接服斑龙丸。(672页)

又:络虚则热,液亏则风动。痛减半,有动跃之状。当甘缓理虚。

炙甘草汤去姜、桂。(599页)

黄:左胁骨痛,易饥呕涎,肝风内震入络。

生地、阿胶、生白芍、柏子仁、丹皮、泽兰。

又,照前方去白芍、泽兰,加桃仁、桑枝。(602页)

又:肝胃络虚,心嘈如饥,左胁痛,便燥少血。

生地、天冬、枸杞、桂圆、桃仁、柏仁，熬膏，加阿胶收。（602页）

沈：脉左坚上透，是肝肾病。血色紫，乃既离络中之色，非久瘀也，劳役暑蒸，内阴不生有诸。仿琼玉意，仍是阴柔之通剂。

鲜生地、人参、茯苓、琥珀末。（101页）

古人治胁痛法有五：或犯寒血滞，或血虚络痛，或血着不通，或肝火抑郁，或暴怒气逆，皆可致痛。今是症脉细，弦数不舒。此由肝火抑郁，火郁者络自燥。治法必当清润通络。

土括蒌、炒香桃仁、归身、新绛、炒白芍、炙甘草。（《叶天士医案精华》）

侯，十九：胃脘当心，肝经交络所过，上布于肺。咳嗽胃旁作酸，腹膜胀，络气逆也，当虑失血。脉数能食，宜和络气。

生地、桃仁、桑叶、丹皮、麦冬、茯神。（138页）

顾氏：天癸当绝仍来，昔壮年已有头晕。七年前秋起胃痛若嘈，今春悲哀，先麻木头眩，痛发下部，膝胫冷三日，病属肝厥胃痛。述痛引背胁，是久病络脉空隙，厥阳热气，因情志郁勃拂逆，气攻乘络，内风旋动，袭阳明，致呕逆不能进食。

九孔石决明、清阿胶、生地、枸杞子、茯苓、桑寄生、川石斛。（588页）

翁，二二：问诵读静坐，瘀血夏发，入冬不已。胸胁痛引背部，脉小微涩。非欲伤阴火，夫痛为络脉失和，络中气逆血上。宗仲淳气为血帅。

苏子、苡仁、茯苓、山查、桑叶、丹皮、降香末、老韭白。（138页）

方，四二：忧思怫郁，五志气火内燔，加以烟辛泄肺，酒热戕胃，精华营液为热蒸化败浊。经云：阳络伤则血外溢。盖胃络受伤，阳明气血颇富，犹勉强延磨岁月；至于阳明脉络日衰，斯背先发冷，右胁酸疼，而咳吐不已。胃土愈惫，肝木益横，厥阳愈逆。秽浊气味，无有非自下泛上。大凡左升属肝，右降属肺。由中焦胃土既困，致有升无降，壅阻交迫，何以着左卧眠，遏其升逆之威。且烦蒸热灼，并无口渴饮水之状，病情全在血络。清热滋阴之治，力量不能入络。兹定清养胃阴为主，另进通络之义。肝胆厥阳少和，冀其涎少胁通，积久沉疴，调之非易。

桑叶、丹皮、苡仁、苏子、钩藤、郁金、降香、桃仁。（140页）

吕，二九：脉数上出，右胁上疼，则瘀血上溢。必因嗔怒努力劳烦，致络中气阻所致。宜安闲静摄，戒怒慎劳。一岁之中，不致举发，可云病去。

降香末八分冲、炒焦桃仁三钱、丹皮一钱、野郁金一钱、茯苓三钱、黑山栀一钱、丹参一钱、橘红一钱。（142页）

方：脉小左数，便实下血，乃肝络热腾，血不自宁。医投参芪归桂甘辛温暖，昧于相火寄藏肝胆，火焰风翔，上蒙清空。鼻塞头晕，呛咳不已。一误再误，遗患中厥。夫下虚则上实，阴伤阳浮冒，乃一定至理。

连翘心、竹叶心、鲜生地、元参、丹皮、川斛。（509页）

某，五岁：头目口鼻喝邪，继而足痿。此邪风入络所致。

羚羊角、犀角、元参、细生地、黄柏、川斛、川草薢。（520页）

俞，五旬又四：阳气日薄，阳明脉络空乏，不司束筋骨以流利机关。肩痛肢麻头目如蒙，行动痿弱无力，此下虚上实，络热，内风沸起，当入夏阳升为甚。燥湿利痰，必不应病。议清营热以熄内风。

犀角、鲜生地、元参心、连翘心、冬桑叶、丹皮、钩藤、明天麻。（520页）

倪：小产半月颇安，忽然腰腹大痛，或攒膝趺足底，或引胁肋肩胛。甚至汤饮药饵，呕吐无存。娠去液伤，络空风动。昔贤谓按之痛缓属虚，勿道诸痛为实。

炙草、淮小麦、南枣、阿胶、细生地、生白芍。（717页）

徐，四一：水亏风动，舌强肢麻，中络之象。当通补下焦，复以清上。

熟地、淡苁蓉、杞子、牛膝、五味、远志、羚羊角、茯苓、麦冬、菖蒲，蜜丸。（8页）

颜：入夏阳升，疾走惊惶，更令诸气益升；饮酒多食樱桃，皆辛热甘辣，络中血沸上出。议消酒毒和阳。

生地、阿胶、麦冬、嘉定花粉、川斛、小黑穭豆皮。（101页）

何，三七：左乳傍胁中，常似针刺，汗出，心嘈能食。此少阳络脉，阳气燔灼。都因谋虑致伤，将有络血上涌之事。议清络宣通，勿令瘀着。

生地、丹皮、泽兰叶、桃仁、郁金、琥珀末。（136页）

顾：此痿厥也。盖厥阴风旋，阳冒神迷则为厥。阳明络空，四末不用而为痿厥。午后黄昏，乃厥阴阳明旺时，病机发现矣，凡此皆属络病。《金匮》篇中有之。仲景云：诸厥宜下，下之利不止者死。明不下降之药，皆可止厥。但不可硝黄再伤阴阳耳。但积年沉疴，非旦夕速效可知矣。

活鳖甲、真阿胶、方诸水、鲜生地、元参、青黛。

又，照前方去元参，加天冬。

厥从肝起，其病在下，木必得水而生。阴水亏，斯阳风烁筋，而络中热沸即厥。拙拟血属介类，味咸入阴，青色入肝，潜阳为法。（550页）

又：阴络空隙，厥阳内风掀然鼓动而为厥。余用咸味入阴和阳，介类有情之潜伏，颇见小效。但病根在下深远，汤剂轻浮，焉能填隙？改汤为膏，取药力味重以填实之，亦止厥一法。

鲜鳖甲、败龟版、猪脊髓、羊骨髓、生地、天冬、阿胶、淡菜、黄柏，熬膏。早服七钱，午服四钱。（551页）

肝风上巅，头旋耳鸣，麻痹足寒，微呕便涩，经阻三年，久病治从血络中法。

茺蔚子、柏子仁、枸杞子、料豆皮、制首乌、甘菊。（《叶氏医案存真·卷三》）

舌缩，语音不出，呼吸似喘，二便不通，神昏如寐，此少阴肾液先亏，温邪深陷阴中。痉厥已见，厥阳内风上冒，本质素怯，邪伏殊甚，实为棘手。拟护下焦之阴，清解温热之深藏，以冀万一。

阿胶、鲜生地、元参、鲜石菖蒲、川黄连、童子小便。（《叶氏医案存真·卷二》）

按：治疗神昏舌强，近贤程门雪氏谓：此方实从人尿猪胆汁汤脱化而出。彼则寒伤少阴，故用附子、干姜温经，葱白通阳，人尿、猪胆反佐为引。此则热伏少阴，故用阿胶、玄参育阴，鲜生地、川黄连清心，鲜石菖蒲通窍达邪，童子小便为引。一寒一热，两两相对，仲景之秘，唯叶天士能变之。此阴液先亏，温邪深陷，故用清润通补法复阴除邪。

5. 温润通补法

温润通补法用于阳虚络寒络滞者,张仲景之当归生姜羊肉汤是为经典。而《圣济总录》香茸丸治疗阳气衰弱、精耗血少者,虞抟治疗虚损用斑龙丸栽培生气等,又成为叶天士温润通补治疗络脉疾病的重要依据。轻者药如当归、生姜、青葱管、小茴香;重者用温养柔和药,如肉苁蓉、枸杞子、沙苑子、生杜仲、胡桃、羊肾、羊肉胶、紫石英、补骨脂、肉桂、鹿角、鹿茸、鹿角霜、鹿角胶等。

朱,四十:疝瘕,腹痛有形,用柔温辛补。

当归、生姜、羊肉。(722 页)

宣,三五:痛而纳食稍安,病在脾络,因饥饿而得。当养中焦之营,甘以缓之,是其治法。

归建中汤。(188 页)

又:脉濡空大,营络虚冷。

人参、炒归身、炒白芍、茯神、炙草、桂心。(694 页)

郭,二四:产后下元阴分先伤,而奇经八脉皆丽于下。肝肾怯不固,八脉咸失职司。经旨谓阳维脉病苦寒热;阴维脉病苦心痛。下损及胃,食物日减。然产伤先伤真阴,忌用桂附之刚。温煦阴中之阳,能入奇经者宜之。

人参、鹿茸、紫石英、当归、补骨脂、茯苓。(700 页)

陆:产后邪深入阴,气血胶结,遂有瘕疝之形。身体伛偻,乃奇脉纲维不用。充形通络可效,仿仲景当归羊肉汤意。

归身、苁蓉、杞子、小茴、茯苓、紫石英、羊肉胶丸。(701 页)

某:产后淋带,都是冲任奇脉内怯,最有崩漏劳损淹缠之虑。但固补实下,须通奇经者宜之。

桑螵蛸、人参、茯苓、生杜仲、沙苑、芡实、湖莲。(703 页)

朱,四十:产后冬月右腿浮肿,按之自冷。若论败血,半年已成痛瘍。针刺泄气,其痛反加,此乃冲任先虚,跷维脉不为用。温养下元,须通络脉。然取效甚迟,恪守可望却病。

苁蓉、鹿角霜、当归、肉桂、小茴、牛膝、茯苓、鹿角胶,溶酒蜜丸。(709 页)

陈氏:脉小,泻血有二十年。经云:阴络伤血内溢。自病起十六载,不得孕育。述心中痛坠,血下不论粪前粪后。问脊椎腰尻酸楚,而经水仍至。跗膝常冷,而骨髓热灼。由阴液损伤,伤及阳不固密。阅频年服药,归芪杂入凉肝。焉是遵古治病。议从奇经升固一法。

鹿茸、鹿角霜、枸杞子、归身、紫石英、沙苑、生杜仲、炒大茴、补骨脂、禹余粮石,蒸饼浆丸。(513 页)

又:三月初五日,经水不至,腹中微痛,右胁蠕蠕而动。皆阳明脉络空虚,冲任无贮,当与通补入络。

人参一钱、当归二钱、茺蔚子二钱、香附醋炒一钱、茯苓三钱、小茴一钱、生杜仲二钱。(201 页)

赵:脉小,身不发热,非时气也。凡经水之至,必由冲脉而始下,此脉胃经所管,医药消导寒凉,不能中病,反伤胃口,致冲脉上冲,犯胃为呕,攻胸痞塞,升巅则昏厥。经言:冲脉为病,男子内疝,女子瘕聚。今小腹有形,兼有动气,其病显然。夫曰结曰聚,皆奇经中不司宣畅流通之义。医不知络脉治法，所谓愈究愈穷矣。

鹿角霜、淡苁蓉、炒当归、炒小茴、生杜仲、茯苓，用紫石英一两煎汤，煎药。（725页）

吕氏：季胁之傍，是虚里穴，今跳跃如梭，乃阳明络空也。况冲脉即血海，亦属阳明所管。经行后而病忽变，前案申说已著，兹不复赘。大凡络虚，通补最宜。身前冲气欲胀，冲脉所主病。《内经》所谓男子内结七疝，女子带下瘕聚。今也痛无形象，谅无结聚。只以冷汗跗寒，食入恶心，鼻准明，环口色青。肝胃相对，一胜必一负。今日议理阳明之阳，佐以宣通奇脉。仲景于动气一篇，都从阳微起见，仿以为法。

人参、茯苓、淡熟附子、生蕲艾、桂枝木、炒黑大茴、紫石英、生杜仲。（200页）

许，二一：痛为脉络中气血不和，医当分经别络。肝肾下病，必留连及奇经八脉。不知此旨，宜乎无功。

鹿角霜、桑寄生、杞子、当归、沙苑、白薇、川石斛、生杜仲。（618页）

蒋：带下不止，少腹内踝连痛，至不能伸缩。络脉不宣，最有结痛绵缠，不可不虑。医云肝气，岂有是理。

桂枝、生沙苑、远志、当归、鹿角霜、杞子、茯苓。（667页）

杭，六十岁：疝病属肝，子和每用辛香泄气。老人睾大偏木，夜溺有淋，非辛香治疝。向老下元已亏，固真理阳，犹恐不及。

炒黑川椒、鹿茸、当归身、韭子炒、舶上茴香、补骨脂、羊内肾丸。（《叶天士先生方案真本》）

6. 虫类通络法

虫类通络法用于络中血瘀日久，邪正相搏顽疾者。张仲景抵当汤、抵当丸、下瘀血汤、大黄䗪虫丸、鳖甲煎丸皆为先例。用虫类入络蠕动搜剔，以松透病根。蠕动软坚消瘀，药如水蛭、虻虫、䗪虫、鼠妇、蛴螬、鳖甲、五灵脂、牡蛎等，用于治疗脉络瘀痹之癥瘕、疟母等病，是实质性脏器的微循环障碍。走窜搜风通络，药如全蝎、地龙、蜈蚣、蜣螂、蜂房等，用于头面四肢或内脏器官之络邪深结所致痹痛、麻木等病，与周围神经及周围血管病变有关。若络脉邪结日久，诸药难应，可酌情配用大黄，分量宜轻，无泻下之弊，有助通络之功。络气久痹，或搏结成瘕，欲推陈致新，必加用辛香走窜通窍，药如麝香、安息香、冰片等，使能直达病所。亦有动风痉厥者，应用虫药止痉息风，蜈蚣、全蝎则常用为对药。

汪：痛在胁肋，游走不一，渐至痰多，手足少力。初病两年，寝食如常，今年入夏病甚。此非脏腑之病，乃由经脉继及络脉。大凡经主气，络主血。久病血瘀，瘀从便下。诸家不分经络，但忽寒忽热，宜乎无效……议通少阳阳明之络，通则不痛矣。

归须、炒桃仁、泽兰叶、柏子仁、香附汁、丹皮、穿山甲、乳香、没药，水泛丸。（600页）

秦：久有胃痛，更加劳力，致络中血瘀，经气逆。其患总在络脉中痹窒耳。医药或攻里，或攻表，置病不理，宜乎无效。形瘦清减，用缓逐其瘀一法。

蜣螂虫炙一两、䗪虫炙一两、五灵脂炒一两、桃仁二两、川桂枝尖生五钱、蜀漆炒黑三钱。用老韭根白捣汁泛丸。每服二钱，滚水下。（595页）

蔡，三七：水寒外加，惊恐内迫，阴疟三年。继患嗽血，迄今七年，未有愈期。询及血来紫块，仍能知味安谷。参其疟伤惊伤，必是肝络凝瘀，得怒劳必发。勿与酒色伤损，乱投滋阴腻浊之药,恐胃气日减,致病渐剧。

桃仁三钱、鳖甲三钱、川桂枝七分、归须一钱、大黄五分、芜蔚子二钱。(135 页)

江,远客:水土各别,胃受食物未和,更遭嗔怒动肝,木犯胃土。疟伤,胁中有形瘕聚。三年宿恙,气血暗消,但久必入血,汤药焉能取效? 宜用缓法以疏通其络。若不追拔,致阳结阴枯,酿成噎膈难治矣。

生鳖甲、桃仁、麝香、蟅虫、韭白根粉、归须、郁李仁、冬葵子,熬膏。(452 页)

鲍,四四:风湿客邪,留于经络,上下四肢流走而痛。邪行触犯,不拘一处,古称周痹。且数十年之久,岂区区汤散可效。凡新邪宜急散,宿邪宜缓攻。

蜣螂虫、全蝎、地龙、穿山甲、蜂房、川乌、麝香、乳香,右药制末,以无灰酒煮黑大豆汁泛丸。(526 页)

某:阴疟两月,或轻或重。左胁按之酸痛,邪伏厥阴血络,恐结疟母。议通络以逐邪。用仲景鳖甲煎丸,每早服三十粒,当寒热日勿用。(456 页)

陆,三九:疟母十年,沉痼宿疴,药不能效。夫疟邪既久,邪与气血两凝,结聚络脉,药难入络耳。疟不离乎肝胆,疝不外乎肝病。七疝,子和分剖大著,虚质不可专以辛香。下坠为甚,议有情温通,以培生气。

鹿茸、大茴香、穿山甲、当归、水安息香、炮黑川乌、全蝎,用黑大豆炒赤,淋酒一杯,滤酒汁和丸。每服二钱,暖酒送。(578 页)

某:痹痛在外踝筋骨,妨于行走。邪留经络,须以搜剔动药。

川乌、全蝎、地龙、山甲、大黑豆皮。(540 页)

唐,十四:面青脉濡,神呆,舌缩不伸,语寂寂然,痫症。四肢皆震,口吐涎沫,此阴风已入脾络矣。

人参、生术、蜈蚣、全蝎、姜汁炒南星、姜汁炒白附。(789 页)

某:疟邪经月不解,邪已入络。络聚血,邪攻则血下。究竟寒热烦渴,目黄舌腻,溺赤短少,全是里邪未清。凡腥荤宜禁,蔬食不助邪壅。阅医药柴葛攻表,消导通便,与疟无与。

用仲景鳖甲煎丸。早十粒,午十粒,黄昏十粒,开水送。(451 页)

李:初病劳倦晡热,投东垣益气汤未尝背谬,而得汤反剧,闻谷气秽。间日疟来,渴思凉饮,此必暑邪内伏,致营卫周流与邪触著,为寒热分争矣。故甘温益气,升举脾脏气血,与暑热异岐。胃中热灼,阳土愈燥,上脘不纳,肠结便闭。其初在经在气,其久入络入血。由阳入阴,间日延为三疟。奇脉跷维,皆被邪伤。《内经》谓阳维为病苦寒热也。维为一身纲维,故由四末寒凛而起,但仍是脉络为病。故参芪术附不能固阳以益其虚,归桂地芍无能养营以却邪矣。

昔轩岐有刺疟之旨。深虑邪与气血混成一所,汗吐下无能分其邪耳。后汉张仲景推广圣经蕴奥,谓疟邪经月不解,势必邪结,血中有癥瘕疟母之累瘁。制方鳖甲煎丸。方中大意,取用虫蚁有四:意谓飞者升,走者降,灵动迅速,追拔沉混气血之邪。盖散之不解,邪非在表;攻之不驱,邪非著里。补正却邪,正邪并树无益。故圣人另辟手眼,以搜剔络中混处之邪。治经千百,历有明验。服十二日干支一周,倘未全功,当以升其八脉之气。由至阴返于阳位,无有不告安之理。(455 页)

王,三七:骑射驰骤,寒暑劳形,皆令阳气受伤。三年来,右胸胁形高微突,初病胀痛无形,久则形坚似梗，是初为气结在经，久则血伤入络。盖经络系于脏腑外廓，犹堪勉强支撑。但气钝血滞，日渐瘀痹，而延癥瘕。怒劳努力，气血交乱，病必旋发。故寒温消克，理气逐血，总之未能讲究络病工夫。考仲景于劳伤血痹诸法，其通络方法，每取虫蚁迅速飞走诸灵，俾飞者升，走者降，血无凝著，气可宣通。与攻积除坚，徒入脏腑者有间，录法备参末议。

蜣螂虫、䗪虫、当归须、桃仁、川郁金、川芎、生香附、煨木香、生牡蛎、夏枯草。用大酒曲末二两，加水稀糊丸，无灰酒送三钱。（235页）

按：寒暑劳形，皆令阳气受伤。导致气滞血瘀，壅塞经络。其轻者为聚，初病胀痛无形；重者为积，久则形坚似梗。叶天士指出，初为气结在经，久则血伤入络，具有重要学术价值。其尝论风湿中经为痹，中络为痿。皆从仲景虚劳方中悟出，讲究经络分治。细看本案所用药系治疗右胸胁微突之络病，颇似肝病之纤维增生，故今人仿之用于治疗肝硬化疾病。叶天士说："医不知络脉治法，所谓愈究愈穷矣！"（725页）

四、络病特创治疗法之联合应用

在上述治络诸法的基础上，据证情单独使用或合并使用。

1. 辛温通络法与虫类通络法合并应用

秦：久有胃痛，更加劳力，致络中血瘀，经气逆。其患总在络脉中痹窒耳。医药或攻里，或攻表，置病不理，宜乎无效。形瘦清减，用缓逐其瘀一法。

蜣螂虫炙一两、䗪虫炙一两、五灵脂炒一两、桃仁二两、川桂枝尖生五钱、蜀漆炒黑三钱。用老韭根白捣汁泛丸。每服二钱，滚水下。（595页）

按：此案用川桂枝尖、桃仁、蜀漆、老韭根白之辛温通络与蜣螂虫、䗪虫、五灵脂之虫类通络合并应用。

2. 清热药与虫类通络药联合应用

费：疟邪迫伤津液，胃减不饥，肠燥便红，左胁微坚，有似疟母结聚。当宣络热，以肃余邪。

生地、知母、丹皮、麻仁、生鳖甲。（451页）

顾：左胁有疟母，乃气血交结之故，治宜通络。

鳖甲、桃仁、金铃子、牡蛎、丹皮、夏枯草。（452页）

按：此两案用知母、丹皮、夏枯草、金铃子等清热药与鳖甲、牡蛎等虫类通络药联合应用消磨疟母。

3. 辛润通络法与清润通络法合并应用

黄：左胁骨痛，易饥呕涎，肝风内震入络。

生地、阿胶、生白芍、柏子仁、丹皮、泽兰。（602页）

按：此案是用辛润通络药柏子仁、丹皮、泽兰与清润药生地、阿胶、生白芍合并应用。

程，四八：诊脉动而虚，左部小弱。左胁疼痛，痛势上引，得食稍安。此皆操持太甚，损及营络。五志之阳，动扰不息。嗌干，舌燥，心悸。久痛津液致伤也。症固属虚，但参术归芪补方，未能治及络病。《内经》肝病,不越三法:辛散以理肝,酸泄以体肝,甘缓以益肝。宣辛甘润温之补。盖肝为刚脏,必柔以济之,自臻效验耳。

炒桃仁、柏子仁、新绛、归尾、橘红、琥珀。

痛缓时用丸方:真阿胶、小生地、枸杞子、柏子仁、天冬、刺蒺藜、茯神、黄菊花四两,丸。(600页)

按:此案汤剂属辛润通络法,丸剂属清润通络法,是二法联合应用。

4. 温润通络法与清润通络法合并应用

许,二一:痛为脉络中气血不和,医当分经别络。肝肾下病,必留连及奇经八脉。不知此旨,宜乎无功。

鹿角霜、桑寄生、杞子、当归、沙苑、白薇、川石斛、生杜仲。(618页)

按:此谓"痛为脉络中气血不和,医当分经别络",实际强调本案系络病,所谓"必留连及奇经八脉",八脉奇经即络脉也。故取温润与清润合并应用。

5. 辛温通络法与温润通补法及虫类通络法合并应用

朱,二五:厥阴三疟久延,邪攻肝经络脉,少腹痛渐硬,气串绕阴器筋痛,乃结疝瘕之象。病久,虽少壮不可专于泄气,温肾宣肝为急。

淡苁蓉、归身、枸杞子、炒黑小茴、穿山甲、全蝎。(578页)

按:此案有炒黑小茴香、当归身之辛温,又有淡苁蓉、枸杞子之温润,复有穿山甲、全蝎之虫类通络。前述虫类通络法引陆氏疟母案(578页),则为辛温、温润、温阳、辛香走窜与虫类通络数法合并应用。

五、络病结合六淫虚实治法之灵活运用

大凡六淫七情皆可导致络病。叶天士治疗络病重视整体,明确络病病因病机,按辨证论治的原则,在治络法的基础上,分清标本缓急,辨明阴阳虚实,审察风暑湿燥寒、痰饮毒邪而兼治,立法处方丰富灵活,并视兼症加减处方择药。

1. 络病虚证,则补虚荣络

费,二九:劳力气泄阳伤,胸脘痛发,得食自缓,已非质滞停蓄。然初病气伤,久泄不止,营络亦伤,古谓络虚则痛也。攻痰破气不去病,即伤胃,致纳食不甘,嗳噎欲呕,显见胃伤阳败,当以辛甘温方。

人参、桂枝、茯苓、炙草、煨姜、南枣。(592页)

又:初服旋覆花汤未应。另更医谓是营虚,用参归熟地桂芍炙草,服后大痛。医又转方,用金铃、半夏、桃仁、延胡、茯苓,服之大吐大痛,复延余治。余再议方,谓肝络久病,悬饮流入胃络,致痛不已,议太阳阳明开阖方法。

人参、茯苓、炙草、桂枝、煨姜、南枣。

服苦药痛呕,可知胃虚。以参苓阖阳明;用草桂开太阳,并辛香入络;用姜、枣通营卫,生姜

恐伐肝,故取煨以护元气,而微开饮气也。(394页)

按:本案与上案同是补阳明开太阳以治疗不同的络病虚证。

何:早晨未进饮食,咳逆自下焦上冲,有欲呕之象。虚里左胁,呼吸牵引震动,背部四肢寒冷,入暮心腹热灼,而舌上干辣。夫阳虚生外寒,阴虚生内热。阳属腑气,主乎外卫;阴属脏真,主乎内营。由络血大去,新血未充,谷味精华,不得四布。知味容纳,而健运未能自然。胁右少舒,全系胃络。下焦阴精损伤,中焦胃阳不振。夏至初,阴不主来复。交节络血再动,总是既损难以骤复之征。大意下焦阴阳,宜潜宜固。中焦营卫,宜守宜行,用药大旨如此。至于潜心涤虑,勿扰情志。再于子午参以静功,俾水火交,阴阳偶,是药饵已外工夫,皆培植生气之助。

养营汤去黄芪、远志。(114页)

按:此案"由络血大去,新血未充""下焦阴精损伤,中焦胃阳不振"所致,于是下中交损取其中治,用养营汤去黄芪、远志,补肺脾之气血以充络脉。

李,三十:上年夏季络伤下血,是操持损营,治在心脾。

归脾饴糖丸。(508页)

按:本案络伤下血,是心脾营损,治以补益气血而摄络血。

某:胃痛,得瘀血去而减。两三年宿病复起,食进痞闷。怕其清阳结而成膈。大意益气佐通,仍兼血络为治。

人参、半夏、茯苓、新会皮、木香、生益智、当归、桃仁,水法丸,服三钱。(251页)

按:本案因证虚而兼络滞者,则通补兼治。

程:脉濡无热,厥后右肢偏痿,口喎舌歪,声音不出,此阴风湿晦中于脾络。加以寒滞汤药,蔽其清阳,致清气无由展舒。法宗古人星附六君子汤益气,仍能攻风祛痰。若曰风中廉泉,乃任脉为病,与太阴脾络有间矣。

人参、茯苓、新会皮、香附汁、南星姜汁炒、竹节白附子姜汁炒。(7页)

按:本案脾虚痰中脾络,以补脾益气为主,佐以祛痰通络。

2. 络病实证,治络必调气血

吴,五五:气逆膜胀,汩汩有声,已属络病,难除病根。

老苏梗、生香附、厚朴、白蔻仁、土瓜蒌、桔梗、枳壳、黑山栀。(228页)

按:本案络病以三焦气滞为重,用桔梗、枳壳、厚朴、生香附等理气。

刘氏:乳房为少阳脉络经行之所,此经气血皆少。由情怀失畅而气血郁痹。有形而痛,当治在络。恐年岁加,竟成沉痼。非痈脓之症,以脉不浮数,无寒热辨之。

柴胡、夏枯草、归身、白芍、川贝、茯苓、甘草。(643页)

按:本案气血郁结少阳脉络而成乳癖,用柴胡、夏枯草、川贝母行气散结;当归身、白芍入络和血。

某:脉数坚,伏梁病在络,宜气血分消。

桃仁三钱炒研、郁金一钱、茺蔚子一钱、枳实七分、厚朴一钱、茯苓三钱、通草五分。(235页)

按:本案伏梁病在络,气血兼治。

陈,二七:吐血八日,脘闷胁痛,肢冷。络伤气窒,先与降气和血。

苏子、郁金、杏仁、茯苓、桃仁、降香。（138页）

沈：左胁苓胀，攻触作楚，咳痰带血。无非络中不得宁静，姑进降气通络方。

降香汁、苏子、苡仁、茯苓、橘红、钩藤、白蒺、韭白汁。（139页）

陆：交春分前五日，肝木升旺之候。涎血大吐，胸脘不爽，此久郁气火灼热。神志失守，遂多惊恐。络中之血，随火升气逆而上。当先降其气，不宜寒苦碍阻。

苏子、降香、丹参、查肉、桃仁、郁金、茯苓、黑栀皮。（135页）

按：上案气逆伤络咳血，必降气宁络，降香、紫苏子降气，与郁金、桃仁、丹参等通络药同用。

3. 络病实证，因风邪者，治络兼祛风邪

涂，六二：痛起肩胛，渐入环跳髀膝，是为络虚。

黄芪五钱、于术三钱、当归三钱、茯苓二钱、防己八分、防风根五分、羌活五分。（607页）

吴，三六：筋纵痛甚，邪留正痹。当此天暖，间用针刺以宣脉络。初补气血之中，必佐宣行通络之治。

生黄芪、防风、桂枝、炒黑常山、归身、青菊叶汁。（542页）

邹，五旬又四：阳明脉衰，肩胛筋缓，不举而痛。治当通补脉络，莫进攻风。

生黄芪、于术、当归、防风根、姜黄、桑枝。（608页）

俞氏：寡居一十四载，独阴无阳。平昔操持，有劳无逸。当夏四月，阳气大泄主令。忽然右肢麻木，如堕不举，汗出麻冷，心中卒痛，而呵欠不已，大便不通。诊脉小弱，岂是外感？病象似乎痱中，其因在乎意伤忧愁则肢废也。攻风劫痰之治，非其所宜。大旨以固卫阳为主，而宣通络脉佐之。

桂枝、附子、生黄芪、炒远志、片姜黄、羌活。（5页）

按：以上诸案用黄芪、白术、当归等补络虚；以防风、桂枝、防己、桑枝、羌活等通络脉祛风邪。

4. 络病实证，因火热邪伤肺络，必清宣邪热

某：脉搏数，舌心灰，咳痰有血。频呕络伤，致血随热气上出，仍理气分。

桑叶、花粉、苡仁、川贝、黄芩、茯苓。（98页）

江：积瘀在络，动络血逆。今年六月初，时令暴热，热气吸入，首先犯肺。气热血涌，强降其血。血药皆属呆滞，而清空热气，仍蒙闭于头髓空灵之所。诸窍痹塞，鼻窒息肉。出纳之气，都从口出。显然肺气郁蒸，致脑髓热蒸，脂液自下，古称烁物消物莫如火。但清寒直泄中下，清空之病仍然。议以气分轻扬，无取外散，专事内通。医工遇此法则，每每忽而失察。

连翘、牛蒡子、通草、桑叶、鲜荷叶汁、青菊花叶，临服入生石膏末，煎一沸。（99页）

按：以上二案热伤肺络，以桑叶、天花粉、黄芩、连翘、牛蒡子清宣邪热。

程，四一：脉左弦，右小濡，据病原起于忧郁，郁勃久而化热，蒸迫络脉，血为上溢，凝结成块者，离络留而为瘀也。血后纳食如昔，是腑络所贮颇富。况腑以通为用，血逆气亦上并，漉漉有声。皆气火旋动，非有形质之物。凡血病五脏六腑皆有，是症当清阳明之络为要。至于病发，当治其因，又不必拘执其常也。

枇杷叶、苡仁、茯苓、苏子、桑叶、丹皮、炒桃仁、降香末。（137页）

按：本案阳明气火蒸迫络脉，用枇杷叶、薏苡仁、桑叶、丹皮清阳明之络。

薛妪：大小便不爽，古人每以通络兼入奇经。六旬有年，又属久病。进疏气开腑无效，议两通下焦气血方。

川芎一两醋炒、当归一两醋炒、生大黄一两、肉桂三钱、川楝子一两、青皮一两、蓬术煨五钱、三棱煨五钱、五灵脂醋炒五钱、炒黑查肉一两、小香附醋炒一两。

右为末，用青葱白去根捣烂，略加清水淋滤清汁泛为丸。每日进食时服三钱，用红枣五枚、生艾叶三分，煎汤一杯服药。（288页）

按：本案兼腑实证，加生大黄泄腑。

王，三五：脉右大，温邪震络，咳痰带血。

桑皮、杏仁、山栀皮、花粉、大沙参、石膏。（96页）

顾：饮酒又能纳谷，是内风主乎消烁。当春尽夏初，阳气弛张，遂致偏中于右。诊脉左弦且坚，肌腠隐约斑点，面色光亮而赤，舌胎灰黄。其中必夹伏温邪，所怕内闭神昏，治法以清络宣窍，勿以攻风劫痰，扶助温邪。平定廓清，冀其带病久延而已。

犀角、生地、元参、连翘心、郁金、小青叶、竹叶心、石菖蒲。（324页）

按：以上二案温邪病络，或络病兼热，用沙参、石膏、生地、玄参、犀角、山栀子皮、连翘、竹叶心之类清热之品。

周：稚年痫厥，病发迅速，醒来二便自通。此系阳气拂逆，阻其灵窍。姑与清络宣通方法。

犀角、远志、胆星、黑山栀、元参、菖蒲、连翘、竹叶心。（789页）

按：本案痫厥夹热阻其灵窍，故以清络宣通灵窍为治。

某：伏邪经旬，发热不解，唇焦舌渴，暮夜神识不清，虑其邪陷心胞，有痉厥之变。

犀角、卷心竹叶、鲜石菖蒲、连翘、元参心、浙生地。（789页）

按：本案热入包络，宜透热清宣，防其痉厥之变。

盛，四九：脐上心下热炽，咽喉间陈腐气，遂神昏仆厥，经时汗出而醒，病来口涌血沫，乃膻中热拥，以致心窍受蒙。若非芳香清透，不能宣通络中瘀痹。

生乌犀角一两、天竺黄一两、丹参一两、郁金一两、云茯神一两、石菖蒲五钱、麝香一钱、冰片五分。

各生研，野赤豆皮煎汤泛丸。竹叶汤送下二钱，食后服。（546页）

按：邪热闭塞包络，则清热必合芳香药以通窍络，生乌犀角、竹叶、野赤小豆皮、天竺黄清心化痰，丹参、云茯神活血通络宁神，郁金、石菖蒲、麝香、冰片芳香透窍，合用以收清热通络、开窍醒神之功。

夏令受热，昏迷若惊，此为暑厥，即热气闭塞孔窍所致。其邪入络，与中络同法。牛黄丸、至宝丹芳香利窍可效。（737页）

按：本案热气闭塞孔窍，治以清热合芳香，宣通窍络。

王妪：高年目暗已久，血络空虚，气热乘其空隙，攻触脉络。液尽而痛，当夜而甚，乃热气由阴而上。想外科用酒调末药，必系温散攻坚，因此而痛，虚症可知。

羚羊角、连翘心、夏枯草、青菊叶、全当归、川桂枝、丹皮。（627页）

按：本病由肝木虚热上扰目系血络，用清肝通络法。

徐，二二：脉细数上出，体属阴虚内热。牙痛后，颊车穴闭，口不能张，其病在络。药饵难效，拟进宣通络痹方。

羚羊角、僵蚕、川桂枝尖、煨明天麻、炒丹皮、黑山栀、钩藤。（633页）

按：此病牙痛后络痹，口不能张，亦用清肝通络法。

顾：左胁有疟母，乃气血交结之故，治宜通络。

鳖甲、桃仁、金铃子、牡蛎、丹皮、夏枯草。（452页）

按：本案属邪热病疟阻络，用鳖甲、桃仁、牡蛎通络散结，金铃子、丹皮、夏枯草泄热和阳。

刘，三九：心下痛年余屡发，痛缓能食，渐渐目黄、溺赤。此络脉中凝瘀蕴热，与水谷之气交蒸所致。若攻之过急，必变胀满，此温燥须忌。议用河间金铃子散合无择谷芽枳实小柴胡汤法。

金铃子、延胡、枳实、柴胡、半夏、黄芩、黑山栀、谷芽。（310页）

按：此案肝胆络脉中凝瘀湿热，以致发黄疸病，用柴胡、半夏、黄芩、山栀子、枳实、谷芽疏泄肝胆络脉湿热，合金铃子、延胡索活血通络。

董，十七：色苍能食，脘有积气。两年秋冬，曾有呛血。此非虚损，由乎体禀木火，嗔怒拂逆，肝胆相火扰动阳络故也。

金斛、山栀、郁金、丹参、川贝、苏子、钩藤、茯苓。（100页）

赵，三三：咳逆自左而上，血亦随之。先以少阳胆络治。

生地、丹皮、泽兰、茯苓、降香末、荷叶汁。（99页）

张，三六：耳目昏蒙，甚于午前。此属少阳郁勃之升，呕恶痰血，多是络热。治以开泄，莫投滋腻。

桑叶、丹皮、黑栀、连翘、菊叶、姜皮、川贝、橘红。（100页）

严，四二：脉数涩小结，痰血经年屡发，仍能纳食应酬。此非精血损怯，由乎五志过动，相火内寄肝胆，操持郁勃，皆令动灼，致络血上渗混痰火。必静养数月方安，否则木火劫烁，胃伤减食，病由是日加矣。

丹皮、薄荷梗、菊花叶、黑栀、淡黄芩、生白芍、郁金、川贝。（100页）

陆：鼻左窍有血，左肩胛臂痛，皆君相多动，营热气偏，脉得右虚左数。先以清肝通络。

丹皮、山栀、羚羊角、夏枯草、蚕砂、钩藤、连翘、青菊叶。（409页）

按：以上呛血、咳血、衄血，皆是肝胆相火扰动阳络，治以开泄清络。

刘，六一：郁怒，肠红复来，木火乘腑络，腹中微痛。议与和阴。

冬桑叶、丹皮、生白芍、黑山栀、广皮、干荷叶边、生谷芽。（505页）

按：本案则是木火扰动肠腑阴络，议与和阴清络。

5. 络病实证，若湿邪病络，或络病而兼湿邪治法

吴，三六：壮年形伟，脉小濡，恶闻秽气，食入呕哕。缘阳气微弱，浊阴类聚，口鼻受污浊异气，先入募原。募原是胃络分布，上逆而为呕吐。此病理标者，用芳香辟秽，扶正气治本，以温

上通阳。

藿香、草果、公丁香、茯苓、厚朴、砂仁壳、广皮、荜拨。（265页）

按：本案湿浊先入募原，治必化湿通阳，利小便以祛湿浊。药如藿香、草果等。

又：湿痹，脉络不通，用苦温渗湿小效。但汗出形寒泄泻，阳气大伤，难以湿甚生热例治。通阳宣行以通脉络，生气周流，亦却病之义也。

生于术、附子、狗脊、苡仁、茯苓、草薢。（530页）

按：湿痹，脉络不通，必健脾阳去湿邪以通络脉。

6. 络病实证，其因痰饮者治法

陆，二五：病起忧虑上损，两年调理，几经反复。今夏心胸右胁之间，常有不舒之象，此气血内郁少展，支脉中必有痰饮气阻。是宣通流畅脉络，夏季宜进商矣。

天竺黄、茯神、郁金、橘红、远志、石菖蒲、丹参、琥珀、竹沥法丸。（403页）

叶：初春肝风内动，眩晕跌仆，左肢偏痿，舌络不和，呼吸不爽。痰火上蒙，根本下衰，先宜清上痰火。

羚羊角、茯苓、橘红、桂枝、半夏、郁金、竹沥、姜汁。（17页）

陈：脉左数，右弦缓有年，形盛气衰。冬春之交，真气不相维续，内风日炽，左肢麻木不仁，舌歪言謇，此属中络。调理百日，戒酒肉，可望向愈。

羚羊角、陈胆星、丹皮、橘红、连翘心、石菖蒲、钩藤、川斛。（16页）

汪：惊恐，阳升风动，宿痫遂发。吐痰，呕逆，不言，络脉失利也。

羚羊角、石菖蒲、胆星、远志、连翘、钩藤、天麻、橘红。（564页）

按：以上诸案，或因痰饮气阻，或因痰火类中，则以天竺黄、远志、石菖蒲、半夏、竹沥、姜汁等化痰祛饮之药清化痰热而通血络。

7. 络病实证，因燥邪者治必润之

某：上燥治气，下燥治血，此为定评。今阳明胃腑之虚，因久病呕逆，投以辛耗破气，津液劫伤，胃气不主下行，致肠中传送失司。经云：六腑以通为补。半月小效，全在一通补工夫，岂徒理燥而已？议甘寒清补胃阴。

鲜生地、天冬、人参、甜梨肉、生白蜜。（363页）

按：此案久病呕逆，复投以辛耗破气，胃之膜络津液劫伤，致肠中传送失司，胃气反逆而呕。故用鲜生地、天冬、甜梨肉、生白蜜润燥生液，肠腑得润而下行，乃谓是"通补工夫"，不徒以理燥视之。

费：疟邪迫伤津液，胃减不饥，肠燥便红，左胁微坚，有似疟母结聚。当宣络热，以肃余邪。

生地、知母、丹皮、麻仁、生鳖甲。（451页）

按：本案疟邪伤津，肠燥便红，左胁微坚，用生地、火麻仁、知母润燥，清络热，合生鳖甲、丹皮入络散结。

8. 络病实证，因寒重者治法

朱，五二：左乳傍痛绕腰腹，重按得热少缓，此属阴络虚痛。十一年不愈，亦痼疾矣。

当归三钱、肉桂一钱、小茴七分、丁香皮五分、茯苓二钱、淡干姜一钱。（598页）

昌，二四：三疟皆邪入阴络，故汗下为忌。经年疟罢，癥瘕疟母，仍聚季胁。邪攻血气之结，攻逐瘀聚，升降以通阴阳，乃仲景成法。但诊脉细微，食减神衰，攻法再施，恐扰中满。前与温补通阳颇安，然守中之补，姑缓为宜。

人参、当归、淡附子、淡干姜、茯苓、肉桂、鳖甲胶丸。（456页）

按：以上二案皆属络虚寒重，通络更加淡附子、淡干姜、小茴香、肉桂等温阳逐寒之品。

9. 络病实证，因毒邪入络治法

陈：脉左数实，血络有热，暑风湿气外加，遂发疹块，壅肿瘙痒，是属暑疡。

杏仁、连翘、滑石、寒水石、银花、晚蚕砂、黄柏、防己。（644页）

按：案为暑疡，用清暑化湿解毒之品，治疗血络之邪。

王，四五：痛久，屈伸不得自如，经脉、络脉呆钝，气痹血瘀，郁蒸上热，旬日频频大便，必有血下。复喘促烦躁，不饥不食，并无寒热汗出，全是锢结在里，欲作内痈之象。部位脐左之上，内应乎肝。痛者，壅也。血结必入于络，吐痰口气皆臭，内痈已见一班矣。

炒桃仁、新绛、降香末、野郁金汁、紫菀、冬瓜子、金银花。（647页）

按：以清热祛痰，解毒活络，治疗内痈。

李，六四：初病湿热在经，久则瘀热入络。脓疡日多未已，渐至筋骨热痛。《金匮》云：经热则痹，络热则痿。数年宿病，勿事速攻。

犀角、连翘心、元参、丹参、野赤豆皮、细生地、姜黄、桑枝，午服。夜服蒺藜丸。（645页）

按：清络解毒舒筋，治疗脓疡多日未已，渐至筋骨热痛。

又：能食，二便通调，脏腑无病。初因脓疮，疮愈有泡，自面及肢体，至于右指掌屈伸皆痛，为脉络留邪，以致隧道为壅。前方辛凉入血，先开后降，已得小效。今制清脉络壅热，藉酒力以引导。通复营卫，亦一法也。

银花、连翘、犀角、生大黄、荆芥、丹皮、黄芩、川芎、当归、泽兰、羚羊角、大豆黄卷，用无灰酒十斤浸。（639页）

按：清热解毒通络，治疗脓疮未愈，出现自面及肢体至于右指掌屈伸皆痛等症。其治络用解毒药，如金银花、连翘、荆芥、丹皮、黄芩等。

10. 络病因土木失和，有辛通与酸苦合用法

芮：前议肝病入胃，上下格拒。考《内经》诸痛，皆主寒客。但经年累月久痛，寒必化热。故六气都从火化，河间特补病机一十九条亦然。思初病在气，久必入血。以经脉主气，络脉主血也。此脏腑经络气血，须分晰辨明，投剂自可入彀。更询初病因惊，夫惊则气逆。初病肝气之逆，久则诸气均逆，而三焦皆受，不特胃当其冲矣。谨陈缓急先后进药方法。《厥阴篇》云：气上撞心，饥不能食，欲呕，口吐涎沫。夫木既犯胃，胃受克为虚。仲景谓制木必先安土，恐防久克难复，议用安胃一法。

川连、川楝子、川椒、生白芍、乌梅、淡姜渣、归须、橘红。（194页）

周，三一：两胁痛，尤甚于左，呕吐蛔虫，年前好食生米，此饥饱加以怒劳，胃土不和。肝木

来犯。试观幼稚有食米麦泥炭者,皆里滞久聚,初从湿热郁蒸而得。宜和阳宣腑,辛窜通络。湿去热走,腑络自和。

川连、干姜、桂枝、金铃子、延胡、芦荟、白芍、枳实,乌梅丸服三钱。(272 页)

按:以上二案即酸苦泄热合辛窜通络合用,药如白芍、乌梅之酸,合川黄连、川楝子之苦;再与桂枝、川椒、干姜、当归须之辛,共同治疗肝木乘土之证。

郭:脉弦,心中热,欲呕,不思食,大便不爽,乃厥阴肝阳顺乘胃口,阳明脉络不宣,身体掣痛,当两和其阳。酸苦泄热,少佐微辛。

川连、桂枝木、生牡蛎、乌梅、生白芍、川楝子。(194 页)

按:一般来说,酸涩苦寒药与络病不宜,但若与辛味药同用,则又得流通治络之妙,以上诸案皆是此用法。

六、治络法用药之引经报使

在治络病方法中,叶天士注意应用引经报使,以达到直入病所的目的。

王:远行劳动,肝肾气乏。不司约束,肛门痛坠。若是病症,初起必然寒热。排毒药味,苦辛寒燥,下焦阴阳再伤。二便皆涩,此为癃闭。背寒烦渴,少腹满胀,议通厥阴。

老韭根、穿山甲、两头尖、川楝子、归须、小茴、橘红、乳香。(289 页)

按:本案应用两头尖、川楝子、小茴香,皆入足厥阴肝络。

盛,四九:脐上心下热炽,咽喉间陈腐气,遂神昏仆厥,经时汗出而醒。病来口涌血沫,乃膻中热拥,以致心窍受蒙。若非芳香清透,不能宣通络中瘀痹。

生乌犀角一两、天竺黄一两、丹参一两、郁金一两、云茯神一两、石菖蒲五钱、麝香一钱、冰片五分。

各生研,野赤豆皮煎汤泛丸。竹叶汤送下二钱,食后服。(546 页)

按:本案应用冰片、石菖蒲、郁金,皆入手厥阴心包络。

七、治络用药禁忌

1. 治络用药有刚柔之辨

如谓"辛温香燥皆刚"(492 页王)。辛香属刚性药,能通气血,但辛香有耗气血伤津液的副作用,故叶天士强调"络虚……辛香破气,忌进"(617 页又);"通血络润补,勿投燥热劫液"(617 页汪);"凡久恙必入络,络主血,药不宜刚"(394 页施);"久病已入血络,兼之神怯瘦损,辛香刚燥决不可用"(600 页沈)。以辛味为主,以柔润为辅。

2. 单纯苦寒及酸涩与络病不宜

其谓"络中之血随火升气逆而上,当先降其气,不宜苦寒碍阻"(135 页陆),酸涩有碍流通,不宜络病,等等。

3. 络病痹阻,慎用滋腻

其一,"医人不晓八脉之理,但指其虚……柔如地味,皆非奇经治法"(669页某);其二,"清热滋阴之治,力量不能入络"(140页方),谓滋阴柔腻不能入络通痹;其三,"肝络凝瘀……乱投滋阴腻浊之药,恐胃气日减,致病渐剧"(135页蔡),防止滋腻碍胃,加重络病。

八、制剂与服药禁忌

1.络病制剂

叶天士治络主煎剂与丸剂,煎剂约占十分之七,而此类络病多非有形癥瘕结聚,故取煎剂"汁清,易循行经络"(《雷公炮制药性解、珍珠囊补遗药性赋合编》)。其次应用丸剂,丸者,缓也。部分丸剂以韭汁赋形,取其"易化"。若络病日久,而成积聚、癥瘕,应用鳖甲煎丸等,取其"迟化而气循经络",缓磨通络消积。

2. 络病注意饮食与情志调节

席:经几年宿病,病必在络。痛非虚症,因久延体质气馁;遇食物不适;或情怀郁勃,痰因气滞,气阻血瘀,诸脉逆乱,频吐污浊而大便反秘。医见呕吐肢冷,认为虚脱,以理中加附子温里护阳。夫阳气皆属无形,况乎病发有因,决非阳微欲脱。忆当年病来,宛是肝病,凡疏通气血皆效。其病之未得全好,由乎性情食物居多,夏季专以太阴阳明通剂。今痛处在脘,久则瘀浊复聚。宜淡味薄味清养,初三竹沥泛丸仍用。早上另立通瘀方法。

苏木、人参、郁金、桃仁、归尾、柏子仁、琥珀、茺蔚、红枣肉丸。早服二钱。(595页)

按:几年宿病在络,况痛处在胃脘,故除药物治疗外,更"宜淡味薄味清养"。

又:夏月进酸苦泄热,和胃通隧,为阳明厥阴治甚安。入秋凉爽,天人渐有收肃下降之理。缘有年下亏,木少水涵,相火内风旋转,熏灼胃脘,逆冲为呕;舌络被熏,则绛赤如火。消渴便阻,犹剩事耳。凡此仍属中厥根萌,当加慎静养为宜。

生鸡子黄一枚、阿胶一钱半、生白芍三钱、生地三钱、天冬去心一钱、川连一分生。上午服。(15页)

按:本案相火逆冲,有中厥之虑,用药滋水涵木,并注意饮食与情志调节。

孙,二三:形瘦脉数,寸口搏指。浮阳易动上冒,都属阴精不旺。辛胃纳尚佳,数发不致困顿。然须戒酒淡欲,怡情静养。水足火不妄动,络血自必宁静矣。

六味加龟甲秋石。(107页)

按:本案咯血,用滋阴潜阳法,并嘱咐"须戒酒淡欲,怡情静养",结合情志调节,才能取得宁络止血之效。

【结语】

本章对叶天士络病学术之形成作了理论讨源,认为其学术理论是在继承经典并结合自我临床医疗实践中产生的。其络病医案虽然分布零散,但细究其络病思想却自成系统。叶天士对络病的概念明确,从络病之病因、病理、病位、症状体征、治疗原则、特创络病治疗六法、络病一般治疗法、灵活应用法、治络用药之引经报使、络病治疗用药禁忌、络病制剂与服药禁忌等多方面,征引叶天士医案并作了较为详细论述。纵观叶天士络病治疗涉及临床各科,运用叶天士络病理论与经验对现代一些疑难疾病治疗可能具有借鉴与指导作用。若读者善悟,还可以扩大其应用范围,继承创新,为中医学添砖加瓦。

参考文献:孙仲康,孙孝洪.对叶天士治络法的探讨[M]//浙江中医药副刊:叶天士学说研究专辑(一). 杭州:浙江中医杂志社,1979:24-29.

第五章　叶天士奇经八脉证治讨源

叶天士在对经典理论奇经八脉认识的基础上,娴熟地运用奇经理论于临床实践,丰富了中医辨证治疗方法。本章拟对其学术观点及治疗特色进行深入讨源,整理其治疗经验,彰明其学术,期望进一步推进这一学术的研究与发展。

第一节　叶天士奇经理论讨源

叶天士在临床上应用奇经八脉辨证首先基于对八脉的生理病理认识,其次是对方药的组织与运用,故分为二段探讨之。

一、生理病理理论的建立、应用与传承

奇经学说始见于《黄帝内经》,《黄帝内经》对奇经八脉循行及生理病理证候有初步述及。如论奇经循行,《素问·刺腰痛》云:"阳维之脉,脉与太阳合腨下间,去地一尺所。"又如《灵枢·五音味》云:"冲脉、任脉,皆起于胞中上循背里,为经络之海。"论奇经生理,《素问·上古天真论》云,女子"二七而天癸至,任脉通,太冲脉盛,月事以时下,故有子……七七任脉虚,太冲脉衰少,天癸竭,地道不通,故形坏而无子也"。肾主精,肝主血,已揭示了冲任脉与肝肾的密切关系。论奇经疾病,《素问·骨空论》说,"任脉为病,男子内结七疝,女子带下瘕聚""冲脉为病,逆气里急",则病关肝胃。脾胃为后天之本、气血生化之源,无论脏腑十二经还是奇经,都依赖脾胃的后天滋养,可见冲任与脾胃有着密切关系,但论述皆零散而乏系统。至《难经》首创奇经之名,确立了奇经八脉的含义和内容,系统阐发了奇经八脉的起点和循行路径及其病证,初步建立起奇经理论体系。特别是有关奇经病证的论述,给后世以极大影响。《脉经》详述了奇经脉象与病证,推动唐宋医家不断深化对奇经理论的研究,探索奇经临床应用的原则和方药,发挥其要旨大义,使奇经理论得以充实。至明代,医药学家李时珍上考坟典,下及百家,发《灵枢》《素问》之秘旨,著成《奇经八脉考》,对八脉循行重加考订,并述生理功能,病理反应以及治疗方药等,奇经证治始有较清晰的阐明。至清叶天士,深达《内经》《难经》之旨,广采前贤经验,深刻认识奇经八脉病理,在其丰富的临证实践中,治病每多讲究奇经。如"阳维为病苦寒热……八脉隶乎肝肾。一身纲维。八脉乏束固之司"(654页朱);"产后下元阴分先伤,而奇经八脉皆丽于下。肝肾怯不固,八脉咸失职司。经旨谓阳维脉病苦寒热,阴维脉病苦心痛"(700页郭);"今月事不来,夫冲任血海,皆属阳明主司……以理胃阳为务"(657页朱);"脾胃阳伤,中气愈馁,冲脉乏血贮注,泅有诸矣"(658页王);"病在冲脉,从厥阴阳明两治"(651页秦),等等,明确了八脉隶乎肝肾,八脉又依附阳明,脾胃旺盛则八脉充实,脾胃虚衰则八脉空虚,叶天士这些观点显然皆据经文而来。叶天士应用奇经辨证于临床,如经、带、胎、产、亡血、遗精、阳痿、不孕、不育、淋浊、久痢、久泻、脱肛、便血、厥证、虚劳、心痛、血痹、痃癖、癥瘕、腰痛、足痿、眩晕、失眠、癫病、寒热等诸多疾病,皆按证候密切联系脏腑,以奇经八脉立法组方施治。

如"张,二四:脏阴久亏,八脉无力,是久损不复。况中脘微痛,脐中动气。决非滋腻凉药可服,仿大建中之制。温养元真,壮其奇脉,为通纳方法。人参、生于术、炙草、茯苓、熟地、淡苁蓉、归身、白芍、真浮桂、枸杞、五味,蜜丸。服四钱。"(52 页)此案八脉无力,中脘微痛,脐中动气。为脏阴久亏,久损不复所致。治疗从脾胃、肝肾入手,一者仿大建中汤温中补虚之制,用人参、生白术、炙甘草、茯苓、真浮桂温脾暖冲缓急;二者用熟地、淡苁蓉、当归身、白芍、枸杞子、五味子补养肝肾精血脏阴,使能灌溉八脉,共奏温养元真,壮其奇脉之效。

又如"某,三八:舌白,身痛,足跗浮肿,从太溪穴水流如注。此湿邪伏于足少阴,当用温蒸阳气为主。鹿茸、淡附子、草果、菟丝子、茯苓。"(360 页)此案身痛,足跗肿,太溪穴水流如注,认为是足少阴肾阳蒸化无权,水湿泛滥所致。吴鞠通云:"湿伏少阴,故以鹿茸补督脉之阳。督脉根于少阴,所谓八脉丽于肝肾也;督脉总督诸阳,此阳一升,则诸阳听令。附子补肾中真阳,通行十二经,佐之以菟丝,凭空行气而升发少阴,则身痛可休。独以一味草果,温太阴独胜之寒以醒脾阳,则地气上蒸天气之白苔可除;且草果,子也,凡子皆达下焦。以茯苓淡渗,佐附子开膀胱,小便得利,而跗肿可愈矣。"(《温病条辨·下焦篇·寒湿》)其将此方取名鹿附汤,联系奇经与正经解释组方意义,颇得叶天士心法。但将此案作为温病并改编收入《温病条辨》,则属牵强。

故龚商年评叶天士说:"至于奇经八脉,为产后第一要领。盖八脉丽于下,产后阴分一伤,而八脉自失所司。温补镇摄,在所必先。无奈世人罕知,即有一二讲论者,终属影响模糊。惟先生于奇经之法,条分缕析,尽得其精微。如冲脉为病,用紫石英以为镇逆;任脉为病,用龟板以为静摄;督脉为病,用鹿角以为温煦;带脉为病,用当归以为宣补。凡用奇经之药,无不如芥投针。"(719 页)此虽针对《临证指南医案》中产后医案所评,但从中可以窥见叶天士对于奇经八脉疾病治疗已自成一家。

二、方药的组织与运用

再就组方用药论之,《黄帝内经》开创了针灸疗法与药物治疗,如《灵枢·邪客》治阳跷脉满目不瞑用半夏汤。又如《素问·腹中论》记载,因大脱血,或醉入房,中气竭,肝伤,以致月事衰少不来之血枯病,用四乌鲗骨一蔍茹丸,皆为代表方剂。其中乌贼骨、鲍鱼、雀卵等药物,辛咸温润,味厚气浊,能入下焦,开后世用动物血肉有情之品入奇脉治病之先河。

张仲景继承并发展之,如治疗妊娠下血之胶艾汤,调补冲任,固经止血。治疗妊娠冲任虚寒腹痛从脾肾着手,用附子汤以暖胞寒。治疗妊娠冲气上逆之呕吐不止,从阳明胃用药之干姜半夏人参丸。治疗冲气上逆之奔豚气从厥阴太阴入手之奔豚汤。从太阴而用甘姜苓术汤治带脉的肾著病等等,丰富了奇经八脉疾病的治疗方法。

唐代孙思邈在奇经用药方面有较大发展,如用小牛角腮散(牛角腮、鹿茸、当归、禹余粮、干姜、续断、阿胶、乌贼骨、龙骨、赤小豆)治"伤冲任下血";用阿胶散(阿胶、乌贼骨、当归、芍药)治"妇人下血";用鲍鱼汤(鲍鱼、阿胶、当归、艾)治"妇人漏血崩中";用猪肾汤(猪肾或羊肾、香豉、白粳米、葱白)治"产后虚羸、喘乏、乍寒乍热"等症,即产后奇脉虚损,冲气不纳,阳维失调之候。

宋代许叔微有内补丸(熟地、当归)"治妊娠冲任脉虚",补血安胎。又用紫石英丸(紫石英、禹余粮、人参、龙骨、牡蛎、杜仲、远志、苁蓉、泽泻、石斛、川乌、桂心、桑寄生、当归、五味子、甘草、干姜)治月经或前或后,或多或少等。上述动物药通补阴阳,如鹿茸、阿胶、鲍鱼、猪肾、羊肾、乌贼骨;镇固收摄药如紫石英、禹余粮、龙骨、牡蛎等,皆为后世治奇经之常用药。

再看叶天士奇经八脉用药观点。奇经八脉有络脉之称。如阳跷为足太阳经之别络,阴跷为足少阴经之别络。《灵枢》论跷脉,谓男子以阴跷为络,女子以阳跷为络。《难经·二十六难》有云:"阳络者,阳跷之络也;阴络者,阴跷之络也。"因此,奇经具有络脉的特点。就奇经本体而观之,其发于肾下胞中,远离脏腑经脉,脉道迂回深远,形同络脉而细小。故叶天士治疗奇经疾病,谓"奇经为病,通因一法,为古圣贤之定例"(690页)。常根据此论治疗络病,或逐其邪,或补其虚,以流通之药投之,使能通达于细小深远之病所。以补为体,以通为用,始终符合奇脉生理特点。

在张仲景、孙思邈等经验的基础上,叶天士奇经证治用药之观点可以归纳如下。八脉实证用药当分风、寒、湿、热、气滞、血瘀、痰阻等。祛风如桂枝、防风等药;入络搜风如全蝎、蜈蚣等药;散寒如羌活、独活、细辛、藁本、生姜、附片等药;祛湿如艾叶、苍术、茯苓、泽泻、鹿衔草、威灵仙等药;清热如栀子、黄芩、大黄、石膏、赤芍、丹皮等药;调气如香附、木香、青皮、橘皮、降香、枳壳等药;行血如当归、川芎、泽兰、郁金、红花、桃仁、灵脂、蒲黄、䗪虫、虻虫等药;祛痰如半夏、远志、南星、杏仁等药。凡此之类,或辛香流动,或走窜入络,能深入奇经祛除病邪。故叶天士说:"故奇脉之结实者,古人必用苦辛以及芳香以通脉络。"(690页)

八脉虚证,治宜补养,要以通补为法,切忌敛涩呆补,否则难以通达迁远之病所。故叶天士说:"其虚者,必辛甘温补,佐以流行脉络。务在气血调和,病必全愈。"(690页)今以络脉失养,是用补方中,宣通八脉为正,即强调宣畅通补。

病至八脉,每多阴阳虚衰证候,通补八脉,有气血阴阳之别。如黄芪、人参等能补其气;熟地、当归能养其血;生地、石斛能滋其阴;肉桂、附子能补其阳。八脉皆赖阴血涵养,若八脉阳虚,补阳须顾其阴,避免温热刚燥之品,恐再损其阴。"阳药若桂附刚猛,风药若灵仙、狗脊之走审,总皆劫夺耗散,用柔阳辛润通补方妥"(《叶氏医案存真·卷一》)。柔阳辛润药如鹿茸、麋茸、枸杞子、补骨脂、杜仲、菟丝子、巴戟天、怀牛膝之类。至若八脉阴虚,用滋阴药,若无滑脱之证,则应舍酸收,如山茱萸、五味子等品;用凉润药应避免苦寒,如知母、黄柏等。叶天士指出:"夫精血皆有形,以草木无情之药为补益,声气必不相应。桂附刚愎,气质雄烈;精血主脏,脏体属阴,刚则愈劫脂矣。至于丹溪虎潜法,潜阳坚阴,用知柏苦寒沉著,未通奇脉。"(50页)若"不晓八脉之理,但指其虚。刚如桂附,柔如地味,皆非奇经治法"(669页)。唯八脉失摄,如冲任紊乱,带脉失约,精血不固者,乃视情而用收引固涩法,药如乌贼骨、茜草炭、煅龙骨、煅牡蛎、山茱萸、五味子、禹余粮、赤石脂等等。

治疗奇经八脉病,在辨证的基础上,确立治法,或以通补为主,或以逐邪为主,或补泻兼施。叶天士根据典籍及前贤方药经验而取舍并发扬之,多自组新方,扩充用药,而所用药物原则,则不越上述内容。后学临证施方择药,必善于权衡以行。

第二节　叶天士奇经证治病案选评

叶天士应用奇经八脉辨证治疗诸种疾病临床验案丰富,据病案分析,有一脉独病者,有数脉同病者,故叶天士常说,"乃八脉空乏之征"(714页),"奇经冲任跷维诸脉,皆肝胃属隶"(655页),"是奇经八脉损伤"(716页),皆八脉笼统而言之。奇经八脉为病,以慢性不足虚损者居多,急性实证较少,其中虚实夹杂者又恒见之。兹以阴维、阳维、阴跷、阳跷、冲、任、督、带八脉分类,各举数案以见其运用之灵活与治疗技巧。

一、阴维脉病证治

某:痛久入血络,胸痹引痛。

炒桃仁、延胡、川楝子、木防己、川桂枝、青葱管。(297页)

按:《难经·二十九难》云:"阴维为病苦心痛。"本案谓"胸痹引痛",因"痛久入血络"所致。血络者何? 阴维之络也,颇似今之冠状动脉狭窄所致之心绞痛。方用川桂枝、青葱管、炒桃仁辛以入络,活血通痹;延胡索、川楝子乃《活法机要》之金铃子散,为治疗厥心痛之效方;木防己,《本经》谓其味辛,《别录》谓其能解"挛急……利九窍",后世《本草再新》谓其"破血",今人研究汉防己甲素有增加冠状动脉流量的作用。诸药合用能入阴维血络活血通痹去痛,不失为治疗心痛之良方。

华,四六:因劳胸痹,阳伤清气不运。仲景每以辛滑微通其阳。

薤白、瓜蒌皮、茯苓、桂枝、生姜。(295页)

按:李时珍《奇经八脉考》引张洁古云:"阴维为病苦心痛,治在三阴之交……独以三阴温里之药治之。"本案胸痹,诊为清阳不运所致,亦阴维脉病心痛也。张仲景治疗胸痹有瓜蒌薤白桂枝汤诸方,皆属辛滑通阳之剂。故用其法,通行阴维脉络之阳气而解除心痹。

王:胸前附骨板痛,甚至呼吸不通,必捶背稍缓。病来迅速,莫晓其因。议从仲景胸痹症,乃清阳失展,主以辛滑。

薤白、川桂枝尖、半夏、生姜,加白酒一杯同煎。(295页)

按:此病胸前板痛,与上案相似,而痛"必捶背稍缓",实证也。故治疗亦用仲景法,主以辛滑。

谭,三五:心痛引背,口涌清涎,肢冷,气塞脘中。此为脾厥心痛,病在络脉,例用辛香。

高良姜、片姜黄、生茅术、公丁香柄、草果仁、厚朴。(585页)

按:李时珍《奇经八脉考》引张洁古云:"阴维为病苦心痛,治在三阴之交,太阴证,则理中汤。"本案病在络脉心痛引背,是阴维心痛。然又"口涌清涎,肢冷,气塞脘中",故诊为"脾厥心痛",而从太阴着手用药。以生茅术、高良姜、公丁香柄、草果仁、厚朴诸味辛苦燥脾温中,辛香行气；片姜黄一味引入阴维络脉，入心治血，得太阴阳和，阴维络通而愈。

朱：重按痛势稍衰。乃一派苦辛燥，劫伤营络，是急心痛症。若上引泥丸，则大危矣，议用金匮法。

人参、桂枝尖、川椒、炙草、白蜜。（585 页）

按：本案为急心痛症，前医不辨虚实，误用一派苦辛燥药，劫伤营络。阴维失养，"重按痛势稍衰"，是为虚证。张仲景治疗胸痹心痛有人参汤补法，故改弦更张，以人参、炙甘草、白蜜补气滋养营阴；合桂枝尖、川椒辛通阴维脉络。标本兼顾，其病可愈。

唐妪：右后胁痛连腰胯，发必恶寒逆冷，暖护良久乃温。此脉络中气血不行，遂至凝塞为痛。乃脉络之痹症，从阳维阴维论病。

鹿角霜、小茴、当归、川桂枝、沙苑、茯苓。（532 页）

按：《脉经·平奇经八脉病》曰："诊得阴维如贯珠者，男子两胁实，腰中痛。"此案阴维脉络中气血不行，遂至凝塞为痛。用鹿角霜、川桂枝、沙苑子、小茴香温通阴维脉络之气，当归养血和血，茯苓引入奇经。能解阴维脉络之滞塞而愈痹痛。

二、阳维脉病证治

沈：背寒鼓栗而后发热，二便颇利，并不渴饮。入暮倚枕，气自下冲，呛咳不已。脉空大，按之不鼓。肌消神铄，是烦劳抑郁伤阳。寒热戌起丑衰，解时无汗，非外感表病显然。温养营分，立方参入奇脉。宗阳维为病苦寒热之例。

川桂枝、鹿角霜、当归、炙草、生姜、南枣。（《种福堂公选良方·续医案》）

按：烦劳抑郁伤阳，其病肌消神铄，背寒鼓慄而后发热，气冲呛咳，脉空大，病属阳维主司卫气功能失调导致。方用川桂枝、鹿角霜、炙甘草入阳维而益卫平冲；当归养血；生姜、大枣调和营卫，以复奇脉之职。

董：脉数色夺，久嗽经闭；寒从背起，热过无汗。此非疟邪，由乎阴阳并损，营卫循行失其常度。经云：阳维为病苦寒热矣。症属血痹成劳为难治，痹阻气分，务宜宣通。

生鹿角、川桂枝木、当归、茯苓、炙草、姜、枣；另回生丹二服。（662 页）

按：久嗽以致经闭，寒从背起，热过无汗，脉数色夺，应属肺病成痨，损耗阴阳而病及奇经，阳维失调，冲任失职故发诸症。用生鹿角、川桂枝木、茯苓、炙甘草益气通阳；当归养血；生姜、大枣调和营卫，以复奇脉之职。回生丹具有养血活血消瘀作用，有助于虚损羸瘦，面黄经闭，宣通奇脉闭阻。

全娘娘：少腹酸郁不和，据述因寒湿而起。缘产后精采不复，冲任已空，跷维不摄。经言：阳维为病苦寒热矣。若云疟邪，焉有三五日休息而至。盖脉络空乏，须填补孔隙。区区滋清之补，与产后奇脉之病迥殊，故不获效。

人参、紫石英、炒归身、鹿角霜、炒杞子、茯苓，接服斑龙丸加参。（《种福堂公选良方·续医案》）

按：产后不复，又因寒湿，发少腹酸郁不和，三五日便有寒热诸症。诊为冲任已空，阳维失调所致。用人参、紫石英、鹿角霜、茯苓通补冲任阳维之阳气;炒当归身、炒枸杞子补益阴血。接服斑龙丸加人参,温补元阳精血,续入奇脉孔隙而愈病。

某:营虚寒热,咳血,经闭。

当归、炒白芍、丹参、枣仁、远志、茯苓、炙草、广皮、桂圆肉。(663页)

按:咳血,经闭,又见寒热,是营虚病及阳维主司卫气功能失调导致。用当归、炒白芍、丹参养营通闭;远志、酸枣仁、龙眼肉止咳安神;炙甘草、陈皮、茯苓通补阳明。俾营血充而灌输阳维任脉,得经血通而寒热除。

顾,三一:潮热经阻,脉来弦数。营血被寒热交蒸,断其流行之机。即为干血劳瘵,非小恙也。

桂枝三分、白芍一钱半、阿胶一钱半、生地三钱、炙草四分、麦冬一钱半、大麻仁一钱。(663页)

按:病潮热经阻,脉来弦数,此阳维失司,任脉不通所致。用桂枝、白芍入阳维而调营卫;阿胶、生地、麦冬、大麻仁(即火麻仁)养营血而益任脉;炙甘草调和诸药。乃奇经辨证所用方药。

吴,五二:平昔饮酒,夏令再受地湿之感,内外湿邪伤阳,阻遏气机流行,遂致一身尽肿。针刺出水,消瘰复肿。皆由阳气已衰,水湿无以分逐。苟非气雄通阳,阴凝何以走泄?所服八味汤,仅温煦肾阳,与阳维不合。

川乌、附子、生白术、茯苓、木香、黑豆皮。(《种福堂公选良方·续医案》)

按:《素问·刺腰痛》云:"阳维之脉令人腰痛,痛上怫然肿。"说明阳维脉病可令人水肿。本案一身尽肿,针刺出水,消瘰复肿。虽服肾气八味汤,但不入奇经阳维脉,故病不愈。转用川乌、附子温阳通经;生白术、茯苓、黑豆皮胜湿利水;木香行气,使入阳维而去病。

范,二一:父母弱症早丧,禀质不克充旺。年二十岁未娶,见病已是损怯。此寒热遇劳而发,即《内经》阳维脉衰,不司维续护卫包举,下部无力,有形精血不得充涵筋骨矣。且下元之损,必累八脉。此医药徒补无用。

鹿茸、杞子、归身、巴戟、沙苑、茯苓、舶茴香,羊肉胶丸。(50页)

按:先天不足,案谓"有形精血不得充涵筋骨",其必有遗精、腰酸骨软诸症,故云"下元之损,必累八脉",遇劳而发寒热之苦也。是病及阳维,失护卫之权。方以鹿茸、枸杞子、巴戟天、沙苑子、舶茴香温养奇阳;当归身、羊肉胶补益精血;茯苓引诸药入下焦奇脉。俾阳维得涵,而寒热可释。

周,五十:阳维脉循行外踝,遇劳形办事,环跳胻骨酸麻而痛。丹溪云:麻为气虚。盖年力已衰,不得安养怡悦。《痿论》云:意伤肢欲废矣。且痛处肉消行瘰,无肿赤之象。此气血不布涵濡筋骨,不足之症,比比然。

生精羊肉、虎胫骨、肉苁蓉、枸杞子、沙苑、巴戟肉、牛膝、当归、川石斛。(《种福堂公选良方·续医案》)

按:《脉经·上阳跷阴跷带脉》云:"两阳维脉在外踝绝骨下二寸。"又云:"从少阴斜至太阳,是阳维也,动,苦肌肉痹痒。"年老肌肉消瘦,不耐劳作,肝肾亏虚,八脉失濡,阳维脉络失养,故发环跳胻骨酸麻而痛。以生精羊肉、当归补精血,养肌肉;肉苁蓉、枸杞子、沙苑子、川石斛补肝肾而益奇脉濡筋骨;巴戟肉、牛膝、虎胫骨入阳维强腰膝以去痛。乃治疗阳维络脉痹痛方法。

二十日来,以甘温益气,养阴治脾营胃卫后天,渐得知饥纳食。思疟、痢致伤下焦,奇经八脉皆损,是以倏起寒热,背部畏冷,遇风必嗽痰。阳维脉无以维持护卫,卫疏则汗泄矣。从虚损门治。

人参、鹿角霜、沙蒺藜、补骨脂、茯神、枸杞炭、鹿茸、当归身。(《叶氏医案存真·卷一》)

按:因疟痢致伤下焦奇经八脉,症发倏起寒热,背部畏冷,汗泄,遇风必嗽痰,是阳维脉卫疏,无以维持营卫和谐所致。治从虚损通补法,用人参、鹿角霜、沙蒺藜、补骨脂通补阳维卫阳;当归身、枸杞炭调补阳维营血;茯神安神,引诸药入阳维。若不知奇经之病,从外感治疗,必犯虚虚之戒。

程:寒热经月不止,属气弱留邪,以益气升阳。

补中益气汤。

又:生鹿茸、鹿角霜、人参、归身、茯苓、炙草、生姜。(428页)

按:寒热经月不止,久病必究奇经。《难经·二十九难》说:"阳维为病苦寒热。"阳维不健,营卫不和,寒热不愈。用补中益气升脾以益阳维。再服生鹿茸、鹿角霜温通阳维脉气,合人参、茯苓、炙甘草、生姜健脾升清,补气散寒;当归身养血,俾阳维元气恢复,营卫和谐而寒热能平。此本方与补中益气交用,有益气升阳之义,应当深思。

三、阴跷脉病证治

又:阳陷入阴,必目瞑欲寐,寒则内膝筋骨皆疼。其藩篱护卫太怯,杳不知饥,焉得思谷。老年人须血气充溢,使邪不敢陷伏。古贤有取升阳法。

嫩毛鹿角、人参、当归、桂枝、炙甘草。(430页)

按:《灵枢·大惑论》曰:"夫卫气者,昼日常行于阳,夜行于阴,故阳气尽则卧。"若卫阳之气陷入阴跷,必目瞑欲寐。《脉经·上阳跷阴跷带脉》曰:"脉来暂大暂小,是阴络也,动苦肉痹,应时自发,身洗洗也。"阴络者,阴跷之络也。阴跷卫气不足以护外,寒则内膝筋骨皆疼。用嫩毛鹿角咸温,入阴跷温阳强筋骨,祛筋骨冷痛;人参、炙甘草、桂枝益气温升,以充益阴跷卫气;当归养血。使气血充沛,藩篱护卫,卫气行阳,则神醒而病除矣。

吴氏:脉虚身热,腰髀皆痛,少腹有形攻触。脏阴奇脉交伤,不可作外感治。

当归、炒白芍、桂枝、茯苓、炙草、煨姜、大枣。(611页)

按:《素问·刺腰痛》曰:"昌阳之脉,令人腰痛。"《脉经·上足三阳脉》云:"阴跷也,动苦少腹痛里急,腰及髌下相连阴中痛。"昌阳之脉即阴跷脉,此病腰髀痛,少腹攻触有形,加之身热脉虚,是脏阴不足,阴跷、阳维交伤,非外感也。用当归入脏补血,以益阴跷;桂枝汤入阳维调和营卫;茯苓引诸药入下焦奇经。

汪,二三:脉涩,腰髀环跳悉痛,烦劳即发。下焦空虚,脉络不宣,所谓络虚则痛是也。

归身、桂枝木、生杜仲、木防己、沙苑、牛膝、草薢、小茴。(612页)

按:此案腰髀环跳悉痛,谓为下焦空虚,脉络不宣,即阴跷络痹也。烦劳即发,为阴跷络脉失养所致。用当归身、沙苑子、生杜仲、小茴香温养阴跷;桂枝木、木防己、牛膝、草薢宣通脉络。

是为络虚则痛治法。

朱：脉细色夺，肝肾虚，腰痛。是络病治法。

生羊内肾、当归、枸杞子、小茴、紫衣胡桃、茯神。（612页）

按：本案腰痛而脉细色夺，虚证显然。肝肾虚，而谓是络病，是阴跷脉络失养所致。故用生羊内肾、当归补虚损；枸杞子、紫衣胡桃、小茴香温养阴跷脉络；茯神入络安神，共奏补虚治络而去痛之功。

汪妪：老年腰膝久痛，牵引少腹两足，不堪步履。奇经之脉，隶于肝肾为多。

鹿角霜、当归、肉苁蓉、薄桂、小茴、柏子。（612页）

按：老年腰膝久痛，牵引少腹两足，不堪步履，是肝肾虚衰，阴跷失养所致。用鹿角霜、薄桂、小茴香、柏子仁辛润入络；当归、肉苁蓉补肝肾以濡阴跷。此法治疗阴跷痹痛，必守方乃效。

汪：惊恐，阳升风动，宿痫遂发。吐痰，呕逆，不言，络脉失利也。

羚羊角、石菖蒲、胆星、远志、连翘、钩藤、天麻、橘红。（564页）

按：《脉经·上足三阴脉》曰："后部左右弹者，阴跷也，动苦癫痫。"其指痫为跷脉病。李东垣说痫证"此奇邪为病，不系阴阳十二经所拘，当从督、冲、二跷四穴中奇邪之法治之"（《脾胃论》）。督脉起于下极之俞，入属于脑，脑为髓之海，奇恒之府，元神所居。脑髓之气其输上在督脉之百会穴，下在风府穴。痰扰脑府，元神病变，必从督跷反应于外，故谓奇邪为病，不系阴阳十二经。此诚千古之秘，王叔和倡论于前，李东垣祖述于后。非有独识，不能道之。余将此病纳入督脉及二跷脉病中讨论，不与五脏六腑病证相混也（见拙著《奇经证治条辨》）。本案因惊恐而宿痫遂发，谓络脉失利，是阴跷失调也。方用羚羊角、钩藤、天麻入阴跷潜阳息风；胆南星、橘红、石菖蒲、远志、连翘化痰，开窍醒神。为阴跷病癫痫治疗之典型案例。

某：平昔操持，身心皆动。悲忧惊恐，情志内伤，渐渐神志恍惚，有似癫痫，其病不在一脏矣。医药中七情致损，二千年来，从未有一方包罗者。然约旨总以阴阳迭偏为定评。凡动皆阳，当宗静以阴是议。阳乘于络，脏阴不安。敛摄镇固，久进可效。家务见闻，必宜屏绝，百日为期。

人参、廉珠、茯神、枣仁、炙草、生龙骨、萸肉、五味、金箔。（565页）

按：此案因情志内伤，渐至神志恍惚，有似癫痫轻症。其谓病不在一脏，以阴阳迭偏，阳乘于络所致，是阳气扰动于阴跷之络也，颇具见地。用人参、炙甘草、山茱萸、五味子酸甘以化生阴气，敛摄阴跷；生龙骨、珍珠、金箔镇固阳邪；酸枣仁、茯神安神定魄。于是调和阴阳，敛摄镇固，屏绝俗务，久进可效。

四、阳跷脉病证治

顾，四四：须鬓已苍，面色光亮。操心烦劳，阳上升动，痰饮亦得上溢。《灵枢》云：阳气下交入阴，阳跷脉满，令人得寐。今气越外泄，阳不入阴。勉饮酒醴，欲其神昏假寐，非调病之法程。凡中年已后，男子下元先损。

早上宜用八味丸，暇时用半夏秫米汤。（411页）

按:《灵枢·邪客》云:"厥气客于五脏六腑,则卫气独卫其外,行于阳,不得入于阴。行于阳则阳气盛,阳气盛则阳跷陷,不得入于阴,阴虚,故目不瞑。"又云:"补其不足,泻其有余,调其虚实,以通其道,而去其邪。饮以半夏汤一剂,阴阳已通,其卧立至。"本案患者年老,须鬓已苍,面色光亮,夜不能寐,诊为阳上升动,痰饮上溢,卫气越泄,阳不入阴,以致失眠。早用八味丸以补下元而益阳跷之虚;暇时用半夏秫米汤安跷阳而使入寐。

某:阳不交阴,夜卧寐躁。

小半夏汤。(411页)

按:《灵枢·大惑论》曰:"卫气不得入于阴,常留于阳。留于阳则阳气满,阳气满则阳跷盛,不得入于阴则阴气虚,故目不瞑矣。"阳跷为足太阳别脉,与阴跷交会于睛明。此案跷阳不交于阴,则卫气不入于阴藏,故夜卧寐躁。小半夏汤出自《金匮要略》,由半夏、生姜组成,具有化痰散饮,和胃降逆之功效。夫半夏得夏之半,由阴出阳,故善交通阴阳而安神。

赵氏:呕吐,眩晕,肝胃两经受病。阳气不交于阴,阳跷穴空,寐不肯寐。

《灵枢》方:半夏秫米汤主之。(411页)

按:呕吐,眩晕,是痰饮所致。又寐不肯寐,病及阳跷。用《灵枢》半夏秫米汤则既化痰散饮,又交通阳跷穴隙,一举两得之。

阳不交阴,寐不成寐。内风乘巅,髓出鼻窍腥浊。必绝欲经年,可以却病。乃下焦病根,归脾汤永无效期。仿丹溪法。

淡菜、阿胶、熟地、龟板、茯神、天冬。(《叶氏医案存真·卷一》)

按:此案失眠,鼻窍浊涕。乃下焦阴虚,奇经阳跷失涵,虚火上乘,阳浮不交于阴所致。朱丹溪曰:"阴常不足,阳常有余,善卫生者,宜常养其阴,俾阴与阳齐,则水能制火,体强无病。"治以滋阴降火为法,大补丸即其类方。故用朱丹溪法,以熟地、天冬滋阴;淡菜、阿胶、龟板血肉有情之品育阴以纳阳跷;茯神安神并引诸药归入下焦奇脉。其与半夏秫米法不同。

田:脏液内耗,心腹热灼。阳气不交于阴,阳跷穴空,令人寐不成寐。《灵枢》有半夏秫米法。但此病乃损及肝肾,欲求阳和,须介属之咸,佐以酸收甘缓,庶几近理。

龟胶、淡菜、熟地、黄柏、茯苓、萸肉、五味、远志。(412页)

按:本案心腹热灼,夜不能寐,系脏液内耗,阴亏阳浮,跷阳不入于阴所致。《灵枢》之半夏秫米法辛苦甘温,非所宜也。用熟地、淡菜滋养阴精;龟胶、黄柏潜阳撤热;山茱萸、五味子酸收敛阴;远志、茯苓交通跷阳。是为介属之咸,佐以酸收甘缓,以平和阴阳之治。

曹,十四:笑则痫厥病发,昼少夜多。思二月起病,春木正旺,内应厥阴肝脏木火。乃阳极之化,其来迅速。由内而升,神明遂乱,口吐涎沫,四肢寒冷,肝病何疑?由春病及长夏,醒则如无,纳食如昔。法以纯苦直泄厥阴跷阳。

芦荟、青黛、龙胆草、川楝子、黑山栀、白芍、青皮、归尾、猪胆汁。

又:前方用纯苦直清肝胆,初服即泻。病久阴分已虚,议理阴和阳,入酸以约束之。

生鸡子黄、阿胶、川连、黄柏、生白芍、米醋。(《种福堂公选良方·续医案》)

按:《脉经·上足三阴脉》曰:"前部左右弹者,阳跷也,微涩为风痫。"又曰:"前部左右弹者,阳跷也,动,苦腰痛,癫痫,恶风,偏枯,僵扑,羊鸣。"故癫痫是阳跷疾病。本案癫痫夜发,首诊从厥阴跷阳求治,用龙胆泄肝法不中。张洁古尝以病症夜发者,取阴跷穴灸之。本病久阴分已虚,议理阴和阳,入酸以约束之。方用阿胶、生白芍、米醋补阴酸收,以敛阴纳阳跷;川黄连、黄柏泄阳跷;生鸡子黄混元一气,交通阴阳以息风痛。

五、冲脉病证治

谭:瘕聚有形高突,痛在胃脘心下,或垂芥腰少腹,重按既久,痛势稍定,经水后期,色多黄白,此皆冲脉为病。络虚则胀,气阻则痛,非辛香何以入络?苦温可以通降。

延胡、川楝、香附、郁金、茯苓、降香汁、茺蔚子、炒山楂、乌药。(722 页)

按:《素问·骨空论》曰:"冲脉为病,逆气里急。"《素问·痿论》曰:"冲脉者,经脉之海也。"指出冲脉关乎月经之行。此病瘕聚有形高突,痛在胃脘,或及腰腹,又经水后期,乃气血凝络,冲脉为病。用辛香通络法,以延胡索、川楝子、香附、乌药辛香行气,和胃理冲;郁金、降香汁、茺蔚子、炒山楂入络活血化滞;茯苓引诸药入于冲脉。

谢:冲气至脘则痛,散漫高突,气聚如瘕。由乎过劳伤阳。

薤白、桂枝、茯苓、甘草,临服冲入白酒一小杯。(296 页)

按:冲气逆至脘则痛,为过劳伤阳,冲气不平所致。用薤白通阳散结,理气止痛;桂枝、甘草、茯苓平冲。俾冲脉宁,瘕可散。

施:冲气贯胁上咽。形体日渐枯槁,此劳伤肝肾,而成损怯。由乎精气不生,厥气上逆耳。议以通阳摄阴,冀其渐引渐收,非见病治病之方法矣。

苁蓉、熟地、五味、枸杞、柏子霜、茯苓、桑椹子、砂仁、青盐,羊肉胶丸。(51 页)

按:《灵枢·五音五味》曰:"循右腹上行,会于咽喉。"病者形体日渐枯槁,冲气贯胁上冲咽喉,乃劳伤肝肾,阴阳并虚,冲脉失养,厥气上逆所致。用熟地、枸杞子、桑椹子、五味子补益阴精,苁蓉、羊肉胶温养精血,补肝肾以灌冲脉;砂仁化气补而不腻;柏子霜、青盐、茯苓味辛咸润,引入奇经。俾冲脉得养而冲气平和,以愈损怯之病。

于:驰骑习武,百脉震动,动则络逆为痛,血沸退场门。纳食起居,无异平日,非虚损也。凡气为血帅,气顺血自循经,不必因血用沉降重药。

枇杷叶、炒苏子、生苡仁、金石斛、炒桃仁、降香末。(《种福堂公选良方·续医案》)

按:劳力所致冲气上逆,损伤胃脘阳络,痛而吐血。用缪希雍法,以枇杷叶、炒紫苏子降气平冲;炒桃仁、降香末行血宁络;金石斛、生薏苡仁益阴安胃。共奏平冲止痛,宁络止血之效。

伍,女:室女经来,冲脉自动。动则阳升,内风绕旋不息。为薄厥、煎厥。阳明虚,胃失降。厥阴热,肝愈横。风阳上冒,清空神迷,诸窍似阻。皆入夏大地发泄之征,本虚表实,先理其实。

议用《局方》龙荟丸,纯苦直降,非汤饮留连肠胃之比,每服三钱,不拘二三次分服;接用复脉法,去参姜桂。(555 页)

按:经来失血,冲脉失涵而阳气逆升,内风绕旋不息,致清空神迷,诸窍似阻。先用龙荟丸纯苦直降,泄厥阴以安冲脉,急则治其标也。续以炙甘草汤去参姜桂之热,专补肝肾阴液,以涵冲阳,是缓则治其本也。

某：冷是足上贯于心，初起周身麻木，今则口鼻皆有冷气。病起惊恐，内伤肝肾为厥。冲脉隶于肝肾，二脏失藏，冲气沸乱。其脉由至阴而上，故多冷耳。

淡苁蓉、熟地炭、五味子、紫石英、茯苓、牛膝。（558 页）

按：惊恐内伤肝肾，冲脉失养，气逆自足上贯于心，周身麻木，口鼻皆有冷气。用熟地炭、淡苁蓉、紫石英温肾阳养冲脉；五味子、牛膝纳冲脉降逆气；茯苓引诸药下归奇脉。使阴藏得充而冲气得平乃愈。

乐，二九：热病两三反复，真阴必伤。当戌亥时厥昏汗出者，乃虚阳上冒，肝肾根蒂不牢。冲脉震动，则诸脉俱逆，阳泄为汗耳。此咳嗽乃下焦阴不上承，非肺病也，急当收摄固纳。阅医苏子、钩藤，皆泄气锋芒之药，施于阴阳两损之体，最宜斟酌。

都气加青铅。（84 页）

按：热病伤阴，戌亥时厥昏汗厥，此虚阳上冒，气急喘咳，是阴失摄纳，肝肾根蒂不固，冲脉失涵，气逆于上所致，与肺痨不同。用都气丸（熟地、山药、茯苓、泽泻、丹皮、山茱萸、五味子）摄肾纳冲；加青铅补水之精，镇降虚阳，使之归藏。若投紫苏子、钩藤等泄肺降气，是犯虚虚之戒。

金，七十：寤则心悸，步履如临险阻，子后冲气上逆。此皆高年下焦空虚，肾气不纳所致。

八味丸三钱，先服四日。

淡苁蓉一两、河车胶一具、紫石英二两、小茴五钱、杞子三两、胡桃肉二两、牛膝一两半、五味一两、茯苓二两、沙苑一两半、补骨脂一两、桑椹子二两、红枣肉丸。（62 页）

按：子后冲气上逆，寤则心悸，步履如临险阻，此为高年下焦肾精亏虚，冲脉失涵，气逆于上所致。先以八味丸补肾气；复用淡苁蓉、紫河车胶、小茴香、枸杞子、胡桃肉、沙苑子、补骨脂、桑椹子辛润通补肾精，以灌冲脉；紫石英、牛膝、五味子镇纳冲阳；大枣、茯苓补中。共奏补肾纳冲之功。

黄：产后陡然惊恐，阴亏，厥阳上逆，血涌吐痰，胸背胁俞大痛。乃八脉空乏之征，蓐劳重症延绵，最难全好。议镇固一法。

熟地炭、炒杞子、五味、紫石英、茯神、牛膝炭。（714 页）

按：产后阴亏，陡然惊恐，厥阳上逆，亦即冲阳上逆，致伤肺络而血涌吐痰，胸背胁俞大痛。以熟地炭、炒枸杞子补肾滋阴以涵养冲脉；五味子敛阴摄纳冲阳；紫石英温奇脉，镇惊降逆；茯神安神；牛膝炭引药下行；诸炭以助止血。

钱：一阳初萌，血症即发，下焦真气久已失固。亡血后，饮食渐减，咳嗽则脘中引痛。冲气上逆，乃下损及中，最难痊愈。拟进摄纳方法。

人参、熟地、五味、茯神、川斛、紫衣胡桃，调入鲜河车胶。（116 页）

按：下焦肝肾真气亏虚在前，至春来阳气上浮，冲脉失涵，冲气上逆，损伤肺络，血症即发。失血之后，脾胃受伤，饮食减少。肺先受扰，咳嗽不止，肺失清肃，牵引中脘痛。此下焦肾气失涵，冲气上逆之候。用熟地、紫衣胡桃、五味子补肾涵纳冲气；紫河车胶填补精血而固下焦；人参、茯神补元，合川石斛养胃扶中。此治阴虚冲气上逆失血，所拟摄纳佳方。

马：阴精走泄于下，阳气郁冒于上，太冲脉衰，厥气上冲，陡然痛厥。阴阳既失交偶，内阴随阳掀旋，阳从汗泄矣。宜远房帏，独居静室。医治之法，从阴引阳，从阳引阴，大封大固，以蛰藏为要。百日可效,经年可以复元。

淡苁蓉、五味、远志、茯神、芡实、建莲、生羊腰子。(48页)

按:肾为封固藏纳之所,肾气不足,精泄于下,阳冒于上,阴阳失交,阳从汗泄;太冲失涵,厥气上冲而发痫厥。欲阴阳相交,先远房帏,再服药饵。用淡苁蓉、五味子、生羊腰子(即羊肾)补肾生精,助蛰藏以固摄冲阳;茯神、远志交通心肾;芡实、莲子扶持脾土,促心肾相交,接引阴精阳气而归于位。亦丹经所谓婴儿宅女相交,黄婆为媒是也。此治疗以封固藏纳,但必长期守服,方可见痊。

顾氏:阅病原是劳损,自三阴及于奇经。第腹中气升胃痛,暨有形动触。冲任脉乏,守补则滞,凉润则滑。漏疡久泻寒热,最为吃紧。先固摄下焦为治。

人参、炒菟丝饼、芡实、湖莲、茯神、赤石脂。(474页)

按:漏疡久泻,寒热不时,劳损三阴及于奇经冲脉,气升胃痛,有形动触。劳损之体,脾胃不健。补则滞,凉则滑,处治颇感棘手。先固摄下焦,用人参、茯神补脾胃元气而丽冲脉;炒菟丝子饼温脾以实大便;芡实、莲子补脾止泻;赤石脂平冲堵塞固漏。不凉不热,甘温平和,以取固摄平冲之功。

程,三七:十三年不孕育,其中幻病非一。病人述经期迟至,来期预先三日周身筋骨脉络牵掣酸楚,不得舒展。凡女人月水,诸络之血,必汇集血海而下。血海者,即冲脉也。男子藏精,女子系胞,不孕、经不调冲脉病也。腹为阴,阴虚生热。肢背为阳,阳虚生寒。究竟全是产后不复之虚损,惑见病治病之误,有终身不育淹淹之累。肝血阴虚,木火内寄。古人温养下焦,必佐凉肝坚阴。勿执经后期为气滞,乱投破气刚药劫阴。

河车胶、生地、枸杞、沙苑、生杜仲、白薇、山楂、黄柏、白花益母草。(653页)

按:《素问·痿论》曰:"冲脉者,经脉之海也。"故案云:"女子系胞,不孕、经不调冲脉病也。"此案经期迟至,期前周身筋骨脉络牵掣酸楚,腹热背寒,乃产后肝肾精血不复,虚损累及奇经冲脉所致。用紫河车胶、生地、枸杞子、沙苑子、生杜仲补肝肾精血以灌冲脉;白薇、黄柏清热;山楂、白花益母草和血调经。

王,三一:居经三月,痞闷膨胀,无妊脉发现。询知劳碌致病,必属脾胃阳伤,中气愈馁,冲脉乏血贮注,洵有诸矣。

大腹皮绒、半夏曲、老苏梗、橘红、炒山楂、茺蔚子。(658页)

按:经云,"太冲脉盛,月事以时下"。冲脉隶于阳明。本案阳明虚馁,冲脉乏血贮注,故停经三月。然痞闷膨胀,是气滞于中使然。故用大腹皮绒、半夏曲、老紫苏梗、橘红行气去胀;炒山楂、茺蔚子和血通经。俾经血调匀,方能孕育,此冲脉实证治法。

程:冲脉为病,男子内结七疝。女子带下瘕聚。故奇脉之结实者,古人必用苦辛和芳香,以通脉络。其虚者,必辛甘温补,佐以流行脉络。务在气血调和,病必全愈。今产后体虚,兼瘀而痛,法当益体攻病。日期已多,缓治为宜。

生地、生姜、丹皮,琥珀末调入。(690页)

按:《脉经·平奇经八脉病》曰:"脉来中央坚实,径至关者,冲脉也。动苦少腹痛,上抢心,有瘕疝。"本案病瘕聚,责之冲脉。为产后体虚,兼瘀而痛,法当益体攻病。苦辛合治,用生地合生姜,补阴宁冲而不腻;丹皮和血通外,琥珀消瘀以通内。能流行脉络,使冲脉气血通行而愈瘕气。

徐氏:经候适来,肢骸若撒,环口肉𥆧蠕动,两踝臂肘常冷。夫冲脉血下,跷维脉怯不用。冲隶阳明,厥阴对峙。因惊肝病,木乘土位,以致胃衰。初则气升至咽,久则懒食脘痞。昔人有治肝不应,当取阳明。阳明不阖,空洞若谷。厥气上加,势必呕胀吞酸。然阳明胃腑,通补为宜。刚药畏其劫阴,少济以柔药,法当如是。

人参二钱、半夏姜汁炒三钱、茯苓三钱、淡附子七分、白粳米五钱、木瓜二钱。(199页)

按:经云,"太冲脉盛,月事以时下"。叶天士云:"凡经水之至,必由冲脉而始下。"《灵枢·五音五味》曰:冲脉"其浮而外者,循腹右上行,(与阴跷脉)会于咽喉,别而络唇口。"本案经候来时,初则气升至咽,厥气上加,势必呕胀吞酸,久则懒食脘痞。此系阴血失涵,冲气挟厥阴之气上逆所致。甚则肢骸若撒,环口肉𥆧蠕动,两踝臂肘常冷,乃冲脉阴跷二脉阳失温煦所致,故发弛缓𥆧动虚风之象。冲脉隶于阳明,阴跷主司卫气会足阳明于睛明。叶天士自注方义云:"胃虚益气而用人参,非半夏之辛,茯苓之淡,非通剂矣。少少用附子以理胃阳,粳米以理胃阴,得通补两和阴阳之义。木瓜以酸,救胃汁以制肝,兼和半夏、附子之刚愎。此大半夏与附子粳米汤合方。"(199页)这是从调理阳明入手,而使冲脉阴跷得安之治法。

六、任脉病证治

周,十七:室女经水不调,先后非一,来期必先腹痛,较之平日为重。饮食大减,始于初夏。入秋下焦常冷,腹鸣,忽泻忽结。究脉察色,是居室易于郁怒。肝气偏横,胃先受戕。而奇经冲任跷维诸脉,皆肝胃属隶。脉不循序流行,气血日加阻痹。失治必结瘕聚痃癖之累。

南山查、生香附、延胡、当归、青皮、三棱、蓬术、牛膝、川楝子、泽兰、肉桂、炒小茴,葱白汁丸。(655页)

按:月经冲任所司,冲任脉隶肝肾。肝主疏泄,若情志怫郁,或忿怒伤肝,使肝气失调,疏泄失职,则冲任蓄溢失常,遂致月经衍期,经行不畅。其肠鸣、大便失调、乳胀、腹痛等,乃肝气偏横,戕克脾胃之征。方用金铃子散泄肝气之横;肉桂伐肝;生香附、青皮疏肝,肝气得调,则冲任之气机亦顺;当归、牛膝、泽兰、南山楂和血络调任脉;葱白辛滑通利,宣行气机之阻滞,使诸药入于迂远之奇脉而调经。

顾:经来筋掣腹痛,常有心痛干呕。此肝气厥逆,冲任皆病。务在宣通气血以调经,温燥忌用,自可得效。

川楝一钱、丹皮三钱、炒查二钱、胡连八分、延胡一钱、泽兰二钱、归须二钱、生白芍一钱半。(655页)

按:任脉主女子月经,热郁任脉,气机不宣,故经行筋掣腹痛。任脉血瘀,冲气不安,上逆犯胃,故干呕。方用生白芍、丹皮、胡连(即胡黄连)清化任脉血热;配川楝子、延胡索调血中气滞而祛痛;配伍当归须、泽兰、炒山楂行任脉瘀血。此宣通任脉气血调经之法。

成:冲任二脉损伤,经漏经年不痊,形瘦肤干畏冷。由阴气走乎阳位,益气以培生阳,温摄以固下真。

人参、鹿角霜、归身、蕲艾炭、茯神、炮姜、紫石英、桂心。（673页）

按：任脉通，太冲脉盛，月事以时下。经漏经年不痊，气血大伤，元阳受损，形瘦肤干畏冷，乃冲任二脉不固，必温摄以固下真。用人参补气，当归身养血，蕲艾炭暖宫，炮姜温阳，桂心通经，鹿角霜入奇经温摄冲任，茯神宁心定志，紫石英固任脉而塞漏。药味甘温，能养任脉而培生阳之气，阳气足则能摄经血循经，流行而不外溢，此亦治漏大法。

邢：暴怒伤肝，白带下注，继而间血。人身冲任督带诸脉，皆丽身半已下。医用上中二焦疲药，焉能图幸？自言月事来而漏带息，初起必少腹腰痛，此内热是血络阴液损伤耳。性嗜酒，酒力先入肝胆，急当禁止。议固脉以摄下。

炒枸杞、炒黑当归、白薇、桑螵蛸壳、青花龙骨、生紫石英，煎药送震灵丹。（《种福堂公选良方·续医案》）

按：《素问·骨空论》曰："任脉为病……女子带下瘕聚。"任脉隶于肝，暴怒伤肝，任脉失担任之职，故白带下注。任为阴脉之海，主胞胎，任脉失司，瘕气形成，故经腰腹疼痛。诊为任络阴液伤损所致，用炒黑当归养肝补血，炒枸杞子补肾生液，白薇凉血退热，桑螵蛸壳、青花龙骨、生紫石英入任脉收摄固漏；再加震灵丹（禹余粮、紫石英、赤石脂、代赭石）温固填塞奇脉以助之。合为重镇固塞之法，以复任脉担任之职而愈病也。

王，十九：服阿魏丸高突已平，痛未全止。经闭已有十余月，腹微膨，全属气血凝滞。若不经通，病何以去？

川芎、当归、延胡、桃仁、查肉、香附、青皮、牛膝，益母膏丸。（659页）

按：任主胞脉，闭经者，任脉不通也。本病经闭十余月，腹微膨，服阿魏丸化瘀，高突虽平，痛未全止。可见任脉气血凝滞之甚。乃以川芎、当归、桃仁、山楂肉入任脉胞宫和血，化瘀通经；延胡索、香附、青皮行气祛痛；牛膝、益母草膏活血引经下行。为丸图缓，则经通病去。

顾，三一：潮热经阻，脉来弦数。营血被寒热交蒸，断其流行之机。即为干血劳瘵，非小恙也。

桂枝三分、白芍一钱半、阿胶一钱半、生地三钱、炙草四分、麦冬一钱半、大麻仁一钱。（663页）

按：《金匮要略》说："病者如有热状……此为阴伏，是瘀血也。"然大实有羸状，本案月经闭止，乃任脉阴血亏虚所致，故痹阻不行，虚证也；病及阳维，乃发潮热；脉来弦数，为热耗营血之征。用阿胶、生地、麦冬、火麻仁滋补阴血以灌溉任脉；桂枝、白芍、炙甘草调和阳维以去潮热。必恢复任脉通行，方不致酿成干血劳瘵。

又：脉细数，腹痛，营热，经不通。

人参、天冬、鲜生地、白芍、丹参，调入琥珀末三分。（664页）

按：本案月经不通行，脉细数，乃任脉阴血亏虚所致。用三才汤滋补任脉气阴，白芍、丹参、琥珀清营活血，共奏通调任脉，促使经行之效。

某：脉数，经闭，腹胀足肿。

茯苓皮、大腹皮、青皮、小香附、延胡、炒山查、茺蔚子、炒砂仁。（657页）

按：任主胞胎，患者先因任脉不行，病闭经，继发腹胀足肿。《金匮要略》曰："经水前断，后病水，名曰血分，此病难治。先病水，后经水断，名曰水分，此病易治。"此是任脉病，由血病而及水阻也。《素问·至真要大论》曰："诸湿肿满，皆属于脾。"此由奇经任脉而病及太阴。治以茺蔚子、延胡索、炒山楂入通任脉，活血通经；炒砂仁、青皮、小香附温脾行气；茯苓皮、大腹皮利水消肿。血行则水行，乃任脉太阴血与水同治之法。

某：七疝治法，最详子和。其旨辛香以泄肝，得气疏泄而病缓矣。按法调理不愈，七味导引纳肾，益气升举脾阳，而坠气仍然。艾灸蒸脐，原得小安。《内经》：任脉为病，男子内结七疝，女子带下瘕聚，同为奇经主之。故疏泄诸方，能治气实；参术升补，仅治中虚下陷，与元海奇经中病无补。壮岁至老，病根不辍，下焦日衰。可知升阳一法，体症颇合。衰年仅可撑持，勿使病加可矣。

生鹿茸三钱、鹿角霜一钱、当归二钱、生菟丝子五钱、沙蒺藜一钱、川桂枝尖五分，饥时服。（571页）

按：疝病治法，最详子和。大旨以辛香泄肝，气疏泄而病缓；若不减，用导引归纳肾气；再不效，用益气升举脾阳；若仍不解，则医者往往技穷。叶天士宗《黄帝内经》任脉为病，男子内结七疝之旨，认为其治法皆不及奇经任脉。故用生鹿茸、鹿角霜、生菟丝子、川桂枝温升任脉之阳气；当归补任脉之络血；沙蒺藜温补任络。俾任脉得温润通补而阳气升举，久疝可以向愈。此属叶天士所倡言的温润通络法。

朱：动气疝瘕，绕脐汩汩有声。男子精气不充，是下焦损伤。温补勿过刚燥，须察八脉，以推病情。

淡苁蓉、归身、炒枸杞、小茴、炒沙苑、茯苓、红枣肉。（574页）

按：《素问·骨空论》曰："任脉为病，男子内结七疝。"本患者小腹动气疝瘕，绕脐汩汩有声。认为是下焦损伤，须察八脉，应是任脉气滞水阻疾病。然苦温刚燥之药不宜，因其精气不充也。用淡苁蓉、当归身、炒枸杞子、炒沙苑子温润辛通任脉，补养精血以调气；小茴香"主膀胱肾间冷气及盲肠气，调中止痛"（《开宝本草》）；大枣肉、茯苓补脾祛湿以充化源，则无克伐之弊。

七、督脉病证治

庄，三四：督虚，背疼，脊高突。

生毛鹿角切片三钱、鹿角霜一钱半、杞子三钱、归身一钱、生杜仲一钱、沙苑一钱、茯苓一钱半，青盐调入三分。（609页）

按：督脉循脊上行。《脉经·平奇经八脉病》曰："脉来中央浮，直上下，痛者，督脉也，动苦腰脊膝寒。"此病背疼，脊高突，是督脉阳气不足，精血亏虚，脊骨失养变形所致。治以生毛鹿角、鹿角霜通补督脉之阳气以消骨突；枸杞子、当归身、生杜仲、沙苑子补益督脉精血以荣骨络；茯苓、青盐引归督脉。此治疗虚痛之法，然必守方持日乃效。

张，三八：督虚，背痛，遗泄。

生毛鹿角、鹿角霜、生菟丝子、生杜仲、沙苑子、白龙骨、茯苓、当归。（609页）

按：本案证治与上案略同，唯有遗精是督虚失摄。故用生毛鹿角、鹿角霜通补督脉阳气；生杜仲、沙苑子、当归补益精血；白龙骨、生菟丝子固摄阴精；茯苓引归下焦督脉。

脉数，多遗，脊酸腰坠，此任督失固。非通不能入脉，非涩无以填精。色苍形瘦，不宜温补。

熟地、牡蛎、远志、五花龙骨、五味、茯苓、芡实、山药、羊肾脊髓。（《叶氏医案存真·卷三》）

按：督脉循脊抵腰。《脉经·平奇经八脉病》曰："督脉者，阳脉之海也。""其以阳气为本体，以阴精为用。督阳能化精行精摄精"（拙著《奇经证治条辨》）。此病多遗，脊酸腰坠，色苍形瘦，脉数，是督脉病。然冲任督脉一源三歧，启玄子云："督脉即冲任之纲领，任冲即督之别名耳。"（《类经》）故案云"此任督失固"也。其症阴精不足，摄固失职。方用熟地、羊肾、羊脊髓、山药填补阴精以充养督脉；牡蛎、五花龙骨、芡实、五味子之酸涩以涩精固气；远志、茯苓交通心肾阴阳，共奏通补奇经督脉之效。

徐，三九：月事将至，尻骨脊椎酸痛，此督脉循行之位。况经水之下，必有由冲脉。产育繁多奇脉失固。议治阴中之阳。

麋茸、人参、归身、炒黑小茴、茯苓、川斛。（《种福堂公选良方·续医案》）

按：《脉经·平奇经八脉病》曰："督脉者，阳脉之海也。"月经之行，虽由冲脉而下，然督为冲任之纲领，督脉以阳为本体，以阴精为用，产育繁多，奇经督脉阴阳两伤而失养，故月事将至，尻骨脊椎酸痛，是虚痛也。用麋茸、人参、炒黑小茴香以通补奇阳；川石斛、当归身补益阴血；茯苓引药归入下焦督脉，故为治阴中之阳方法。

疟发三日，三月不止。邪留在阴，热解无汗，气冲胸闷，痰涎甚多。问寒起腰髀及背部。议从督脉升阳。

人参、炒黑山椒、鹿茸、茯苓、炒黑小茴、炒当归。（《叶氏医案存真·卷一》）

按：《素问·骨空论》曰，督脉"其少腹直上者，贯脐中央，上贯心入喉"。"此生病，从少腹上冲心而痛"。三日疟发已久，消耗气血，损及奇经督脉，故气冲胸闷，痰涎甚多。且督脉循行背部腰脊，疟发即腰背恶寒，热解无汗，此邪留在阴，督阳无力祛邪所致。督脉主升阳之气，以升为顺，得阴血以涵养，不致升发太过。用人参、鹿茸、炒黑山椒、炒黑小茴香补充督脉阳气；炒当归养督脉之血络；茯苓引诸药入归奇脉。使督脉复旺而能阳升胜邪乃愈。

汪：久遗溲溺，淋沥三年，下焦常冷，脊脊腰髀疼楚如坠。此肾脏虚寒，但填精固涩多进不应，是督任二脉失司，粘腻涩药，未能走入奇经。仿孙真人九法中采用。

鹿茸、补骨脂、家韭子、蛇床子、生菟丝子、覆盆子、金樱子、锁阳、生杜仲、炙草、茯苓、黄精、羊内肾、青盐，共为九。（《种福堂公选良方·续医案》）

按：督脉属肾，阳气通于命门。久遗溲溺，淋沥三年，脊脊腰髀疼楚如坠，下焦常冷，乃肾命虚寒，督脉失煦，阳虚失摄所致。仿孙真人九法，用鹿茸、补骨脂、家韭菜子、蛇床子、生菟丝子、锁阳、生杜仲温养柔和，入奇经督脉，以复其阳；羊肾、青盐走下焦肾命以复其阴；覆盆子、金樱子涩精止遗；黄精、炙甘草、茯苓补中宫以充化源。守方治疗乃能恢复督脉功能而痊可。

唐，三四：脉左沉小右弦，两足腰膝酸奚无力。舌本肿胀，剂颈轰然蒸热，痰涎涌出味咸。此肾虚收纳少权，督脉不司约束，阴火上泛，内风齐煽。久延痿厥沉痼，病根在下。通奇脉以收拾散越之阴阳为法。

虎潜去知、柏、归，加枸杞、青盐，羊肉胶丸。（524页）

按：督脉属肾，而主收纳司约束。今肾督阴虚，阴火痰涎内生，上泛化风，故腰膝酸软，痰涎涌出，舌本肿胀。用丹溪虎潜丸（虎胫骨、牛膝、陈皮、熟地、锁阳、龟板、干姜、当归、知母、黄柏、白芍）去知母、黄柏、当归，加枸杞子、青盐、羊肉胶，以峻补阴血，灌溉督脉。则摄纳有权而司约束，痰火下归，督脉阴阳以平。

杨，三七：寡居独阴，自多愁烦思郁。加以针黹，目注凝神，阳上巅为眩晕。八脉无气，自带下下冷。内风日动，痹疹，麻木，常为隐现。以暖下柔剂和其阴阳，可得小效。

制首乌、三角胡麻、枸杞、甘菊花炭，用红枣捣丸，早上服四钱。（670页）

按：《灵枢·经脉》曰："督脉……虚则头重高摇之，挟脊之有过者。"此病者因情怀抑郁，凝神伤阴，肝肾虚损，八脉无气，督脉失濡，故发眩晕、下冷、痹疹、麻木，此乃虚风之候。以制何首乌、三角胡麻仁、枸杞子补益肝肾之阴而益奇经督脉；甘菊花炭和阳，息风止眩；大枣补气养血和中。是为柔剂和其阴阳之方。

姚，二三：自乳血耗，脉络空豁，脊膂椎髀酸奂，带下不已。问下部已冷，阴虚及阳。速速断乳，不致延劳。

人参、鹿角霜、枸杞、桑螵蛸壳、杜仲、茯苓、沙苑、白薇。（669页）

按：乳妇血耗，奇经脉络空豁，阴虚及阳，督脉失养，故见脊膂椎髀酸软，带下，下部冷。方用人参、鹿角霜、枸杞子、杜仲、沙苑子通补督脉阳气；桑螵蛸壳主治"阴痿，益精生子"（《本经》），白薇"疗伤中……利阴气，益精"（《别录》），合用有益督脉阴精；茯苓引诸药入归奇脉。阴阳通调，加之速速断乳，不致延为劳损。

某，二五：恶露淋漓，痛由腰起，攻及少腹。此督带空虚，奇经气阻奚疑？奇经为病，通因一法，为古圣贤之定例。

当归、查肉炭、炒丹皮、泽兰、川断、制首乌。（690页）

按：前贤治带下，论病每关任带二脉，而鲜有涉及督脉者。唯吴梅坡说：妇女"如有滑白稠粘者，谓之带下……源乎心包，系乎脊，络于带脉，通于任脉，下抵涌泉，上至泥丸，治宜血肉之剂以培补之，此穷源探本之论。"（《女科经纶》）此所谓下抵涌泉，上至泥丸，实指督脉循行之所。盖督脉上至风府入泥丸宫，下系肾命而气通涌泉。是论白带因督脉病而致，故宜用培补命门督脉阳气之治法，惜其义未发出。督脉起于胞宫，绕篡沿腰脊而上行。若恶漏淋漓日久，导致督脉失其统摄之权，常兼腰脊酸楚，攻及少腹等症，本案即是，叶天士独具慧眼也。以通因一法，用当归、制何首乌通补督脉阴血；炒丹皮、山楂肉炭止漏下；川续断、泽兰入督脉以和血，化瘀强腰脊，共奏疗督止漏效。

某：女科病多倍于男子，而胎产调经为主要。淋带瘕泄，奇脉虚空，腰背脊膂牵掣似坠。而热气反升于上，从左而起，女人以肝为先天也。医人不晓八脉之理，但指其虚。刚如桂附，柔如地味，皆非奇经治法。

先以震灵丹固之，每服一钱五分。（668页）

按：本案病在督脉，故淋带瘕泄，腰背脊膂牵掣似坠。然其热气从左而起，反升于上，前医不晓八脉，以为是肝虚所致。所用桂附地味，皆不中的。转以震灵丹（禹余粮、紫石英、赤石脂、代赭石）入奇经督脉温摄镇固之，别开治疗一法。

某：产后十有余年，病发必垂头脊痛，椎尻气坠，心痛冷汗，此督任气乖，跷维皆不用。是五液全涸。草木药饵，总属无情，不能治精血之惫，故无效。当以血肉充养，取其通补奇经。

鹿茸、鹿角霜、鹿角胶、当归、茯苓、杞子、柏子仁、沙苑、生杜仲、川断。（705 页）

按：产后奇脉阴阳俱伤，督脉阳气不升，任脉阴气失濡，跷维络脉失养，故心痛连脊，痛则冷汗出，椎脊至尻尾气从下坠。治以温升督阳为主，辅以补益任阴跷维。方用三鹿血肉通补督脉，沙苑子入少阴温升督阳以助之；当归、枸杞子充养任脉跷维之阴血，吴鞠通说："当归随鹿茸以补血中之气，通阴中之阳。"（《温病条辨》）。生杜仲、川续断理伤养筋缓痛；柏子仁芳润养血宁心，茯苓引诸药入于奇脉。此方血肉有情通补奇脉，与单纯草木无情有间也。

八、带脉病证治

又：两法皆效，下元虚损无疑。八脉无气把握，带下淋漓不止。梦魂跌仆，正经旨下虚则梦坠也。议镇固奇脉方。

人参二钱、龙齿三钱、枣仁三钱、茯神三钱、桑螵蛸炙二钱、炒黑远志五分，用紫石英煎汤，煎药。（691 页）

按：带脉发于足厥阴肝之章门穴，通于木气，又属肾，环腰脐一周，总束诸脉。若下元肝肾气虚，则神魂动乱，而发梦魂跌仆。《素问·方盛衰论》所谓"肾气虚，则使人梦……若有恐畏"。带脉失约，带下淋漓不止。用人参补下元入带脉益气；酸枣仁、茯神、炒黑远志安神魂；龙齿、紫石英、桑螵蛸镇固奇经带脉而止淋带。

王，二七：产后漏淋成带，入暮溺频不爽。惊恐神呆，骨骱尽痛。是肝肾内损，渐及奇经，不司束固。是产后虚在下，甘辛润补肝肾。不与燥药，以肾恶燥，肝忌刚也。

枸杞子炒黑、鹿角霜、归身、菟丝子炒香、生杜仲、沙苑子、茯苓、补骨脂，盐水煎淡。（670 页）

按：产后精血耗损，肝肾亏虚，奇脉失濡，带脉失束固之权，故发漏淋成带，溺频不爽，惊恐神呆，骨骱尽痛。以鹿角霜、菟丝子通阳固带；当归身、枸杞子、生杜仲、沙苑子、补骨脂辛润补益肝肾精血而强壮带脉；茯苓引诸药入于下焦奇经，以恢复带脉约束功能。

孙，二八：绕腰近脐，久痛若空。深秋届冬，四肢不暖。此由幼年精未充旺早泄，既损难复。八脉失司，是阴伤及阳，药须达及奇经，可冀渐效。

鹿茸、淡苁蓉、巴戟、当归、茯苓、虎膝骨、牛膝、大茴，羊肉胶丸。（《种福堂公选良方·续医案》）

按：幼年失于调摄，致精损难复。带脉失于充养，故绕腰近脐，久痛若空，秋冬四肢不暖。乃阴伤及阳，用当归、羊肉胶补带脉精血；鹿茸、淡苁蓉、巴戟天、八角茴香通补带脉阳气；虎膝骨、牛膝强腰固带；茯苓引领诸药入归奇经。

袁：舌光赤，头胀身热，带下如注。此五液走泄，阳浮热蒸，当用摄剂。若与鹿角霜、沙苑，仍是升举动阳，则无效矣。

熟地炭、阿胶、芡实、茯苓、湖莲肉、炒山药。(667页)

按:患者头胀身热,带下如注,而舌光赤,是阴虚阳浮,带脉失约所致。以熟地炭、阿胶、炒山药滋养带脉阴液以涵纳浮阳;芡实、莲子肉补摄带脉;茯苓去湿引领诸药入归奇经。若与鹿角霜、沙苑子温升,则助阳浮,病必加剧。

某:阳明脉虚,手麻足冷身动,带下如注。用通摄方。

人参、桂枝木、桑螵蛸、生杜仲、归身、茯苓。(666页)

按:带脉前以贯脐,居身之中停,为脾之位。况带脉发于章门穴,为脾之募穴,故带脉得脾气充实。今患者手麻足冷身动,带下如注,系阳明脉虚,带脉失养所致。方用人参、茯苓通补阳明,以益带脉;桂枝木、当归身辛润通补带脉;生杜仲、桑螵蛸固摄止带,故为通摄治带法。

徐,四十:经漏成带,下焦畏冷,眩晕。肝脏阳升,八脉空乏。

当归、炒白芍、炒黑枸杞、杜仲、海螵蛸、炒沙苑。(669页)

按:经漏不已,精血潜虚,带脉失濡,而失约束之职,故成带下。精血不足,下焦畏冷,上颠眩晕。用当归、炒白芍、炒黑枸杞子、炒沙苑子补八脉精血而益带脉;杜仲、海螵蛸固摄止带。俾阴脏奇脉阴平阳秘而愈病。

周,四六:痢久必伤肾阴,八脉不固,肠腻自滑而下。但执健脾无用,病不在中。纳谷运迟,下焦坎阳亦衰。用三神丸。

五味子、补骨脂、肉果。(495页)

按:病由中土下痢,日久不唯脾阳不运,且肾阳亦惫。八脉丽于肝肾,由肾累及奇脉,带脉失约,故症见肠腻滑下,纳谷运迟。治宜温补肾阳,固涩带脉。方用补骨脂温肾暖土,五味子酸收敛阴,肉果(即肉豆蔻),涩以固带之滑脱也。

程:怀妊八月,子肿,腹渐坠。正气虚弱,补剂必须理气,预为临产之算。

人参、茯苓、广皮、大腹皮、苏梗、砂仁末。(688页)

按:带脉络胞而过,得脾气充实而提系胞胎。若脾虚带脉失系,则怀孕而有腹坠之感。脾虚不运则水泛而子肿。药用人参、茯苓、陈皮通补阳明而益带脉;紫苏梗、砂仁末、大腹皮行气利水而消肿。是从阳明而治带脉之病。

金:怀妊若患时症,古人重在保胎。今者喜暖恶寒,升则厥痛,坠微便痛绕腹。暖胎须避络伤,以及奇脉,畏虑胎坠难挽。辛香温柔之补,冀其止厥。

鹿角霜、淡苁蓉、炒杞子、柏子仁、当归、炒沙苑、炒大茴、茯苓。(686页)

按:带脉斜行至少腹,怀孕若患时症,喜暖恶寒,升则厥痛,坠微便痛绕腹。可见阳气不足以抗寒邪,畏虑药伤带脉而受损胎坠,必用扶正祛邪之法。以鹿角霜、淡苁蓉、炒枸杞子、炒沙苑子、炒八角茴辛香温柔补益带脉而固胎;当归、柏子仁补益带脉之血;茯苓引领诸药入归奇经带脉。俾正盛而能祛邪,则回暖痛除而胎固也。

某:产后胞损,溺淋,筋脉牵掣。治当摄下。

桑螵蛸、生沙苑、萸肉炭、炒黄柏、茯神。(701页)

按:产后发生溺淋沥不利,筋脉牵掣不适,是胞脉损伤,带脉失约所致。以桑螵蛸补肾助阳,益带缩泉;生沙苑子、山茱萸炭补肾荣胞,以利带脉气化;炒黄柏坚阴,清虚热;茯神利湿,引诸药归下。是为益带摄下固精法。

【结语】

　　本章对叶天士奇经八脉辨证观点作了理论讨源,其依据前贤典籍结合临床而形成自己独特的奇经证治方法。本章对其临床病案作了初步梳理,可见其将八脉辨证结合脏腑辨证娴熟地应用于临床多个病种,扩大了奇经辨证的范畴。这些对于奇经八脉辨证体系的形成具有重大学术意义。值得深入研究,继承发扬。

　　参考文献:朱祥麟.奇经证治条辨[M].北京:中国中医药出版社,1993.

第六章 叶天士四时伏气

外感疾病论

叶天士是清代温病大家,亦是杂病大家。其有"《幼科要略》一章,为先生手定"(王士雄语),经其门人华岫云收载于《临证指南医案》中。奈大方家视之为幼科治法,附于集中,不甚留意,岂不知叶天士乃举幼科以阐明四时伏气外感诸疾病之要义,即大人病之亦莫能外。王士雄有鉴于此,乃将该文中有关温病内容,采编注释命名为《叶香岩三时伏气外感篇》,收录于其所编著之《温热经纬》中。王士雄此举,有利于推广叶天士伏气外感论说,以便引起医界之重视。然而王士雄未按叶天士以四时伏气外感引发疾病之纲领引申阐发,反而删去了叶天士论冬时伏气外感疾病的有关医论,使人读后感觉冬时似无伏气外感之疾,使叶天士之完璧竟有支离的缺憾。沈宗淦云:"伏气为病,皆自内而之外,不止春温一病。盖四时之气,皆有伏久而发者,不可不知也。"王士雄重视伏邪温病,而对叶天士有关伏邪导致某些杂病的学术思想亦未能阐明。故余不惮谫陋,今以《叶天士四时伏气外感疾病论》一章,彰显叶天士对于四时伏气热病、伏气所致杂病以及疫病有关论述,继承与弘扬前贤伏气致病学说,亦可为指导临床提供一助。

第一节 四时伏气外感热病论

一、四时伏气外感热病概论

夫春温夏热秋凉冬寒,四时之序也。春应温而反大寒,夏应热而反大凉,秋应凉而反大热,冬应寒而反大温,皆不正之乖气也。病自外感,治从阳分。若因口鼻受气,未必恰在足太阳经矣。大凡吸入之邪,首先犯肺,发热咳喘。口鼻均入之邪,先上继中,咳喘必兼呕逆膜胀。虽是外邪,亦是表中之里,设宗世医发散阳经,虽汗不解。幼稚质薄神怯,日期多延,病变错综,兹以四气常法列左。(734页)

按:温热凉寒,四时之候,反是者,是为不正之气,所谓乖气也。《素问·六微旨大论》:"至而至者和,至而不至,来气不及也;未至而至,来气有余也……应则顺,否则逆,逆则变生,变则病……物生其应也,气脉其应也。"张仲景云:"然气候亦有应至而不至,或有未应至而至者,或有至而太过者,皆成病气。"(《注解伤寒论·卷二》)叶天士论乖气本此也。不正之病气伤人,即病者是为外感,若伤寒在足太阳经,则以全身症状为主,如发热、身痛、恶寒,脉浮紧,所谓治从阳分。若外感风湿热之邪,自口鼻而入,首先犯肺,出现发热、咳喘,脉浮数,肺系症状明显,则不在足太阳经,而在手太阴经。且口鼻吸入之邪,不但先犯上焦肺,并犯中焦胃,故咳喘而兼呕逆膜胀,是肺胃之症并见,故曰表中有里。若治疗只宗发散解表,虽得汗出而热并不退。幼儿乃稚阴稚阳之体,肌肤嫩,神气怯,易于感触。脏腑薄,藩篱疏,易于传变。若治疗不当,拖延时日,则疾病错综复杂,所当慎之。故叶天士郑重地将"四气常法",包括四季伏邪、新感及小儿主要杂病介绍于后。

小儿发热,最多变蒸之热,头绪烦,不能载,详于巢氏《病源》矣。然春温、夏热、秋凉、冬寒,

四季中伤为病,当按时论治。其内伤饮食治法,不宜混入表药,消滞宜用丸药,洁古东垣已详悉。(761页)

按:小儿变蒸发热一说,首先见于东晋王叔和《脉经·平小儿杂病症第九》。至隋巢元方《诸病源候论》详载小儿变蒸候。变蒸之时身微热,耳及臀部冷,这是婴儿发育过程中的正常生理现象。另有"温壮候""壮热候"诸条。至明张景岳则认为变蒸是婴儿发热疾病,并非正常发育过程。叶天士对此未作深入评述,意在强调医者应善于详解甄别。其着重指出四季温热凉寒外感病,应按时依法论治。若治外感发热,据他的临床经验,不宜于表散方中混入消滞之药。食滞不化,蕴蒸于里,亦可发热,其与表无涉,当另用丸药治疗。张洁古、李东垣皆已详述。

褓襁小儿,体属纯阳,所患热病最多。世俗医者,固知谓六气之邪皆从火化。饮食停留郁蒸变热,惊恐内迫,五志动极皆阳,奈今时治法,初则发散解肌,以退表热,仍混入消导。继用清热苦降,或兼下夺。再令病家禁绝乳食,每致胃气索然,内风来乘,变见惊痫,告毙甚多。(732页)

按:此文进一步指出小儿发热病证有外感、内伤二端,并批评治疗小儿热症辨证不当,治有三误。其一,辨证不确,于发散解肌表药中杂入消导之品。其二,论治不精,或用苦寒清热或用苦寒泻下之药伤阴损阳。其三,不顾胃气,不正确地禁绝乳食,以致胃气损害,生化无源,病无逾期。甚而变生内风惊痫之证,以致莫救。

小儿热病最多者,以体属纯阳,六气著人,气血皆化为热也。饮食不化,蕴蒸于里,亦从热化矣。然有解表已复热,攻里热已复热,利小便愈后复热,养阴滋阴清热亦不除者,张季明谓元气无所归著,阳浮则倏热矣,六神汤主之。(743页)

按:大凡六淫伤人化热,或饮食失节蕴蒸化热,诸证自当从热以治,是实邪治法,邪清热自退。然而有虚证发热者,其一,表证服解表药热退,后又复热;其二,里证用清下药热退,后又复热;其三,发热小便不利,服清利小便药后热退,后又复热;其四,发热服养阴清热药,热并不除。凡有此诸证,张季明认为系元气虚馁,阳气浮越而不归藏所致,可用六神汤(党参、白术、茯苓、炙甘草、山药、白扁豆)补脾益气,使元气充实,则虚阳归藏而热自退。此节用以说明临证辨治发热疾病,应分清外感内伤,正邪虚实,方不致误。

二、春时伏气外感热病论

1. 春温

春温一症,由冬令收藏未固,昔人以冬寒内伏,藏于少阴,入春发于少阳,以春木内应肝胆也。寒邪深伏,已经化热,昔贤以黄芩汤为主方,苦寒直清里热。热伏于阴,苦味坚阴,乃正治也。知温邪忌散,不与暴感门同法。若因外邪先受,引动在里伏热,必先辛凉以解新邪,继进苦寒以清里热。况热乃无形之气,幼医多用消滞攻治有形,胃汁先涸,阴液劫尽者多矣。(734页)

按:叶天士自注:"春温皆冬季伏邪,详于大方诸书。幼科亦有伏邪,治从大方。"春温乃伏气温病,病因系冬寒内伏,蕴遏化热,至春令阳升,伏邪随气发泄,其症始发即有发热口渴、烦躁口苦等内热之状。《素问·至真要大论》所谓"从内之外者,调其内"。应用黄芩汤直清里热,不可用辛散,故曰不与暴感门同法。何廉臣说:"伏气温病与新感风温,其病势之轻重,治法之难易,迥不相同。但用银翘、桑菊两方者,焉能济事,势必耽误而贻人夭殃也。"(《重印全国名医验案类编·温病案·廉按》)若系新感引动伏邪,如有恶寒头痛表症者,可于清里药中酌加透解药,如在黄芩汤中加栀子、豆豉、薄荷、连翘之属。叶天士说先用辛凉药,继用苦寒药,是必新感重于伏邪,故分二阶段治疗。何廉臣说:"新邪引动伏邪之证,随时皆有,治之者须审其伏邪与新感孰轻孰重,若新感重者,先撤新邪,兼顾伏邪;伏邪重者,则专治伏邪,而新感自解。"至于叶天士自注用葱豉汤,此非辛凉乃辛温方,必确有表寒乃可用。邪伏少阴,至春发于少阳,故黄芩汤为正治之方。然撤热不局限于苦寒一法。如伏邪有上犯太阴者,春温并见咳嗽,肺失宣肃,则清泄痰热或于清气方中加入杏仁、瓜蒌皮、陈皮宣肺理气。伏邪有犯中焦致下利者,亦有腑实者,若兼中焦腑实者,承气汤亦可参用。再要辨其在气在血,若见鼻衄发斑者,加入丹皮、生地、郁金等凉血散血。何廉臣说:"邪伏既久,血气必伤,故治法与伤寒伤暑正法大异;且其气血亦钝而不灵,故灵其气机,清其血热,为治伏邪第一要义。"邵新甫说:"至于因循贻误,岂止一端。或因气燥津枯,或致阴伤液涸,先生用挽救诸法。如人参白虎汤、黄连阿胶汤、玉女煎、复脉法,申明条例甚详。余则治痉厥以甘药缓肝,昏闭用幽芳开窍,热痰之温胆,蓄血而论通瘀,井井有条,法真周到。"(331页)伏热乃无形之气,与食滞有形蕴蒸发热不同,若要用消滞攻治必徒伤胃阴,伏热不能解除,变生痉厥危症,故清泄伏热,保存津液甚为重要。

2. 风温

风温者,春月受风,其气已温,经谓春气病在头,治在上焦。肺位最高,邪必先伤,此手太阴气分先病,失治则入手厥阴心胞络,血分亦伤。盖足经顺传,如太阳传阳明,人皆知之;肺病失治,逆传心胞络,幼科多不知者。俗医见身热咳喘,不知肺病在上之旨,妄投荆、防、柴、葛,加入枳、朴、杏、苏、蒌子、查、麦、广皮之属,辄云解肌消食;有见痰喘,便用大黄礞石滚痰丸,大便数行,上热愈结。幼稚谷少胃薄,表里苦辛化燥,胃汁已伤,复用大黄大苦沉降丸药,致脾胃阳和伤极,陡变惊痫,莫救者多矣。(734页)

按:此症风温肺病,治在上焦。夫风温春温忌汗,初病投剂,宜用辛凉。若杂入消导发散,不但与肺病无涉,劫尽胃汁。肺乏津液上供头目清窍,徒为热气熏蒸,鼻干如煤,目瞑或上窜无泪,或热深肢厥,狂躁,溺涩,胸高气促,皆是肺气不宣化之征。斯时若以肺药少加一味清降,使药力不致直趋肠中,而上痹可开,诸窍自爽。无如城市庸医,金云结胸,皆用连、蒌、柴、枳苦寒直降,致闭塞愈甚,告毙甚多。(735页)

按:此症初因发热、喘嗽,首用辛凉清肃上焦,如薄荷、连翘、牛蒡、象贝、桑叶、沙参、栀皮、蒌皮、花粉。若色苍热胜烦渴,用石膏、竹叶辛寒清散,痧症亦当宗此。若日数渐多,邪不得解,芩连凉膈亦可选用。至热邪逆传入膻中,神昏目瞑鼻窍无涕泪,诸窍欲闭,其势危急,必用至宝丹或牛黄清心丸。病减后,余热只甘寒清养胃阴足矣。(735页)

按:前已论及伤寒之邪先犯足太阳经,若风温之邪伤人,则先犯肺手太阴经。故《外感温热篇》有"温邪上受,首先犯肺"之说,乃专指风温病初起而言。故华岫云注:"邪从口鼻而入,故曰上受。但春温冬时伏寒藏于少阴,遇春时温气而发,非必上受之邪也。"此论说明伏气与新感因机要点有泾渭之分。风温失治，则逆传心包，伤及血分，其与伤寒太阳失治、化热传入阳明不同。庸医不知发热咳喘病在肺，妄投荆介、防风、柴胡、葛根辛散阳经，夹杂消滞又属足太阴脾经之药。药不符病机，变生痰喘，转投大黄礞石剂，误攻其肠腑，诛伐无辜，伤其胃阴，肺热不解而愈结，病必加重。小儿胃气薄弱，表里药误，苦辛化燥，致脾胃阳和伤极，陡变惊痫。

风温症治疗，初起发热喘嗽，治在上焦手太阴肺，宜用辛凉宣肺，清肃上焦。药如薄荷、连翘、牛蒡子、桑叶、栀子、沙参、瓜蒌皮、天花粉等。若热甚面苍烦渴，则用石膏、淡竹叶辛寒重剂。若日深热不解，则用黄芩、黄连凉膈轻透合以苦泄。若邪热逆传心包神昏目瞑，则急开其闭，用至宝丹、牛黄清心丸之属。热退后，宜甘寒养胃阴法。叶天士强调，治疗风温症不可辛散发汗及消导，以保护胃汁为要。

春月暴暖忽冷，先受温邪，继为冷束，咳嗽痰喘最多。辛解忌温，只用一剂。大忌绝谷。若甚者，宜昼夜竖抱勿倒三、四日。夫轻为痰，重为喘，喘急则鼻掀胸挺。（760页）

然暴感为多，如头痛恶寒，发热喘促，鼻塞身重，脉浮无汗，原可表散。春令温舒，辛温宜少用。阳经表药，最忌混乱。至若身热咳喘有痰之症，只宜肺药辛解，泻白散加前胡、牛蒡、薄荷之属。消食药只宜一、二味。若二便俱通者，消食少用。须辨表里上中下何者为急施治。（760页）

春季温暖，风温极多，温变热最速。若发散风寒消食，劫伤津液，变症尤速。初起咳嗽喘促，通行用：薄荷（汗多不用）、连翘、象贝、牛蒡、花粉、桔梗、沙参、木通、枳壳、橘红、桑皮、甘草、山栀（泄泻不用）、苏子（泻不用降气）。

表解热不清用：黄芩、连翘、桑皮、花粉、地骨皮、川贝、知母、山栀。

里热不清，早上凉，晚暮热，即当清解血分，久则滋清养阴。若热陷神昏，痰升喘促，急用牛黄丸、至宝丹之属。

按：风温乃肺先受邪，遂逆传心胞，治在上焦，不与清胃攻下同法。吾乡幼科当此，初投发散消食不应，改用柴、芩、瓜蒌、枳实、川连，再下夺不应，多致危殆，皆因不明手经之病耳。

若寒痰阻闭，亦有喘急胸高，不可与前法，用三白吐之，或妙香丸。（760页）

按：风温发热咳喘，其有表邪者，不可用辛温之麻黄汤，可用辛解，观叶天士所引药物，多是辛凉宣散之品。若先受温邪，继为冷束，其外寒内热，则麻杏石甘汤亦可用。所谓"辛温宜少用"，指此也。叶天士治温病重胃气，故忌绝谷不予食。若小儿患咳喘宜竖抱勿倒，徐灵胎称为"独得之秘"。叶天士一再强调治疗手太阴风温与治疗足太阳伤寒不同，不可投辛温发表阳经之方药，同时慎投消导下夺之品，以免伤津劫阴。必须辨明表里，治上勿犯中下，凡此一剂救误诸法，体现了辨证施治的原则。

再观其辛散肺药用泻白散加前胡、牛蒡子、薄荷，其泻白散中有桑白皮、地骨皮，卫分证兼痰咳者用之；若表解热不清所选药亦用桑白皮、地骨皮。说明温邪犯手太阴肺而在气分者，叶天士亦用之。而吴鞠通于《温病条辨》中有"泻白散不可妄用论"一文，批评叶天士等"率意用之"，值得商榷。临床肺热炎盛咳喘者仍为可用良药。

再叶天士强调温病逆传心包而致神昏谵语，其在手厥阴心包经；伤寒邪结阳明亦有神昏谵语，其在足阳明胃经。故温病之治在上焦，而用芳化清心开窍法；伤寒之治在中焦，而用清胃攻下法。其二者病机不同,治法大异。末又指出寒痰阻闭肺金之咳嗽喘急胸高与肺热咳喘鼻掀胸挺治法不同,可用白散吐之,或服妙香丸。方附后。

白散:桔梗、贝母各三分,巴豆一分去皮心膜,熬黑,研如脂(王士雄:古人以六铢为一分,分字去声,即二钱五分也。麟按:一分约今 7.5 克)为末。纳巴豆,更于臼中杵之,以白饮和服。强人半钱,羸者减之。病在膈上必吐,在膈下必利。不利进热粥一杯;利过不止,进冷粥一杯。(汪四桢:半钱者,以铜钱配药末,仅没钱文之半,即半钱匕,而省匕字。非若今人以五分为半钱也。麟按:一钱匕折合重量约今之 2 克强,半钱匕即 1 克略强也。)

邹润安曰:寒实结胸,无热证者,治以白散,散中用桔梗为疏通气分之主。夫开导胸中之气,仲景于大承气汤、小承气汤、栀子厚朴汤,莫不用枳朴,此偏不用,何哉?盖病有上下,治有操纵。结在上者,素痰、停饮也。故凡结胸,无论热实寒实,宁用甘遂、葶苈子、巴豆,不用枳朴,如大陷胸丸、白散是也。结在中下,始热与实浃,气随热化,则于荡涤邪秽中,疏利其与邪为伍之气,大小承气等汤是也。况桔梗之用,使气上越,而不使气下泄。今病在至高,固宜操上以纵下,不使中下无过之地,横被侵凌,故曰病在膈上必吐,在膈下必利也。热邪与停饮结,治以瓜蒌,而佐之者反用半夏、黄连;寒邪与痰饮结,治以巴豆,而佐之者反用桔梗、贝母,于寒因热用、热因寒用之中,反佐以取之,可谓精义入神,以致用者矣!(麟按:此论白散在《伤寒论》原治寒实结胸,叶天士用于寒痰阻闭于肺之发热咳喘鼻掀胸挺等,其舌必淡苔白滑或白腻,脉沉弦或沉迟,即今之支气管肺炎、渗出性胸膜炎,甚则心衰、肺水肿、急性窘迫综合征之属于寒实证候者,与大陷胸汤合用之有卓效。邹润安将白散与承气比较,有治上不犯下,治下不犯上之义,亦叶天士所谓"须辨表里上中下何者为急施治"。同时邹润安又将白散与小陷胸汤对比,申明方中主辅药物寒热反佐之精义,值得认真体味。)

妙香丸:一名大圣丸。巴豆三百十五粒,去皮心膜炒熟研如面,牛黄研、腻粉研、龙脑研、麝香研各三两,辰砂飞九两,金箔九十片研匀,炼黄腊六两,入白蜜三分,同炼令匀为丸,每两作三十丸,白汤下二丸,日二服。《宣明》有水银、硼砂。此丸治惊痫百病,亦治伤寒潮热积热,结胸发黄,狂走燥热,大小便不通。(徐氏云:三分一丸,难于下咽,宜作一分一丸,每服三丸为妥。)

三、夏时伏气外感热病论

1. 暑热

夏为热病,然夏至已前,时令未为大热,经以先夏至病温,后夏至病暑。温邪前已申明暑热一症,幼医易眩。夏暑发自阳明,古人以白虎汤为主方。后贤刘河间创议迥出诸家。谓温热时邪,当分三焦,投药以苦辛寒为主。若拘六经分症,仍是伤寒治法,致误多矣。盖伤寒外受之寒,必先从汗解,辛温散邪是已。口鼻吸入之寒,即为中寒阴病,治当温里,分三阴见症施治。若夫暑病,专方甚少,皆因前人略于暑,详于寒耳。考古如《金匮》暑暍痉之因,而洁古以动静分中暑中热,各具至理,兹不概述。论幼科病,暑热夹杂别病有诸。而时下不外发散消导,加入香薷一味,或六一散一服。考本草香薷辛温发汗,能泄宿水。夏月气闭无汗,渴饮停水,香薷必佐杏仁，以杏仁苦降泄气，大顺散取义若此。长夏湿令，暑必兼湿，暑伤气分，湿亦伤气，汗则耗气伤阳，胃汁大受劫烁，变病由此甚多。发泄司令，里真自虚。张凤逵云：暑病首用辛凉，继用甘寒，再用酸泄酸敛，不必用下，可称要言不烦矣。然幼科以暑热蔓延，变生他病，兹摘其概。（736页）

夏令受热，昏迷若惊，此为暑厥。即热气闭塞孔窍所致。其邪入络，与中络同法。牛黄丸、至宝丹芳香利窍可效。神苏以后，用清凉血分，如连翘心、竹叶心、玄参、细生地、鲜生地、二冬之属。此症初起，大忌风药。初病暑热伤气，竹叶石膏汤或清肺轻剂。大凡热深厥深，四肢逆冷，但看面垢齿燥，二便不通或泻不爽为是，大忌误认伤寒也。（737页）

暑热邪伤，初在气分，日多不解，渐入血分。反渴不多饮，唇舌绛赤，黄芩连膏知不应，必用血药，谅佐清气药一味足矣。轻则用青蒿、丹皮（汗多忌）、犀角、竹叶心、玄参、鲜生地、细生地、木通（亦能发汗）、淡竹叶。若热久痞结，泻心汤选用。

又，夏月热久入血，最多蓄血一症，言语昏狂，看法以小便清长者，大便必黑为是。桃仁承气汤为要药。（740页）

按：叶天士认为春季以春温系伏气为病，邪伏少阴而发于少阳，风温为新感亦称暴感。然夏季热病皆称为暑，如何分别伏邪与新感？观以上原文，余谓叶天士以暑热为伏气。既引《黄帝内经》"先夏至日为病温，后夏至日为病暑"，前贤认为此文系伏邪为病，叶天士又赞同"夏暑发自阳明"之说，阳明者，里也，显然皆就伏气发病而言。再引《金匮》之暍即暑也，沈尧封曰，"古人称暑、暍、热一也"。其治疗则以白虎汤为主，是以清里热为大法，或少佐轻透，于白虎加竹叶、连翘之属。且伏邪热甚多伤阴，故治暑热又多加麦冬、天花粉等滋阴之药。是以暑热可视为伏气为病。若夏季新感，叶天士则谓"暑湿伤气，肺先受病"（333页陈），"暑必挟湿，二者皆伤气分，从鼻吸而受，必先犯肺，乃上焦病"（334页龚）。显然暑湿起病在肺，其与暑热发自阳明之里不同，是暴感。既属新感，故其治疗，用"辛凉微苦，气分上焦廓清则愈"（334页龚），以辛凉解表，清轻宣肺为法。再，暑湿新感不同于暑热之伤阴，而夹新邪湿气，所谓"长夏湿热交迫"（340页任），上有原文谓"长夏湿令，暑必兼湿，暑伤气分，湿亦伤气"，既耗胃阴，又伤阳气。观此可以窥见叶天士治疗夏时伏气与新感之别。

叶天士推重刘河间认为湿热时邪以三焦分治之说。其与伤寒发热证治不同。伤寒邪在表，当以辛温散邪；若寒邪中里，则以温里分三阴施治。若温热病，如风温犯肺，暑温犯肺，皆属温热表证，与伤寒表证性质病位不同，只宜辛凉透邪。若伏气致病，如春温发自少阳，夏暑发自阳明均属里热，与寒中于里大异。时医不察，投以发散消导，加入香薷饮或六一散，乃云治暑。不知香薷饮虽可用于暑湿无汗，亦须佐以杏仁。若大顺散乃辛温发散治阴暑之方。立法一误，施方必错，以致变生他症。叶天士推崇张凤奎治暑热之法。暑热邪在气分，可用白虎汤或竹叶石膏汤清泄撤热。热邪痞结心下，则用泻心汤辛开苦降以消痞。若热邪入血，发热、渴不多饮、舌绛，用膏芩清气不效，必用凉血滋阴，如犀角、地黄、玄参、丹参之类，佐以连翘、竹叶、青蒿、通草等清轻透邪。若邪入包络以致窍闭神昏，是为暑厥，必用三宝开闭苏神。热结血瘀，小便利，大便色黑，蓄血发狂，则用桃仁承气汤以逐瘀热。上乃叶天士治疗暑热诸证，分清表里上下，辨明气血而分治之大要。

2. 暑湿

暑邪必夹湿,状如外感风寒,忌用柴、葛、羌、防。如肌表热无汗,辛凉轻剂无误。香薷辛温气升,热服易吐,佐苦降如杏仁、川连、黄芩则不吐。宣通上焦,如杏仁、连翘、薄荷、竹叶。

暑热深入,伏热烦渴。如白虎汤、六一散……暑病头胀如蒙,皆湿盛生热。白虎、竹叶,酒湿食滞,加辛温通里。(761 页)

夏季身痛属湿,羌、防辛温宜忌,宜用木防己、蚕沙。(740 页)

按:暑必夹湿即为暑湿,叶天士反复申论之。然暑与湿各为六气之一,故为兼邪新感。其气由口鼻吸入,故先犯肺,亦为表邪,有发热无汗口渴等症,虽状如伤寒,但与伤寒足太阳表症不同,不可投辛温解表方药。应用辛凉轻剂解表,药如杏仁、连翘、薄荷、竹叶等。若用香薷饮发汗解暑,则应配合杏仁、黄芩、黄连之苦降,既制香薷之温升,又可清热燥湿,不致服药呕吐。暑热则烦渴,白虎汤、六一散可用。暑湿则头胀如蒙,白虎汤、竹叶石膏汤亦可用。若夹酒湿食滞,可加辛温药如橘皮、青皮、白豆蔻等通里。长夏湿热,身痛多为兼夹湿邪,但忌辛温散湿,宜用木防己、蚕砂渗湿化湿。再,叶天士前云:"长夏湿令,暑必兼湿,暑伤气分,湿亦伤气。"若伤暑湿,气泄烦倦,不饥不食,则用李东垣清暑益气汤法(参见 340 页任、徐)。

四、秋时伏气外感热病论

1. 伏暑

盖今年夏秋久热,口鼻吸暑,其初暑邪轻小,不致病发。秋深气凉外束,里热欲出,与卫营二气交行,邪与二气遇触,斯为热起。临解必有微汗者,气邪两泄。然邪不尽,则混处气血中矣。故圣人立法,以石膏辛寒,清气分之伏热,佐入桂枝辛甘温之轻扬,引导凉药以通营卫。兼知母专任阳明独胜之热,而手太阴肺亦得秋金肃降之司。甘草、粳米和胃阴以生津,此一举兼备。方下自注云:一剂知,二剂已知者,谓病已知其对症,已者,中病当愈之称耳。(421 页胡)

伏暑至深秋而发,头痛烦渴少寐。

薄荷、淡竹叶、杏仁、连翘、黄芩、石膏、赤芍、木通。(335 页池)

舌白罩灰黑,胸脘痞闷,潮热呕恶,烦渴汗出,自利。伏暑内发,三焦均受,然清理上中为要。

杏仁、滑石、黄芩、半夏、厚朴、橘红、黄连、郁金、通草。(342 页张)

初病伏暑,伤于气分,微热渴饮,邪犯肺也。失治邪张,逆走膻中,遂舌绛缩,小便忽闭,鼻煤裂血,口疮耳聋,神呆。由气分之邪热,漫延至血分矣。夫肺主卫,心主营,营卫二气,昼夜行于经络之间,与邪相遇,或凉或热。今则入于络,津液被劫,必渐昏寐,所谓内闭外脱。

鲜生地、连翘、元参、犀角、石菖蒲、金银花。(341 页某)

按:叶天士《幼科要略》独缺秋时伏气病论,以上特将《临证指南》中有关伏暑为病之病案论述移置于此,可补秋时伏气病论之缺。

邵新甫云:"盖暑湿之伤,骤者在当时为患,缓者于秋后为伏气之疾。其候也,脉色必滞,口舌必腻，或有微寒。或单发热，热时脘痞气室，渴闷烦冤。每至午后则甚，入暮更剧。热至天明，得汗则诸恙稍缓，日日如是。必要二、三候外，日减一日，方得全解。倘如元气不支，或调理非法，不治者甚多。然是病比之伤寒，其势觉缓；比之疟疾，寒热又不分明。其变幻与伤寒无二，其愈期反觉缠绵。若表之汗不易彻，攻之便易溏泻，过清则肢冷呕恶，过燥则唇齿燥裂。每遇秋来，最多此症。求之古训，不载者多。独《己任编》名之曰秋时晚发，感症似疟，总当以感症之法治之。要知伏气为病，四时皆有，但不比风寒之邪，一汗而解；温热之气，投凉即安。夫暑与湿为薰蒸粘腻之邪也，最难骤愈。若治不中窾，暑热从阳上薰而伤阴化燥，湿邪从阴下沉而伤阳变浊；以致神昏耳聋，舌干龈血，脘痞呕恶，洞泄肢冷，棘手之候丛生，竟至溃败莫救矣。参先生用意……在上者，以辛凉微苦，如竹叶、连翘、杏仁、薄荷之类。在中者，以苦辛宣通，如半夏泻心之类。在下者，以温行寒性质重开下，如桂苓甘露饮之类，此皆治三焦大意也。或有所夹，又须变通。至于治气分有寒温之别，寒者宗诸白虎法及天水散意，温者从乎二陈汤及正气散法。理营分知清补之，宜清者如犀角地黄加入心之品，补者有三才复脉等方。又如湿热沉混之苍术石膏汤，气血两燔之玉女法，开闭逐秽予牛黄及至宝、紫雪等剂，扶虚进参附及两仪诸法。随其变幻，审其阴阳，运用之妙，存乎心也。"（348页）

综观上论，伏暑之病，伏气宜宣透，药如薄荷、连翘、竹叶、桑叶之类。伏火重者宜清，于黄芩汤更加石膏、木通等品。若由外寒引发者，则桂枝白虎汤。若夹湿重者，则加半夏、厚朴、滑石、木通等，或藿朴夏苓汤。若邪热入营，则用清营之犀角地黄汤加入竹叶心、连翘心等透热转气。若入血神昏内闭，则用至宝开闭。此皆为伏暑正治法。至若伤阴则用三才、复脉，伤中虚怯而用归芪建中汤等为治伏暑变法。总之伏暑当辨湿热互结、热重湿重及兼新感兼证、在气分入血分等，治疗宜与暑热、暑湿互参。然而伏气为病，春温发自少阳，夏暑发自阳明，伏暑发自何经？叶天士未明论。何廉臣有"阳明伏暑，较之潜伏阴经者易治"之说，观此则伏暑之热化者发自阳明，其夹湿者必发自太阴。再伏暑一证，其伏暑夹湿病势较伏暑化火缠绵，难期速愈。何廉臣尝谓："伏暑解期，以候为期。每五日为一候，非若伤寒温邪之以七日为期也。如第九日有凉汗，则第十日热解。第十四日有凉汗，则第十五日解。如无凉汗，又须一候矣，以热解之先一日，必有凉汗。此余所历验不爽者也。"（《重印全国名医验案类编·暑淫病案》）王士雄曰："伏气温病，自里出表。乃先从血分而后达于气分。故起病之初，往往舌润而无苔垢，但察其脉软而或弦，或微数，口不渴而心烦恶热，即宜投以清解营阴之药。迨邪以气分而化，苔始渐布，然后再清其气分可也。伏邪重者，初起即舌绛咽干，甚有肢冷脉伏之假象，亟宜大清阴分伏邪，继必厚腻黄浊之苔渐生。此伏邪与新邪先后不同处。更有邪伏深沉，不能一齐外出者，虽治之得法，而苔退舌淡之后，逾一二日舌复干绛，苔复黄燥，正如挫蕉剥茧，层出不穷，不比外感温邪，由卫及气，自营而血也。秋日伏暑证，轻浅者邪伏募原，深沉者亦多如此。苟阅历不多，未必知其曲折乃尔。"（《温热经纬·叶香岩外感温热篇》）王士雄认为伏气为病自里而发，先从血分而后达于气分，此只为临床一个证型，未可概全。观上引叶案原文，则为初发在气，而因失治延及血矣。然从血转气为顺，从气入血为逆。至王士雄所论伏暑病为抽丝剥茧，层出不穷，与何廉臣以候为期之论，皆深有阅历之言，可补叶天士所论之不足，宜珍惜之。

2. 秋燥

秋深初凉,稚年发热咳嗽,症似春月风温症。但温乃渐热之称,凉即渐冷之意。春月为病,犹冬藏固密之余,秋令感伤,恰值夏月发泄之后。其体质之虚实不同,但温自上受,燥自上伤,理亦相等,均是肺气受病。世人误认暴感风寒,混投三阳发散,津劫燥甚,喘急告危。若果暴凉外束,身热痰嗽,只宜葱豉汤,或苏梗、前胡、杏仁、枳、桔之属,仅一二剂亦可。更有粗工,亦知热病,与泻白散加芩、连之属,不知愈苦助燥,必增他变。当以辛凉甘润之方,气燥自平而愈。慎勿用苦燥劫烁胃汁。

秋燥一症,气分先受,治肺为急。若延绵数十日之久,病必入血分,又非轻浮肺药可医,须审体质症端,古谓治病当活泼泼地,如盘走珠耳。

翁姓子,方数月,秋燥潮热咳嗽如疟,幼科用发散药二日不效,忙令禁乳。更医用泻白散,更加芩、连二日,昼夜烦热,喘而不咳,下利粘腻,药后竟利药水,延余诊之。余曰:稚年以乳食为命,饿则胃虚气馁,肺气更不爽矣,与玉竹、甘草、炒广皮、竹叶心,一剂热缓。继与香粳米、南枣、广皮、甘草、沙参二钱,与乳少进,令夜抱勿倒,三日痊愈。(743页)

按:燥乃六气之一,与湿相对。就阴阳而论,则燥属阳,湿属阴。一年四季,春主风,其气温和,乃夏热之渐。秋主燥,其气凉爽,乃冬寒之次。就阴阳而论,则风属阳,燥属阴。观此则秋燥之气有阴阳二重属性,故就具体气候而言,有凉燥、温燥之分。王士雄以标本论之,则谓凉燥为本气,温燥为标气。然就燥气特性而言,燥易劫津伤液,干涩枯涸。故《黄帝内经》云:"燥者润之。"则治分温润、凉润二法。叶天士指出燥为温邪,自口鼻而入,皆是上受,致肺气受病。世俗之医误以凉燥为风寒,从足经论治,投三阳发散,辛温劫津,必加重燥证,以致喘急告危。故治凉燥初起发热咳嗽,咽干口燥等症,宜用葱豉汤合苏梗、前胡、杏仁、枳、桔之属,辛温甘润以治之。秋天温燥虽属热病,粗工投泻白散加黄芩、黄连等,苦愈助燥劫津,热反愈炽,变生他症。应用辛凉甘润之方,燥热自平。以上乃凉燥、温燥上受犯肺的治疗大旨,其治在气分。若迁延日久,病必延及中下二焦,或由气入血。必须结合患者体质证情,灵活地辨证施治。

上有燥证一案,患者发热如疟,咳嗽,医者不审其有否燥象,用发散药不效。更医又投苦燥泻火,致昼夜烦热,喘而不咳,下利药水。乃燥热未透,胃之津气大伤。叶天士转予甘润微苦透热之品四味,而得热缓。继以粳米、大枣、沙参、甘草、陈皮益胃保津而收功。其治疗二诊,始终把握津气二字,首用玉竹、甘草,次用沙参、甘草,甘寒生津润燥。此为救治法。病之重心已由肺转至胃,故药随证变,诚乃"治病当活泼泼地如盘走珠"之范例。

古有上燥治肺,中燥治胃,下燥治肝之说。叶天士认为:"上燥治气,下燥治血,此为定评。"(363页某)邵新甫综合叶天士治燥经验云:"燥为干涩不通之疾,内伤外感宜分。外感者由于天时风热过胜,或因深秋偏亢之邪,始必伤人上焦气分,其法以辛甘凉润肺胃为先。喻氏清燥救肺汤,及先生用玉竹、门冬、桑叶、薄荷、梨皮、甘草之类是也。内伤者乃人之本病,精血下夺而成,或因偏饵燥剂所致。病从下焦阴分先起,其法以纯阴静药柔养肝肾为宜,大补地黄丸、六味丸之类是也。要知是症,大忌者苦涩,最喜者甘柔。若气分失治,则延及于血;下病失治,则槁及乎上。喘咳痿厥,三消噎膈之萌,总由此致。大凡津液结而为患者,必佐辛通之气味;精血竭而为患者,必藉血之滋填。在表佐风药而成功,在腑以缓通为要务。古之滋燥养营汤、润肠丸、

五仁汤、琼玉膏、一气丹、牛羊乳汁等法,各有专司也。"(364 页)

五、冬时伏气外感热病论

1. 冬温

若冬令应寒,气候温暖,当藏反泄,即能致病,名曰冬温。温为欲热之渐,非寒症得汗而解。若设表邪一二,里热必兼七八。是瘾疹丹痧,非徒风寒。或外受之邪,与里邪相薄,亦令郁于经络。或饮醇原味,里热炽烈,而卫气不与营分相和。或不正直入内侵,即有腹痛下痢诸症。其治法按症必以里症为主,稍兼清散有诸。设用辛温,祸不旋踵矣。(745 页)

积劳伏热,值初冬温暖,天地气不收降,伏邪因之而发,是为冬温,实非暴感。表散无谓。其痰喘气促,左胁刺痛,系身中左升不已,右降失职。高年五液已衰,炎上之威莫制,脉现左细右搏,尤属阴气先伤。烦劳兼以嗔怒,亦主七情动阳。从来内伤兼症,不与外感同法。苦辛劫燥胃津,阴液日就枯槁。故仲景凡于老人虚体,必以甘药调之。(《叶氏医案存真·卷二》)

冬温为病,乃正气不能藏固,热气自里而发。齿板,舌干,唇燥,目渐红,面油亮,语言不爽,呼吸似喘。邪伏少阴,病发三焦皆受。仲景谓"发热而渴者为温病",明示后人,寒外郁则不渴,热内发斯必渴耳。治法以清热存阴,勿令邪气焚劫津液,致瘾疹痉厥、神昏谵狂诸患。故仲景复伸,治疗若非一逆尚引日,再逆促命期,且忌汗下、忌温针,可考。九日不解,议清膈上之热。竹叶、杏仁、花粉、淡黄芩、连翘、橘红、滑石、郁金汁。(《眉寿堂方案选存·冬温》)

按:潘毓翁案云:"初冬温暖,天地气不收降,伏邪因之而发,是为冬温,实非暴感,表散无谓。"说明冬温系伏气为病。"邪伏少阴,病发三焦皆受",故发病即显里热重。《伤寒论》"中而即病者,名曰伤寒,不即病者,寒毒藏于肌肤,至春变为温病",即指伏气为病。故发病即齿板、舌干、唇燥、目渐红、面油亮、语言不爽、呼吸似喘,一片伏热伤津证候。方用杏仁、黄芩、连翘、郁金汁透泄上焦肺热;滑石粉、竹叶、天花粉、橘红清泄中焦阳明湿热。俾邪热去而阴津存,病可向安。若用汗下、温针法,伏邪焚劫津液,则祸不旋踵矣。此案守仲景之训而另立治法,叶天士创新精神于斯可见。

再叶天士于《幼科要略》中未单列冬温一项,但在冬寒中对举述及,则冬寒为新感,而冬温系伏气意在其中。王士雄未察及此,反将冬寒冬温条文一并删去,阉割了叶天士完整的论述。今特将冬温文单条列出,并引叶天士医案二则,以显眼目。

观叶天士文义,冬令应寒,则阳气固藏,伏气匿不发病。若应寒反暖,阳不固密而反泄,伏气亦可随之发动致病,此发于冬名冬温。冬温究其病机,有因新感引动伏邪互相搏结,蕴郁于经络而成者;有因饮酒肥浓厚味过度,胃气不和,致生热蕴结于营分而为伏邪者;亦有不正之气直入肠腑,与正气相搏,故有腹痛下痢等里证者。叶天士再三申明表散无谓,苦辛之剂误投,只劫津燥液,伤其胃气。救误之法每仿张仲景用甘药调治。其治疗大法应以清里热为主,稍加清轻宣散之品透达邪气外出。

然而亦有冬时温暖而发温病,初起即见表证,即属新感。新感冬温,即为冬时风温。如《临证指南医案·肺痿》载:"洪,三二,劳烦经营,阳气弛张,即冬温外因咳嗽,亦是气泄邪侵,辛以散邪,苦以降逆。"(148页)可见叶天士论冬温虽以伏气为主,有时亦从新感立说,完全从客观病症出发,较陈平伯咸指冬温为新感要高明得多。

何廉臣尝云:"温热,伏气病也,通称伏邪。"又云:"其发于春者,曰春温,或曰春时晚发,发于夏者,曰夏温,或曰热病。发于秋者,曰秋温,或曰秋时晚发,或曰伏暑。发于冬者,曰冬温,或曰伏暑冬发。"其论伏气为病,因时令而分别病名,可谓要言不烦。其又曰:"伏气有二,伤寒伏气,即春温、夏热病也。伤暑伏气,即秋温、冬温病也。"此论伏气病邪初感其属性有别。然而"凡伏气温热,皆是伏火,虽其初感受之气,有伤寒、伤暑之不同,而潜伏既久,蕴酿蒸变,超时而发,无一不同归火化。"(《重订广温热论》)无论寒温,既为伏邪,皆蕴变化火。然而叶天士强调暑必夹湿。故伤寒伏气化火多为燥火,伤暑伏气化火则有湿火,治火虽一,而兼治燥治湿又须据证而定。治燥火苦泄必参甘润,治湿火苦燥常佐淡渗。若兼新感,参以清轻宣透。至若调气散血,益胃滋肾,皆视其脏腑虚实,气血流行,邪正盛衰随证施治。

2. 伤寒

深秋入冬,暴冷折阳,外感发热,头痛,身痛,呕恶,必从太阳。若渴能饮水者,里热见症,即非纯以表散。伤寒每以风伤卫,用桂枝法;寒伤营,用麻黄法。小儿肌疏易汗,难任麻桂辛温。表邪太阳,治用轻则紫苏、防风一二味,身痛用羌活,然不过一剂。伤风症亦肺病为多,前、杏、枳、桔之属,辛胜即是汗药。其葱豉汤乃通用要方。若肢冷、寒战、呕吐、自痢,或身无热,即从中寒里症,三阴须分。但小儿科太阴中寒最多,厥阴间有。(744页)

按:入冬寒气主令,寒易伤阳。感之者首见足太阳表证,症见发热、头痛、身痛、呕恶等。若发热恶风汗出,脉浮缓,名曰中风,用祛风解肌,调和营卫之桂枝汤治疗。若发热恶寒无汗,脉浮紧,名曰伤寒,用发汗解表之麻黄汤。若发热口渴欲饮水,乃表症兼里热,非单纯用表散之剂,必兼清里热,如大青龙汤。然而今之小儿肌肤疏,卫气弱,易汗出,每不任麻、桂辛温重剂,即使寒邪入侵太阳之表,治疗应用辛温平和之轻剂,如紫苏、防风一二味,若身痛则加羌活,只一剂得汗症减,不宜多服。风寒外感,虽然仲景以邪犯足太阳论之,伤寒用麻黄汤,然而李时珍尝论及麻黄汤亦手太阴肺经方药。故叶天士曰伤风症亦肺病为多,药如前胡、杏仁、枳、桔等味辛宣肺解表,可发汗退热止咳。或葱豉汤,为通行解表要方。再,寒邪有直中三阴者,如肢冷、寒战、呕吐、自利,或不发热,应分三阴论治。幼科以太阴中寒为多见,寒中厥阴者亦间有之。凡此可参阅伤寒六经辨证,《伤寒论》已详论,故不备述。

再按:《素问·热论》曰:"今夫热病者,皆伤寒之类也。"明言伤寒、热病都属于急性热病。故《难经·五十八难》曰:"伤寒有五,有中风,有伤寒,有湿温,有热病,有温病。"秦越人以伤寒为名而统诸热性疾病。后汉张仲景著《伤寒杂病论》,亦循《黄帝内经》《难经》遗绪,以六经辨证,而成为临证治疗热性病之典籍。奈何后人不明此理,竟以为伤寒方不能治诸热病。及观叶天士此篇,诸如春温病发少阳之用黄芩汤,风温病发太阳之用麻杏石甘汤,夏病暑热发于阳明之用白虎汤,他如张九芝之认为温病出发在少阴之用黄连阿胶汤等等,何一非《伤寒论》方剂。

雷少逸云:"汉长沙著《伤寒论》,以治风、寒、暑、湿、燥、火六气之邪,非仅为寒邪而设。然则其书名伤寒,何也?盖缘十二经脉,惟足太阳在表,为寒水之经,凡六淫之邪为病者,皆必先伤于寒水之经,故曰伤寒。今人都以寒水之寒字,误为寒热之寒,若此则伤寒之书专治寒邪,而风、暑、湿、燥、火了不干涉矣!殊不思长沙首列桂枝汤治风,明明指人统治六气,而非仅治一寒邪之意,于此已露一斑。若果专治寒邪,理当列麻黄汤、附子汤、四逆、理中等汤为先,而不列桂枝汤为首也。况又有白虎汤以治暑,五苓散以治湿,炙甘草汤以治燥,大小承气以治火,此显明六气统治之书,而今以为专治寒邪,则误甚矣……凡学治时病者,必须读仲景《伤寒论》,参读时贤之书,考古酌今,则胸中自有风、寒、暑、湿、燥、火之界限。若不读仲景之本,而专读时贤之书,真所谓舍本求末矣。"(《时病论·伤寒书统治六气论》)雷少逸此论固如是,唯叶天士一再强调诸如风温、暑热、伏暑、冬温、伤寒等虽同属热性疾病,但其病各有自身特点,如风湿表证只可用辛凉轻剂,治在手经,绝不可用辛温发散治从足经。又如暑邪夹湿,清暑必兼渗湿,以及分辨卫气营血论治,温邪忌汗,湿家忌汗,明辨伏气与新感之治不同等等,皆补张仲景伤寒之未备,其卓识超出前贤,宜深究焉。

第二节　伏气外感杂病论

麻、痘、惊、疳在往昔为儿科四大重症。叶天士云:"痧痘时疬,须分四气也。"又云:"伤寒邪从外入,痘子热从内起,但时邪引动而出,与伤寒两途。"其将麻痘与伤寒对勘,亦有伏气发病之义。《素问·生气通天论》将温病与飧泄、痎疟、咳嗽同列为伏气致病,说明伏气不单为温病之病因,亦为杂病之病因。叶天士于《幼科要略》中除论伏气温病咳喘外,亦涉及胀、吐泻、痢、疟等杂病内容。凡四季温病中,无论伏气新感,凡邪气犯肺,多发咳喘症候,前已述及。随着时代的进步,疫苗的发明使麻疹大大减少,发者亦甚轻,天花已经杜绝,乙脑基本控制,疳症亦较少见。故本节只将叶天士对于疟、痢、吐泻的病论予以讨论,余则从略。

一、疟疾

疟因暑发居多,方书虽有痰湿寒热瘴疬之互异,幼稚之疟,都因脾胃受病。然气怯神弱,初病惊痫厥逆为多。在夏秋之时,断不可认为惊痫。大方疟症须分十二经,与咳症相等。若幼科,庸俗但以小柴胡去参,或香薷、葛根之属。不知柴胡动肝阴,葛根竭胃汁,致变屡矣。幼科纯阳,暑为热气,疟必热多烦渴,邪自肺受者,桂枝白虎汤,二进必愈。其有冷食不运,有足太阴脾病见症,初用正气,或用辛温如草果、生姜、半夏之属。方书谓草果治太阴独胜之寒,知母治阳明独胜之热。疟久色夺,唇白汗多馁弱,必用四兽饮(麟按:即六君子汤加草果、乌梅);阴虚内热必用鳖甲、首乌、知母,便渐溏者忌用。久疟营伤寒胜,加桂、姜。拟初中末疟门用药于左。

初病暑风湿热疟药:脘痞闷,枳壳、桔梗、杏仁、厚朴二味喘最宜、瓜蒌皮、山栀、香豉。头痛宜辛凉轻剂,连翘、薄荷、赤芍、羚羊角、蔓荆子、滑石淡渗清上。重则用石膏,口渴用花粉,烦渴用竹叶石膏汤。热甚则用黄芩、黄连、山栀。夏季身痛属湿,羌、防辛温宜忌,宜用木防己、蚕

沙。(740页)

疟多用乌梅,以酸泄木安土之意。用常山、草果乃劫其太阴之寒,以常山极走,使二邪不相并之谓。用人参、生姜,曰露姜饮,一以固元,一以散邪,取通神明去秽恶之气。总之久疟气馁,凡壮胆气,皆可止疟,未必真有疟鬼。又疟邪既久,深入血分,或结疟母,鳖甲煎丸设用煎方,活血通络可矣。(741页)

按:《素问·生气通天论》有"夏伤于暑,秋为痎疟"之文,叶天士据此曰"疟因暑发居多",有伏气为患之义,但并未彰明。而暑必夹湿,热则伤阳明,湿则病太阴,故指疟皆因脾胃受病,与方书论疟分痰食寒热瘴疠不同,体现了叶天士论疟的独特学术观点。因而其治疗突出疟属暑热者治在阳明,用桂枝白虎汤;属于寒湿者治在太阴,用正气散或辛温法。叶天士既认为大方脉论疟分十二经论治,如治咳须分五脏六腑,乃秉《黄帝内经》之旨而来,然而又批评俗医但以小柴胡去参,或用香薷、葛根之属治疟,其本人弃而不用,则失之有偏。关于"柴胡动肝阴,葛根竭胃汁"之说,乃张司农《治暑全书》语,叶天士引用,徐灵胎评其杜撰,王士雄已正之。至于疟分初中末三阶段用药,综合其意,初用辛凉清宣,如竹叶石膏汤、桂枝白虎汤、正气散等;继用苦燥治气,如半夏、厚朴、黄芩、黄连、草果、常山等,或扶正劫疟,如四兽饮;末用活血通络治血,如鳖甲煎丸,可资参考。

二、痢疾

痢疾一症,古称滞下,盖里有滞浊而后下也。但滞在气,滞在血,冷伤热伤而滞非一。今人以滞为食,但以消食,并令禁忌饮食而已。夫疟痢皆起夏秋,都因湿热郁蒸,以致脾胃水谷不运,湿热灼气,血为粘腻,先痛后痢,痢后不爽。若偶食瓜果冰寒即病,未必即变为热。先宜辛温疏利之剂……如芩连大黄,必加甘草以缓之。非如伤寒粪坚,须用芒硝咸以奥坚,直走破泄至阴。此不过苦能胜湿,寒以逐热,足可却病。古云:行血则便脓愈,导气则后重除。行血凉血如丹皮、桃仁、延胡、黑查、归尾、红花之属,导气如木香、槟榔、青皮、枳、朴、广皮之属。世俗通导,不过如此,盖疟伤于经,犹可延挨;痢关乎脏,误治必危。诊之大法,先明体质强弱,肌色苍嫩,更询起居致病因由。初病体坚症实,前法可遵。久病气馁神衰,虽有腹痛后重,亦宜详审,不可概以攻积清夺施治。(742页)

噤口不纳水谷,下痢都因热升浊攻,必用大苦如芩、连、石莲清热,人参辅胃益气。热气一开,即能进食。药宜频频进二三口。

小儿休息久痢,变为粪后下血,最难速愈。有因气弱下陷者,补中益气。虚寒饮食不化者,钱氏益黄散。湿热未净,气分延虚者,清暑益气汤。胃强善食者,苦寒清热。更节饮食,须善调经月。

久泻久痢,必伤及肾,以肾司二便也。必肛门后坠不已,与初病湿热里急下重不同,治以摄阴液或佐疏补,久则纯与摄纳。(743页)

按:叶天士论痢疾之病因与疟疾并提,谓为夏秋暑湿郁蒸所致,有伏气发病之意。而除夏秋湿热伏邪郁蒸致病外,亦有因饮食瓜果冰寒卒感新邪导致者。然治痢与治泻不同,不可因夹湿而用分利渗湿。初起实证,前者应宣通驱热,导气行血,如白头翁汤,加减芍药汤之类。后者宜辛温疏利,叶天士常用藿香、黄连、山楂、厚朴、草果等。若痢久变气虚神怯,则不可以攻积清夺施治。中气不足者用益气升阳法,如李东垣补中益气汤。气虚夹湿热者,用清暑益气汤。脾土虚寒者,用钱氏益黄散以温脾。久病及肾者,则用摄纳佐以疏补,如加减复脉汤合木香、黄连、乌梅、芍药之类。

三、吐泻

吐泻一症,幼儿脾胃受伤,陡变惊搐最多。若是不正秽气触入,或口食寒凉,套用正气散、六和汤、五积散之类。正气受伤,肢冷呃忒,呕吐自利,即用钱氏益黄散。有痰用星附六君子汤、理中汤等。倘热气深伏,烦渴引饮,呕逆者,连香饮、黄连竹茹橘皮半夏汤。热闭神昏用至宝丹,寒闭用来复丹。(739页)

按:《黄帝内经》云,"春伤于风,夏生飧泄"是邪气久伏肠胃,伺机而发。亦有饮食不洁,损伤脾胃而即发者,则为新感。脾胃受伤,运化失常,以致吐泻,若陡变惊搐者,有急惊风、慢惊风之分。因吐泻而致急惊风者,必据症治其吐泻,吐泻止,惊风亦平。慢惊风者,必吐泻日久不愈形成,称慢脾风症,类似今之结核性脑膜炎。古法用温脾逐寒为法,方如《证治准绳》之固真汤(人参、白术、茯苓、炙甘草、黄芪、炮附子、肉桂、山药)、《福幼新编》之逐寒荡惊汤(胡椒、炮姜、肉桂、丁香、灶心土)等。若因寒湿不正秽气或食生冷,病从口鼻而入,邪伤太阴,以致发热吐泻者,则用不换金正气散(苍术、厚朴、陈皮、炙甘草各三两,藿香、半夏各二两为粗末,每服三钱,水煎服,或加香豉),或六和汤(香薷二两,人参、茯苓、炙甘草、扁豆、厚朴、木瓜、杏仁、半夏各一钱,藿香、炒砂仁各六分,生姜三片,大枣一枚,水煎热服),或五积散(苍术、厚朴、陈皮、甘草、麻黄、桂枝、炮姜、半夏、茯苓、枳壳、桔梗、芍药、当归、川芎、白芷、生姜、葱白为粗末,每服三钱,水煎服)。以上三方皆有治疗风寒外感、食湿内停之功,发散风寒,燥湿和胃,以治吐泻。若脾土虚寒,肢冷呃逆吐利者,可用钱仲阳之益黄散(陈皮、青皮、丁香各二钱,诃子肉五钱,炙甘草三钱为末,每服一、二钱,水煎服),可以温脾土止吐泻。若有痰,可用星附六君子汤(即六君子汤加制南星、白附子)或理中汤(人参、白术、干姜、炙甘草)。若系热邪深伏胃腑,烦渴引饮呕逆,必投苦降泄热和胃,方用连香饮(待考)或黄连竹茹橘皮半夏汤。若湿热痰浊闭窍神昏,辄投至宝丹,若寒湿闭窍神昏,则用来复丹(太阴玄精石、舶上硫黄、硝石各一两用硫黄为末微火炒结成砂子大,橘红、青皮去白、五灵脂澄去砂炒全烟尽各二钱,为末,醋糊丸豌豆大,每服三十丸,白汤下)。

稚年夏月食瓜果水寒之湿,着于脾胃,令人泄泻。其寒湿积聚,未能逮化热气,必用辛温香窜之气,古方中消瓜果之积以丁香、肉桂,或用麝香,今七香饼治泻,亦祖此意。其平胃散、胃苓汤亦可用。(739页)

按:夏月因食水果生冷而致泻者,必因果实之不洁;或其人脾胃元气不充,寒冷伤阳所致。若湿未化热,则用辛温香窜之品,如丁香、肉桂、麝香,可化其寒湿而治泻。李时珍曰:"凡瓜最畏麝气触之,甚至一蒂不收。"又曰:"瓜最忌麝与酒,凡食瓜过多,但饮酒及水服麝香,尤胜于食盐渍水也。"(《本草纲目·卷三十三·果部·甜瓜》)此用其物类相制之道。七香饼(香附、丁香皮各一两二钱,甘松八钱,益智仁六钱,砂仁、蓬莪术、陈皮各二钱,为末,神曲糊调匀,捏成饼子,每重一二钱。干之,用时杵碎,水煎服)、平胃散(苍术、厚朴、陈皮、甘草、生姜)、胃苓汤(即平胃散合五苓汤)皆能治伤冷寒湿泄泻。

夏季霍乱吐泻通用藿香正气散。水泻宜分利,四苓散。寒加姜、桂,热用芩、连。腹痛宜疏气调气,用木香、青皮,有滞加炒查肉、厚朴,重则加莱菔子、槟榔。腹痛有热用芩、芍、枳实,有寒则用草果、砂仁、吴萸。吐泻后能食,便反秘结者愈;不能食神怯色痿者,防慢惊,治法调中温中。若有余热烦渴,甘寒或甘酸救津,故木瓜之酸,制暑通用要药。(759页)

按:上段文字论夏季或由秽气吸入,或由饮食不洁而致吐泻及其伴随症状的治疗方法,随寒热虚实不同而增减用药,体现了叶天士在诊治过程中已掌握娴熟的套路的思维方法,对指导临证用药颇为实用。

第三节　疫 疬 论

婴儿肌肉柔脆,不耐风寒。六腑五脏气弱,乳汁难化,内外二因之病自多。然有非风寒竟致外感,不停滞已属内伤,其何故欤?尝思人在气交之中,春夏地气之升,秋冬天令之降,呼出吸入,与时消息。间有秽浊吸入,即是三焦受邪,过募原直行中道,必发热烦躁。倘幼医但执前药,表散消导,清火通便。病轻或有悻成,病重必然颠复。钱仲阳云:粪履不可近襁褓小儿,余言非无据矣。四十年来,治效颇多,略述其概云。(733页)

按:《伤寒论》:"寸口脉阴阳俱紧者,法当清邪中于上焦,浊邪中于下焦。清邪中上名曰洁也,浊邪中下名曰浑也,阴中于邪必内栗也⋯⋯"喻嘉言认为,张仲景此段文"凡二百六十九字,阐发奥理,全非伤寒中所有事,乃论疫邪从入之门,变病之总所。所谓赤文绿字,开天辟地之宝符,人自不识耳"。人之鼻气通于天,口气通于地,疫气邪毒"从鼻从口所入之邪,必先注中焦,以此分布上下",所谓"瘟疫之邪,则直行中道,流布三焦"。疫邪虽以犯中居多,但常互相影响,以此分布上下,症状各有侧重,喻嘉言明确邪疫传变途径,并指出其防治方法。"伤寒邪中外廓,故一表即散;疫邪行在中道,故表之不散。伤寒邪入胃府,则腹满便坚,故可攻下;疫邪在三焦,散漫不收,下之复合⋯⋯治法:未病前,预饮芳香正气药,则邪不能入,此为上也。邪既入,急以逐秽为第一义。上焦如雾,升而逐之,兼以解毒;中焦如沤,疏而逐之,兼以解毒;下焦如渎,决而逐之,兼以解毒。营卫既通,乘势追拔,勿使潜滋。"喻嘉言认为治疗疫病应以逐秽、解毒为主的思想对叶天士深有影响。叶天士继承喻嘉言论疫大意,乃谓有既非六淫外感,又非饮食内伤,而竟发热烦躁等症,是因口鼻吸入秽浊之邪,邪入三焦,过募原直走中道,正邪相争,营卫不通,血凝不流。其传变过程与伤寒六经及温病卫气营血不同,乃疬气所为之疫病。治疗自非常法表散消导,清火通下所能,应另从疫病求治。

时毒疬气,必应司天,癸丑湿土气化营运,后天太阳寒水,湿寒合德,挟中运之火,流行气交,阳光不治,疫气大行,故凡人之脾胃虚者,乃应其疬气,邪从口鼻皮毛而入。病从湿化者,发热、目黄、胸满、丹疹、泄泻,当察其舌色,或淡白,或舌心干焦者,湿邪犹在气分,甘露消毒丹治之。若壮热,旬日不解,神昏、谵语、斑疹,当察其舌绛干光圆硬,津涸液枯,是寒从火化,邪已入营矣,用神犀丹治之。

甘露消毒丹方:飞滑石十五两,淡黄芩十两,茵陈十一两,藿香四两,连翘四两,石菖蒲六两,白豆蔻仁四两,薄荷四两,木通五两,射干四两,川贝母五两。生晒研末,每服三钱,开水调下。或神曲糊丸,如弹子大,开水化服亦可。

神犀丹方:犀角尖六两,生地一斤熬膏,香豆豉八两熬膏,连翘十两,黄芩六两,板蓝根九两,银花一斤,金汁十两,元参七两,花粉四两,石菖蒲六两,紫草四两。即用生地、香豉、金汁捣丸,每丸三钱重,开水磨服。(《续名医类案·卷五·疫》)

按:雍正癸丑年(公元1733年),疫气流行,抚吴使者嘱咐叶天士制方救之,叶氏认为疫气亦即疠气,与运气有关,乃根据疫病有从湿化为湿疫及从火化为温疫之两端,据其所表现症状不同而制甘露消毒丹(因其效良,时人喻为普济解毒饮)及神犀丹二方。

王士雄按:"普济解毒饮(按指甘露消毒丹)乃湿温时疫之主方。神犀丹乃温热暑疫之主方也。若初病即觉神情燥乱,而舌赤口干者,是温暑直入营分,酷热之时,阴虚之体及新产妇人最易患此。急须用此(指神犀丹)多可挽回,切勿拘泥日数,误投别药,以偾事也。兼治痘麻毒重,挟带紫斑,暨痘后余毒内炽,口糜咽腐,目赤神烦,瘰疬等症。方中银花有鲜者,捣汁用尤良。如无金汁,可用人中黄四两研入。无板蓝根,以飞净青黛代之。"(《续名医类案》)

无论是叶天士所云脾胃虚者,或是王士雄所云阴虚之体,凡感受疠气为疫病,其治疗必以逐邪解毒为要务。逐邪解毒虽然为喻嘉言所提倡,但喻嘉言治疗并未脱离伤寒法,在方药上没有突破。从上二方看,叶天士治疫病不拘伤寒先表后里,温病先卫分后气分之法,而是对症发药。其甘露消毒丹中所用之黄芩、连翘、木通、射干,神犀丹中所用之黄芩、连翘、板蓝根、金银花等皆为清热解毒祛邪之品。然湿疫黏滞,又用芳化淡渗等药;温疫热胜伤阴,则并用养阴凉血之类,其未完全摆脱温病治法亦可意味之。叶天士称秽浊之气为疠气,与吴又可所称之戾气同属一类;疠气吸入,从三焦内结募原与吴又可论瘟疫之病机亦相类同。吴又可创制达原饮方乃治瘟疫要方,该方逐邪之力胜,叶天士未用,应系与当年证候不符之故。此皆今人研究治疗疫疠病所当引为注意者。

今新型冠状病毒肺炎,据研究其感染病毒者,可在一二周内发病,亦有染毒而无症状者,此必因人体质与抗毒能力而异。其亦可视为外感伏气,过时发病。临床治疗应用由《伤寒论》方组成清肺排毒汤,无论普通型、轻型、重型患者都可以取效,说明在守正的基础上能创新应用,是发掘中医经方而取得的巨大成果。可见全面深入研究前贤有关瘟疫医学著作是一项重要而紧迫的工作。

参考文献:朱祥麟.朱氏中医世家学验秘传[M].北京:人民卫生出版社,2014.

第七章 叶天士运用经典

方剂的经验

第一节　叶天士运用桂枝汤的经验

桂枝汤乃《伤寒论》名方,用治中风、恶风、发热、自汗、头疼、身痛、脉浮缓之表虚证,由桂枝、芍药、炙甘草、生姜、大枣五味药组成,具有解肌固表、调和营卫、滋阴和阳、调和气血的作用。叶天士在桂枝汤适应证的基础上加减出入,除用于治疗外感疾病外,还广泛运用于治疗各科杂症及妇科疾病,扩大该方的治疗范围,打破前人陈规,收到良好效果。其大胆革新的精神值得学习。兹对《临证指南医案》和《种福堂公选良方》两书中有关运用桂枝汤的病例探讨如下。

一、感冒风寒病

人体气血不足,风寒容易侵袭而为病。叶天士对体虚感冒之人,若平素体质亏虚而遭风袭,用桂枝汤加党参、当归扶正祛邪,调和营卫以治虚;若平素体质强实,病后复感风寒,用桂枝汤加杏仁,疏风散寒,宣肺解肌以治实。

沈:虚人得感,微寒热。

参归桂枝汤加广皮。(313页)

按:平素身体亏虚,偶遇风寒,即恶寒发热,症状虽轻微,而现气虚血贫征象。用桂枝汤祛风解肌,恐祛邪而伤正,故加党参益气,当归补血,陈皮助胃纳而健脾运,使水谷精微,传输各脏,资生气血以助祛邪。

某:复受寒邪,背寒,头痛,鼻塞。

桂枝汤加杏仁。(315页)

按:身强体壮之人,病后健康虽未完全恢复,而气血未衰。若再遭风寒袭击太阳经脉,症见背寒、头痛、鼻塞,此邪在肌表,未深入里,一经表散,其邪遂解。用桂枝汤疏散寒邪,畅通气血,加杏仁宣肺气而开鼻塞。若因复感而加党参、当归,反致壅邪不解。叶天士用此方治病,衡量患病之人的体质强弱加减药物,所以无犯虚虚实实之弊端。

二、感冒温热病

温为阳邪,最易伤阴。风温乃温热病之一,初期治疗得法,不致深入恶化。叶天士治风温病,若兼夹风寒者,亦选用桂枝汤。但注意养阴生液或补气保阴,故加入生津益气之品,避免辛温药伤阴,变生坏证。

某:阴虚风温,气从左升。

桂枝汤加花粉、杏仁。(319页)

按：风温乃春天时令感邪。木旺生风，气从左升，有化火灼耗胃液之虑。此案虽属风温，必有表凉未解，故取桂枝之辛温祛风，白芍养阴和营，加杏仁下气，天花粉养胃生液并兼制桂枝之辛温。风去液增，温难化火，胃液不涸，水分充盈，而温热自解。

曹：脉促数，舌白不饥，寒热汗出，初起腹痛，脐右有形，乃久伤劳倦，复感温邪，今病两旬又六，微咳有痰，并不渴饮，寒来微微齿痉。此营卫二气大衰，恐延虚脱。议固卫阳，冀寒热得平。

黄芪、桂枝、白芍、炙甘草、牡蛎、南枣。（329页）

按：脉数者热，舌白者寒，不饥不食，寒重于热；若热重于寒，势必消谷耗液，腹饥口渴。而寒热失调，营卫不协，卫虚则汗出，营虚则腹痛，初起脐右有形，认为是劳倦复感温邪而成病。按治则应清凉养阴，但鉴于病延二十余日，微咳有痰，又不渴饮，乃温被寒伏。且寒来微微齿痉，足证营卫之气已经大衰，若再迟延，恐有虚脱之险。故用桂枝汤去生姜，加黄芪、牡蛎，急于补气固卫，养阴和营。冀其营卫协和，庶几寒热可解。

三、咳嗽病

咳嗽之症，初期若伴形寒畏冷，多由风寒伤阳而致咳。叶天士认为此是中阳不运，湿痰阻遏气分所致。用桂枝汤温通中阳，保护卫气。再据病因之寒热加减药物，用来宁嗽止咳。

王，三一：脉沉细，形寒，咳。

桂枝一钱、杏仁三钱、苡仁三钱、炙草五分、生姜一钱、大枣二枚。（66页）

按：脉沉属寒，细乃气血亏虚。卫阳不足，风寒易入，形寒饮冷，中阳不运，湿化为痰，阻遏气分，壅于肺窍，咳嗽多痰。用桂枝汤中之桂枝辛温祛风通阳，去酸寒收敛之芍药，加宣肺降气之杏仁，渗湿健脾之薏苡仁。阳行寒散，湿去脾运；肺窍开而清肃得行，卫气复而咳嗽方止。

吴，三六：劳力神疲，遇风则咳，此乃卫阳受伤，宜和经脉之气，勿用逐瘀攻伤之药。

当归桂枝汤合玉屏风散。（90页）

按：风伤卫阳，肌腠不密。咳嗽、自汗，为气虚不固，经脉失调。用桂枝汤调协经脉，加当归养营，玉屏风散（黄芪、白术、防风）固卫。营卫协和，肌腠致密，气强而汗止，则疲劳不期而自复。

某：形寒，咳嗽，头痛，口渴。

桂枝汤去芍加杏仁、花粉。（66页）

按：风邪袭肺，营卫失调。外寒并夹内热，形寒乃阳虚，口渴是阴伤。寒热相杂，咳嗽头痛。用桂枝汤去芍药避其酸收，加杏仁辛散宣肺，天花粉清热润肺而生液。冀其寒散液增，肺气复而咳嗽止。

四、痰饮病

中阳不运，脾湿生痰。上凌肺窍，咳嗽喘气。叶天士治痰饮用桂枝汤通阳逐饮、化气而利水。若下元亏虚,卫阳升而痰饮泛,必开太阳以肃上。

黄,三四:身居沿海,氛瘴雾露客邪侵入清阳,阳伤畏寒,久嗽。病人不知却病护身,犹然用力承辨。里结饮邪,沉痼不却病。

茯苓桂枝汤。(380 页)

按:海润土湿,雾露亦为湿气所化。湿气侵入人身,清阳为其所伤,故畏寒;脾受湿而不能升清,肺遭寒而难以卫外,故久嗽不已。饮邪内结,不知保养,病何以愈。用桂枝汤温阳化饮,加茯苓渗湿利水。湿去则饮消,中阳方健,清阳自起,卫阳固而咳嗽当止。

某:服三拗汤,音出,喘缓,可见苦寒沉降之谬。素多呕逆下血,中焦必虚。而痰饮留伏显然。议治其饮。

桂枝汤去甘草加杏仁、茯苓、苡仁、糖炒石膏。(390 页)

按:三拗汤治风寒客肺之喘息病,服后音出而喘缓,已救原先过服苦寒沉降之误。况平日呕逆下血,脾胃亏虚,运化不健,痰饮留伏内脏。饮伏日久,恐有酿热之变。用桂枝汤去甘草温通中阳,以健脾运;加杏仁降气、薏苡仁渗湿、茯苓利水。三焦得畅,伏饮自消。石膏清热透表,水化汗出,加糖炒后性平而不伤胃。使胃气振而中阳复,饮去而喘自平。

周:向有耳聋鸣响,是水亏木火蒙窍,冬阳不潜,亦属下元之虚。但今咳声喉下有痰音;胁痛,卧着气冲,乃冲阳升而痰饮泛;脉浮。当此骤冷,恐有外寒引动内饮。议开太阳以肃上。

云茯苓、粗桂枝、干姜、五味同姜打、白芍、炙草,当午时服。(378 页)

按:下元亏虚,肾失其藏。水不涵木,木旺生火,蒙蔽上窍,故耳聋鸣响。卧则阳盛气冲,痰饮上泛,肺窍被扰,咳嗽有痰,牵引两腋胸胁作痛。用桂枝汤去壅滞之大枣,加敛摄之五味子,使卫气下降;干姜散寒,温阳化饮;云茯苓渗湿,引水外出。开太阳膀胱寒水经脉,防外寒深入,而安内饮妄动。

五、胃痛病

胃为水谷之海,营卫之源。端赖中阳健运,腐熟水谷,资气生血,输营送卫。若中阳一虚,寒邪外入,胃痛不已。叶天士治胃寒疼痛用桂枝汤通阳、健运、护阳、和营补络以止痛。

张:阳微不司外卫,脉络牵掣不和,胃痛。夏秋不发,阴内阳外也。当冬寒骤加,宜急护其阳,用桂枝附子汤。

桂枝、附子、炙草、煨姜、南枣。(591 页)

按:阳气虚微,外卫不固,寒气易入。脉络得寒则缩,牵制胃痛。夏时阳旺能敌内阴,胃不发痛。冬日严寒,外阳衰微,寒气内踞,致胃痛不已。用桂枝汤去酸寒之芍药,加辛热之附子,共奏祛寒护阳之功而得暖胃去痛之效。

顾,五一:营虚胃痛,进以辛甘。

当归一钱半、甜桂枝一钱、茯苓三钱、炙草五分、煨姜一钱半、南枣肉二钱。(592 页)

按:营虚,中阳易微。寒袭络阻,络虚则痛。用桂枝汤去酸寒之芍药,加辛温之当归和营,茯苓渗湿。桂枝、当归合用能温通营络,去虚寒止脘痛。

某女：形寒脘痛，得食甚，手按少缓。非有余客邪病，拟进和营卫法。

归桂枝去芍加茯苓。（593页）

按：形寒卫阳虚，胃痛中阳受损。得食则痛剧，乃食热冲动客寒；手按痛减，显系胃虚。用桂枝汤去酸寒之芍药，加辛甘温之当归和营，茯苓渗湿，营卫和则痛止。

盛，三六：胃痛，喜得暖食，肠中泄气则安。数年痛必入络，治在血中之气。

桂枝木、桃仁、韭白汁、归须、茯苓块。

又：阳微，胃痛。

当归、桂枝木、桃仁、炙甘草、煨姜、南枣。（594页）

按：因胃痛喜暖食，中阳不足，得食之暖，温阳行气，气泄胃安。病已数年，未得根治。认为初病在经在气，久病在络在血。初诊用桂枝茯苓丸方去丹皮加韭白汁消瘀通络。复诊改用温阳和营之桂枝汤去酸收之芍药，加当归活血、桃仁消瘀，辛润破瘀通络，络通则痛止。

费，二九：劳力气泄阳伤，胸脘痛发，得食自缓。已非质滞停蓄，然初病气伤；久泄不止，营络亦伤。古谓络虚则痛也。攻痰破气不去病，即伤胃，致纳不甘、嗳噫欲呕，显见胃伤阳败。当以辛甘温方。

人参、桂枝、茯苓、炙草、煨姜、南枣。（592页）

按：劳作过度，汗出气泄伤阳；久泻伤阴，液竭血耗络虚。空则疼痛，病在胃络。攻痰破气不但无功，反能增病，非食滞饮蓄之故。若投攻破，则致胃阳败坏，嗳噫欲呕，不能纳谷，即纳亦不甘味。用桂枝汤去芍药加人参，则桂枝与人参辛甘温阳养营，合茯苓、炙甘草以通补胃气。气复则纳佳而痛止。

六、疟疾病

风寒之邪郁于肌表，或风热之邪羁留少阳而发疟。叶案所载疟疾，似疟者多而正虐者少。大多是烦劳抑郁伤阳，经闭和产后失调伤阴，阴阳并损，营卫循行失其常度，累及阳维经脉，故寒热时作，或寒从背起。叶天士用桂枝汤调和营卫，疏理阴阳，补益奇经而止疟。

某氏：建中法甚安，知营卫二气交惫。夫太阳行身之背，疟发背冷不由四肢，是少阴之阳不营太阳。此汗大泄不已矣，孰谓非柴、葛伤阳之咎欤！议用桂枝加熟附子汤。

人参桂枝汤加熟附子。（429页）

按：疟发背冷，病在太阳经脉。汗出大泄不已，乃误服柴葛解肌使肌腠不固所致。表虚之证，桂枝汤主之。加人参、附子，是恐汗出亡阳。强心固表兼和营卫，亦有祛邪必先存正之意。

孙：高年发疟，寒热夜作，胸闷不欲食，烦渴热频。最虑其邪陷为厥。进阳旦法。

桂枝、黄芩、花粉、生白芍、生左牡蛎、煨姜、南枣。（447页）

按：高年液少，营血不足。疟来夜发，阳邪伤阴，烦渴热频。热而不宣，伏于胸脘，闷不欲食。叶天士虑其邪陷为厥，用桂枝汤和营达邪。因胸闷去甘草，加黄芩清热、天花粉生津、生左牡蛎育阴潜阳，引诸药入阴分透邪外出而振中阳。阳发而邪解，庶免陷厥之险。

陈，二八：寒热时作，经岁不瘥。且产后病起，阳维为病明矣。

归桂枝汤。(700页)

按:寒热时作,症状如疟,实非疟疾,故既不能作风寒客于肌表论治,也不能作风热羁留少阳处理。若作正疟医治,经年不痊。此案系产后失调,阴阳双损,营卫循行失度累及阳维奇经。《难经》说"阳维为病苦寒热",正符此病。故用桂枝汤加当归,养卫温营,调济阴阳而治如疟,实有一定理论根据。

董:脉数色夺,久嗽经闭,寒从背起,热过无汗。此非疟邪,由乎阴阳并损,营卫循行失其常度。经云:阳维为病苦寒热矣。症属血痹成劳,为难治。痹阻气分,务宜宣通。

生鹿角、川桂枝木、当归、茯苓、炙草、姜、枣,另回生丹二服。(662页)

按:寒从背起,热过无汗,非疟可知。此乃阴阳亏损,营卫失度,故寒热如疟。脾虚不能资肺,肺失其养,久嗽不已。气不足以行血,血郁成痹。痹则经脉不通,月经停闭,干血痨病,非风湿可比。案引《难经》"阳维为病苦寒热"理论,用桂枝汤去芍药,加生鹿角温通奇脉,茯苓引药下行奇脉。另服回生丹以推陈出新,协助汤药活血通痹。

沈:背寒鼓栗而后发热,二便颇利,并不渴饮。入暮倚枕,气自下冲,呛咳不已;脉空大,按之不鼓;肌消神烁,是烦劳抑郁伤阳。寒热戌起丑衰,解时无汗,非外感表病显然。温养营分,立方参入奇脉,宗阳维为病苦寒热之例。

川桂枝、鹿角霜、当归、炙草、生姜、南枣。(《种福堂公选良方·续医案》)

按:背先寒而后热,阳气空虚。二便颇利,并不渴饮,可知非里热。入暮依枕气自下冲,是阳气退位,阴气乘权。戌是至阴,丑乃初阳。阴盛阳衰,解时无汗,诚非表病。脉空大,按之不鼓,叶天士断为烦劳伤阳。宗《难经》"阳维为病苦寒热"之旨,用桂枝汤去芍药加当归温阳和营,鹿角霜通补奇经而壮督脉之气。叶天士治病拟方师古而不泥古,以灵活运用见长,可资借鉴。

七、腹痛病

寒邪入里,血凝气滞,腹痛不爽。叶天士用桂枝汤温中阳、和营阴、化滞解凝而止痛。

袁,四五:当脐腹痛,发于冬季,春深渐愈。病发噫气,过饥劳动亦发。宜温通营分主治。

当归、炙草、肉桂、茯苓、炮姜、南枣。(605页)

按:寒入营分,血滞不行。春来阳气当令,病渐向愈。若遇天寒不善保养,或过饥过劳,则病易复发。中阳被郁,噫气不停。用桂枝汤加当归温煦气血,合茯苓健胃通阳。但里寒重于外寒,故以肉桂易桂枝,炮姜更生姜,以加强温中逐寒之力。因内阳虚甚所以去芍药,杜防敛摄阴寒。是善于化裁经方,随证加减之典范。

余:产后不复,心悸欲呕,遇寒腹痛。先议进和营卫,继当补摄。

归桂枝汤加茯苓。(701页)

按:产后百脉空虚,元气未复。心阳衰微,水气凌心,心悸欲呕。再遇外寒,脾阳受困,寒滞腹痛。用桂枝汤温通中阳,加当归养血,茯苓利水。俾阳通寒散,水下痛止。再进补益之品,以复元气,巩固疗效。

王,二十:脉右虚,左虚弦数,腹痛两月,胸痹咽阻,冷汗,周身刺痛,寒栗。此属内损,有经闭成痨之事。

桂枝汤加茯苓。(660 页)

按:《金匮要略》说:"脉虚为劳。"经闭过久,亦能成痨。痨乃虚损不复之象。内损已见,中阳不运,胸痹咽阻;营卫不和,气血凝滞,周身刺痛;阳气虚微,寒栗汗冷。用桂枝汤调和营卫,畅通气血,启发中阳,疏解外冷。加茯苓引入下焦而通经水。务使月经来潮,虚损方能复健。

八、脾虚洞泄病

脾居中焦,主运,能升清阳之气。叶天士尝谓"脾宜升则健",若脾虚不运,清阳损伤,《黄帝内经》所谓"清气在下,则生飧泄"。叶天士用桂枝汤温阳健运而升清愈泻。

又:细推病情,不但营气不振,而清阳亦伤,洞泄不已。而辛润宜减,甘温宜加,从桂枝加桂汤立法。

人参、桂枝、茯苓、生白芍、炙草、肉桂、煨姜、南枣。(508 页)

按:营气不振,脾胃失和,清阳不升,浊阴下流,洞泻不已。辛药耗气,润药增泻故宜减。甘药养胃,温药健脾故宜加。用桂枝汤调和营卫,加人参健脾益气,肉桂暖胃,茯苓渗湿。脾胃和而中阳振,清升浊降则洞泻自止。

九、脾阳失健脘痞病

脘痞在《伤寒论》中系寒热错杂于中所致,然亦有中阳失运者,必须辛甘理阳。

沈,二四:精气内损,是皆脏病。萸、地甘酸,未为背谬。缘清阳先伤于上,阴柔之药,反碍阳气之旋运,食减中痞,显然明白。病人食姜稍舒者,得辛以助阳之用也。至于黄芪、麦冬、枣仁更蒙上焦,斯为背谬极。议辛甘理阳可效。

桂枝汤去芍加茯苓。(240 页)

按:精气损伤,内脏成病。脾胃阳虚,再投阴柔厚腻之药,中阳之气难以转运,故食减成痞,胸闷不舒。食姜得缓,辛助阳动,阳动则脾运,痞塞之象方消。用桂枝汤去芍药之酸收,加茯苓通阳。证实前医所投"萸萸、地黄、黄芪、麦冬、枣仁"等滋补之谬,中阳蒙闭不运,以致加病。此案与《伤寒论》中脘寒热错杂成痞者不同。

十、劳伤身痛病

劳作用力过猛,易伤气血,身痛无力。叶天士用桂枝汤通阳和营,去湿止痛而增力。

邢,四四:努力伤,身痛无力。

归桂枝汤去姜加五加皮。(63 页)

按：劳作用力过度,耗气伤血,引起营卫不和,汗湿不爽,留滞腠理,身痛无力。用桂枝汤调和营卫,去生姜以防其辛散,加当归和血、五加皮去风除湿而壮筋骨,使身痛止,肢体方能有力。

十一、腰痛病

风湿之邪,伤及营卫,腰髀疼痛。叶天士提出脏阴奇脉交伤,用桂枝汤和脏阴而养奇脉。

吴氏：脉虚身热,腰髀皆痛,少腹有形攻触,脏阴奇脉交伤,不可作外感治。

当归、炒白芍、桂枝、茯苓、炙草、煨姜。(611页)

按：大凡奇经八脉病,阳维阴伤,则脉虚身热;阳跷脉伤则髀痛;督脉气伤则腰痛;冲任二脉失调,则少腹有形攻痛。用桂枝汤温通阳气,加当归以和营血;茯苓乃阳明本药,引诸药入于奇脉,去大枣以免壅滞经络。诊为脏阴奇脉交伤,此内伤疾病,与外感腰痛不同,与肾虚腰痛亦异。案语指出不可作外感治,原有深意,不可轻忽。然本案若加入鹿角霜、徐长卿以通奇经之气,应能增强疗效。

十二、时常发疹病

寒邪入里,血凝气滞,皮外发疹,腹里滞下。叶天士用桂枝汤温中阳、和营阴、化滞解凝而消疹止利。

徐,四十：发疹五六年。形体畏寒,病发身不大热,每大便则腹痛里急。此皆气血凝滞,当以郁病推求。

当归、酒制大黄、枳实、桂枝、炙草、白芍。(605页)

按：发疹五六年,必已用多方诊治。发时身不大热,阳气虚微,大便里急后重,据发病特点从郁病着手。此郁非情志之郁,乃血瘀气滞之郁,朱丹溪所谓火、痰、湿、食、气、瘀是也。用桂枝汤去生姜、大枣,避其辛散补壅。加当归温通营血,枳实行气破滞,酒制大黄推陈出新。看起来颇似桂枝汤加大黄,但比桂枝大黄汤更加完备。

【结语】

叶天士运用桂枝汤治疗风寒感冒、风温、温热、咳嗽、痰饮、疟疾、泄泻、脘痞、胃寒痛、腹痛、腰痛、虚劳发疹以及妇女月经不调、产后血痹等疾病,并非是盲目投药。凡病机上具有卫阳受伤,营气虚寒,或在里的阴阳不和,或在外的阳气不足,或中阳虚脾胃失健,或奇经损督脉不固,都可用桂枝汤加减治疗。中阳不足,营气虚馁者,加黄芪或党参,合桂枝则辛甘温阳;虚寒重者去芍药,加当归温营养血,茯苓利水湿,增强通阳力量;肺气不宣,咳嗽喘气者加杏仁下气平喘;中气不和加陈皮;胃气虚弱加人参;卫阳不固加黄芪、白术、防风;奇经虚加鹿角霜温通督脉;痰多加半夏;湿重加薏苡仁;里寒重加肉桂;瘀血加桃仁;积滞加大黄;口渴加天花粉;清热加黄芩、生石膏等药。去甘草、大枣,避其壅塞;去生姜免其辛散;生姜易为煨姜,暖胃和脾,都是辨证而加减,有一定规律可遵循。

叶天士用桂枝汤化裁施治,把握该方和营卫、补中阳、调气血、温经脉、运脾胃、益卫气、化痰饮、去风湿等功效。近人用桂枝汤治皮肤病,取其和营解肌之义;治血液病,取其畅通血流之旨,都是受到叶天士用桂枝汤治疗各科病的启发。柯韵伯说:"桂枝汤,外感得之调营卫,杂病得之和阴阳。"(《伤寒来苏集》)冉雪峰论桂枝汤方意说:"可发汗,可止汗,可祛邪,可扶正,可降逆,可升陷,可通利小便,可固摄小便,并可宣通灵窍以回苏,柔经隧而镇痉,学者为当贯通融会其所以然。"(《八法效方举隅》)可见桂枝汤的适应证大有潜力可挖,叶天士运用桂枝汤心法值得认真学习,继承发扬。

第二节　叶天士运用酸枣仁汤的经验

酸枣仁汤出自《金匮要略》:"虚劳虚烦不得眠,酸枣汤主之。"《医宗金鉴》李彣注:"虚烦不得眠者,血虚生内热,而阴气不敛也。"《黄帝内经》说:"气行于阳,阳气满不得入于阴,阴气虚,故目不得瞑。酸枣汤养血虚而敛阴气也。"肝藏血而寓魂。其证由肝之阴血亏虚,以致虚热内生,阳跷脉满,阳气不入于阴,魂不归藏,故虚烦不得眠。方用酸枣仁汤,其中酸枣仁之酸甘养肝阴敛肝气;川芎辛温升散疏肝气调肝血;知母、甘草苦寒甘凉清虚热而除烦;茯苓化气宁神,共奏养肝舒肝清热安神之效。叶天士运用此方颇为灵活,有涉及肝魂不藏、心神不安、肝风动跃、肝虚胁痛者,每取此方化裁治之。探讨其用法,扩大临床应用范围,颇有参考价值。

一、不寐

某:肝阳不降,夜无寐,进酸枣仁法。

枣仁、知母、炙草、茯神、小麦、川芎。(411 页)

某:不寐六十日,温胆诸药不效。呕痰不适。明系阳升不降,用《金匮》酸枣仁汤。

枣仁、知母、茯苓、川芎、炙草。(411 页)

陈:阴精走泄,复因洞泻,重亡津液,致阳暴升,胃逆食入欲呕,神识不静无寐。议酸枣仁汤。

枣仁五钱、炙草五分、知母二钱、茯苓二钱。(411 页)

某,三三:寤不成寐,食不甘味,尪羸,脉细数涩。阴液内耗,厥阳外越。化火化风,燔燥煽动。此属阴损,最不易治。姑与仲景酸枣仁汤。

枣仁炒黑勿研三钱、知母一钱半、云茯神三钱、生甘草五分、川芎五分。(412 页)

按:《灵枢·本神》说:"肝藏血,血舍魂。"叶天士认为夜不成眠者,是因肝阴虚损,阳升不降,魂不归宅所致,每投酸枣仁汤原方,纯取养阴敛肝清热宁神之功。有重亡津液者,则去温升之川芎,或减其用量。或用茯神易茯苓,或于酸枣仁汤加小麦养心液而助安神之力。至若前例"寤不成寐,食不甘味,尪羸",此所谓因病致虚,由虚致损。余认为原方若加入怀山药、鱼胶、淡菜等甘咸平之属,血肉有情,复其虚损,应可以增强疗效。

二、心悸

又:苦味和阳,脉左颇和。但心悸少寐,已见营气衰微。仿《金匮》酸枣仁汤方,仍兼和阳,益心气以通肝络。

酸枣仁炒黑勿研五钱、茯神三钱、知母一钱、川芎一分、人参六分同煎、天冬去心一钱。(16页)

自失血半年以来,心悸怔忡,胁左时动,络脉空隙,营液暗伤。议甘缓平补。

酸枣仁、柏子仁、桂圆肉、生地、茯神、杞子、炙甘草,饥时服。(《叶氏医案存真·卷一》)

茹素胃弱,向系肝阳热炽,今微眩,耳鸣,心怔。议甘以养胃缓热,少佐酸味。

酸枣仁、柏子仁、炙甘草、鲜白藕汁、大生地、甜细真、北沙参、大麦冬、云茯苓、荸肉炭。(《叶氏医案存真·卷三》)

按:《素问·宣明五气篇》说:"心生血,肝藏血。"阴血虚衰,神魂失养,每多怔忡不寐之症。前案有中风进苦味和阳剂后,脉左颇和,渐有火靖风宁之势,然而"营气衰微",络脉痹阻,其症心悸少寐,治宜"益心气以通肝络",方取酸枣仁汤去甘草,减少川芎用量,再加人参、天冬,增强益心气养营阴之效,突出肝心同治之义。有因长期失血,营液暗伤者,心失血养,心悸怔忡;肝络失荣,胁左时动。乃从甘缓平补入手,取酸枣仁汤去辛温之川芎,恐其动血;以生地易知母、炙甘草易生甘草,加强养阴益血之功;复加龙眼肉、枸杞子、柏子仁,成为养肝血、安心神之治疗方。

三、惊惕

某:疡溃脓血去多,元真大耗,脉无力,不嗜食,恶心。中州不振,寐则惊惕,神不守也。以养营法。

人参、熟术、广皮、茯神、炙草、归身、白芍、五味、枣仁。(647页)

按:疡溃脓血去多,气血大败。阳明胃经受损,食减味衰。化源不足,元真被耗,血流不畅,脉来无力。神失其养,寐则惊惕。用异功散补脾健胃;当归、白芍养血和营;复取酸枣仁汤之酸枣仁、茯神、炙甘草合五味子安神魂止惊惕。本病虽由外科疾病引起,治疗仍应用脏腑辨证法。

四、肝风

江:左胁中动跃未平,犹是肝风未熄,胃津内乏,无以拥护。此清养阳明最要。盖胃属腑,腑强不受木火来侵,病当自减。与客邪速攻,纯虚重补迥异。

酸枣仁汤去川芎、加人参。

又:诸恙向安,惟左胁中动跃多年,时有气升欲噫之状。肝阴不足,阳震不息,一时不能遽已。今谷食初加,乙癸同治姑缓。

人参、茯神、知母、炙草、朱砂染麦冬,调入金箔。(27页)

按:两胁为肝经之分野,肝气自左而升。故《素问·刺禁论》说:"肝藏于左。"张景岳说:"木气升,故主生;风性动,故为摇。"(《类经》)若肝阴不足,阳升太过,则发左胁动跃不平。叶天士认为此乃肝风左旋,阳震不息所致。肝木不独赖水以涵之,亦需土以培之。假若"胃津内乏,无以拥护",则肝木失其柔和之性,逞其刚强之质,必乘而侮土,此时"肝风未熄",则"清养阳明最要"。此肝胃阴虚,风动左胁动跃不已,投以酸枣仁汤去温升之川芎,加人参合知母养胃阴生津液,使"腑强不受木火来侵,病当自减"。若左胁动跃多年,更兼"时有气升欲噫之状",是为阴虚风阳不息,乘其戊土,胃气上逆,则变通酸枣仁汤,去酸枣仁、川芎之酸收辛散,易人参合知母、炙甘草、加朱砂染麦冬、金箔,共取养胃阴清虚热,重镇平肝之效。是肝胃同治,与肝肾同治用药不同。

五、胁痛

胡,三四:诊脉右弦,左小弱涩。病起积劳伤阳,操持索思,五志皆逆。而肝为将军之官,谋虑出焉。故先胁痛。晡暮阳不用事,其病渐剧,是内伤症,乃本气不足,日饵辛燥,气泄血耗。六味滋柔腻药,原非止痛之方,不过矫前药之谬而已。《内经》肝病三法,治虚亦主甘缓。盖病既久,必及阳明胃络,渐归及右,肝胃同病。人卧魂藏于肝,梦寐纷纭,伤及无形矣。议用甘药,少佐摄镇。

人参、枣仁、茯神、炙草、柏子仁、当归、龙骨、金箔、桂圆肉煮浓汁捣丸。(602页)

按:《素问·脏气法时论》说:"肝病者,两胁下痛引少腹。"故胁痛一症,多属于肝。其有积劳伤阳而致胁痛者,日暮阳不用事,其病渐剧。又因多食辛燥,更泄气耗血;复服六味,柔腻而无转运之力,以致梦寐纷纭,脉左弦,右小弱涩。此病久"必及阳明胃络,渐归及右,肝胃同病"。叶天士认为《黄帝内经》治肝有三法:辛散、酸泄、甘缓。此症肝虚失养,肝络窒塞,肝阳不潜,故"议用甘药,少佐摄镇"法。方取酸枣仁汤,鉴于前已服辛燥阴柔之剂,故去辛燥之川芎、阴寒之知母,而用人参、炙甘草、龙眼肉甘缓益肝理虚,酸枣仁之酸以敛肝,柏子仁、当归辛润通厥阴肝络,茯神、龙骨、金箔摄镇肝阳而安神魂。则肝体得养,肝络疏通,神魂归宅,胁痛可除。其熟玩经方,用药与疏肝理气迥异。探骊得珠,故能如此活用之。

【结语】

综观叶天士运用酸枣仁汤,重在养阴安魂的作用方面。若风火较甚者,每于原方去川芎。津液乏者,益以养阴生津之品。阴血亏者,加滋养阴血之药。风阳动者,则重镇平肝之味亦须加入。或有其他疾病影响神魂不安者,每每结合病情,考虑肝胃同病,或肝心同病,或肝肾同病,掌握病机,随证应用酸枣仁汤施治。其活用经方,值得效法。

第三节 叶天士运用二陈汤的经验

二陈汤出自《局方》,其主要组成为半夏、陈皮、茯苓、炙甘草,上㕮咀,每服四钱,生姜、乌梅同煎,去滓热服,不拘时候。二陈汤是治疗痰湿的要方。方中半夏燥湿化痰,和胃止呕;陈皮(橘红)理气化痰,使气顺则痰降,气行则痰化;痰由湿生,故以茯苓健脾渗湿;甘草益脾和中。煎加生姜,既制半夏之毒,又协同半夏、陈皮和胃祛痰止呕;少用乌梅,味酸收敛,配半夏散中有收,使其不致辛散太过。凡痰湿为患,均可用本方治之。叶天士应用本方治疗多种疾病,每因痰湿邪气伴随寒、热(暑、火)、湿、燥证增损,或寒温并用,或补泻兼施。更有湿痰化生风者,则依据病机应用之。兹择《临证指南医案》中运用二陈汤有关医案讨论如下。

一、治疗痰湿

二陈汤主要用于治疗脾胃痰湿为病,如脘痞、胃痛、呕吐、吞酸、噎膈、黄疸、胁痛、疟疾等。叶天士用二陈汤化痰湿,每去甘草,以避其甘壅。湿甚或加泽泻、茵陈以利水;或加白豆蔻、木香、厚朴等增强行气开闭之功。酌情或加入温中之品,如干姜、生姜、姜汁、吴茱萸、益智仁等。若系土木失调,每加入郁金、旋覆花、降香等,两调土木。若疟疾,则加草果、乌梅、牡蛎截疟;若邪气已入血络,则加桂枝、桃仁、当归须等辛润入络通络。

邱:脉濡而缓,不饥不食。时令之湿,与水谷相并。气阻不行,欲作痞结。但体质阳微,开泄宜轻。

炒半夏、茯苓、杏仁、郁金、橘红、白蔻仁。(240页)

按:脘痞,不饥不食,是湿阻中焦气分。用二陈汤去甘草之壅以和胃化湿;加杏仁、白豆蔻、郁金轻宣开泄。因时令之湿,与水谷相并,气阻不行。方中杏仁轻开上焦,白豆蔻芳化中焦,茯苓淡渗下焦,是叶天士治疗湿邪常用之法。

某:舌白,脘闷,中焦阳气不宣。

半夏、草果、厚朴、广皮、茯苓、藿香梗。(241页)

按:中焦脘闷,用二陈汤去甘草和胃化湿;加藿香梗、草果芳化除湿;厚朴行气宽中。可宣中焦阳气,化解脘痞。

张,五二:胃寒,涌涎,中痞。

泡淡吴萸、干姜、茯苓、半夏、橘红、川楝子。(241页)

按:脘痞,呕涎,系胃寒脾湿阻滞中焦所致。用二陈汤去甘草和胃化湿;泡淡吴茱萸、干姜温中止呕;川楝子苦寒性降,泡淡吴茱萸辛苦温降逆,皆入厥阴,其寒热共用,以防木克,解错综之邪乎?

某,三三:秽暑吸入,内结募原。脘闷,腹痛,便泄不爽。法宜芳香逐秽,以疏中焦为主。

藿香梗、杏仁、厚朴、茯苓皮、半夏曲、广皮、香附、麦芽。（339 页）

按：暑秽内结募原中道，致脘闷腹痛，便泄不爽。用二陈汤去甘草，加厚朴、麦芽和胃祛湿；藿香梗、杏仁、香附芳香逐秽，以化解暑秽湿甚之邪。

某：舌黄，不渴饮，久嗽，欲呕吐。前用《金匮》麦门冬汤养胃小效。自述背寒，口吐清痰。暑湿客邪未尽，虚体。当辅正醒脾却暑。

人参、茯苓、广皮、半夏、姜汁。（267 页）

按：虚体背寒，口吐清痰。以二陈汤去甘草，加人参、姜汁补脾温中胜湿，以化未尽之暑湿客邪。

某：肥腻滞胃，肝木始得再乘土位，致气逆上壅呕出。久病至节反剧，最属不宜。总是调摄未尽善，奈何？暂与降逆平肝安胃一法。

降香、苏子、旋覆花、茯苓、半夏、广皮、韭汁。（257 页）

按：饮食不节伤胃，致肝木乘土，气逆上呕。用二陈汤去甘草，加韭汁、紫苏子安胃化湿，温阳化食降气；降香、旋覆花平肝下气，共奏降逆平肝安胃之功。

又：诸恙向安，寝食颇逸。平昔肝木易动，左脉较右脉弦长。味变酸，木侮土，秋前宜慎。

人参、半夏、茯苓、广皮、生谷芽、生白芍。（443 页）

按：前恙经治疗已愈，唯口味变酸，左脉较右脉弦长，乃木乘土，肝胃失调所致。用二陈汤去甘草，加人参、生谷芽祛湿调胃化食；生白芍抑肝平木。俾土木两调而瘥。

沈：格拒食物，涎沫逆气，自左上升，此老年悒郁所致。必使腑通浊泄，仅可延年。议两通阳明厥阴之法。

半夏、苦杏仁、茯苓、橘红、竹沥、姜汁。（247 页）

按：气逆呕涎，格拒食物，气从左升，是噎膈之先兆。用二陈汤去甘草，加竹沥、姜汁化痰止呕；苦杏仁下气通腑。然乏治疗厥阴药物，可加用降香、旋覆花等平肝下气，解郁活血之品亦应增用。

陶：脉左弦坚搏，痰多，食不易运。此郁虑已甚，肝侮脾胃。有年最宜开怀，不致延及噎膈。

半夏、姜汁、茯苓、杏仁、郁金、橘红。

又：脉如前，痰气未降。前方去杏仁，加白芥子。（374 页）

按：情怀抑郁，致肝侮脾胃，运化失健，痰湿内生，故食不易运而痰多。以二陈汤去甘草，加姜汁温中化痰；杏仁轻宣化湿，降气行血；郁金行气解郁，收两调土木之效。

某：胃痛，得瘀血去而减。两三年宿病复起，食进痞闷。怕其清阳结而成膈。大意益气佐通，仍兼血络为治。

人参、半夏、茯苓、新会皮、木香、生益智、当归、桃仁，水法丸，服三钱。（251 页）

按：胃痛得下瘀血而减，是病已入血络。今复发，并进食痞闷，乃胃络清阳为湿浊痞结，用二陈汤去甘草，加人参、生益智仁，宣通湿浊以和胃，益气温阳而健中；木香化气开痞；当归、桃仁养血通络。此系伏邪，当防噎膈之变。

某：长夏外受暑湿，与水谷之气相并。上焦不行，下脘不通，气阻，热从湿下蒸逼，不饥不食，目黄，舌白，气分之结。

厚朴、杏仁、广皮、茯苓、半夏、姜汁。（356页）

按：目黄，不饥不食，舌白，此病暑湿黄疸，是阴黄也。用二陈汤去甘草，加厚朴、姜汁，以调中焦，温中行气而化湿；杏仁轻宣，疏解暑湿内入之邪气。茵陈蒿可以择用。

叶，三六：左胁气胀，在皮膜之里，此络脉中病也。泄肝破气久服，脾胃受困而为泄泻，得养中小愈。然以药治药，脉络之病仍在。

半夏、桂枝、茯苓、远志、归须、橘红，姜、枣汤泛丸。（469页）

按：左胁气胀，不独痰饮为患，叶天士认为邪已入血络。故用二陈汤去甘草，加桂枝、远志温化痰饮；且桂枝、当归须辛温入络通痹；生姜、大枣调和营卫。此方治疗痰饮入络与病机相符。

某：舌白，脘闷，寒起四末，渴喜热饮。此湿邪内蕴，脾阳不主宣达，而成湿疟。

厚朴一钱半、杏仁一钱半、草果仁一钱、半夏一钱半、茯苓三钱、广皮白一钱半。（424页）

按：此病湿疟，以二陈汤去甘草，祛痰湿；加杏仁、厚朴、草果仁化湿浊，宣脾阳而截疟。

牛，四八：寒来喜饮热汤，发热后反不渴。间疟已四十日，今虽止，不饥不思食，五味入口皆变。初病舌白，干呕，湿邪中于太阴脾络。湿郁气滞，喜热饮暂通其郁。邪蒸湿中生热，六腑热灼。津不运行，至大便硬秘，此为气痹湿结。当薄味缓调，令气分清肃，与脾约似同，但仲景气血兼治，此病却专伤气分。

炒黄半夏、生益智仁、绵茵陈、广皮、厚朴、茯苓。（425页）

按：间日疟虽止，然气痹湿结，不饥不思食，口味变，干呕，大便硬秘。取二陈汤去甘草，化湿开痹；加绵茵陈利湿以启升发之机；生益智仁温脾开胃；厚朴行气，通利肠腑。治疗重在气分，故不用白芍、大黄等血分药物。

又：疟止，舌白，不饥，大便旬日不通。此皆留邪堵塞经腑隧道之流行，久延必致腹胀癥痕。

杏仁、白蔻仁、半夏、厚朴、生香附汁、广皮、茯苓皮。接服半硫丸二钱。（425页）

按：疟止而不饥，大便不通。诊为留邪堵塞经腑隧道之流行，久延有致疟母之虑。用二陈汤去甘草，加白豆蔻化湿醒脾；杏仁合半硫丸润通肠腑；生香附汁、厚朴行气以助气机之流行。俾化气于无形，不致入血成癥。

又：脉右弦，来去不齐，左小奕弱。舌边红，舌心白黄微绉。鼻冷，四肢冷，热时微渴，不饥不思食。前议太阴脾脏受病，疟邪从四末乘中，必脾胃受病。鼻准四肢皆冷，是阳气微弱，因病再伤。竟日不暖，但形肉消烁，不敢刚劫攻邪。以宣通脾胃之阳，在阴伏邪，无发散清热之理。

人参、草果、炒半夏、生姜、茯苓、新会皮、蒸乌梅肉。

二帖后加附子，后又加牡蛎。（446页）

按：此病疟邪，脾胃阳气受损，故鼻冷，四肢冷，热时微渴，不饥不食。治宜截疟，并护中州。用二陈汤去甘草，加草果、蒸乌梅肉化痰湿而截疟；人参、生姜温暖脾胃中阳。其脉右弦，来去不齐，左小软弱，显系心脉阳虚，故二诊加附子，合人参为参附汤，以振心阳而调脉律；后又加牡蛎，以助和营截疟之力。盖《金匮要略》柴胡姜桂汤治疗"疟多寒，微有热，或但热不寒"者，即用牡蛎。然疟邪消耗气血，化源不足，日久"形肉消烁"。故用药"不敢刚劫攻邪"，而"以宣通脾胃之阳"为法。

二、治疗寒湿

湿痰本属阴邪,若寒湿合邪,每伤脾阳为病。如脘痞、吞酸、干呕、腹痛、浮肿、悬饮、胁痛、痞积、月经后期等病,叶天士常取二陈汤去甘草,或加白术、苍术补脾燥湿;或加人参、莲子益气补脾;或加干姜、煨姜、姜汁、吴茱萸、荜茇、荜澄茄、公丁香、益智仁等温中祛寒;或加厚朴、香附子宽中行气;或加白芥子祛皮里膜外之痰;或加谷芽、山楂肉化食;或留乌梅再加蒺藜、钩藤、白芍调肝。

汪:舌灰黄,脘痹不饥,形寒怯冷。脾阳式微,不能运布气机。非温通焉能宣达?

半夏、茯苓、广皮、干姜、厚朴、荜拨。(185页)

按:本案脘痹不饥,形寒怯冷,是脾阳式微,不能运布气机所致。用二陈汤去甘草化痰湿;加干姜、荜茇温运中阳;厚朴行气开痹。使胃开脾运以愈疾病。

朱,五四:阳微,食后吞酸。

茯苓四两、炒半夏二两、广皮二两、生于术二两、厚朴一两、淡干姜一两、荜澄茄一两、淡吴萸一两、公丁香五钱,水法丸。(187页)

按:食后吞酸,责之脾阳式微,用二陈汤去甘草,加生白术、淡干姜、淡吴茱萸温补脾土而胜湿;荜澄茄、公丁香、厚朴温中行气,化湿制酸。丸剂缓图之。

范:脉虚无神,闻谷干呕,汗出振寒。此胃阳大虚,不必因寒热而攻邪。

人参、茯苓、炒半夏、姜汁、乌梅、陈皮。(262页)

按:本案胃阳大虚致汗出振寒,闻谷干呕,以其脉虚无神,故非实邪可攻。诊为胃阳大虚,用二陈汤去甘草,加人参通补阳明;姜汁助和胃止呕;乌梅敛汗。

某:脉弦虚,食已漾漾欲吐,咽阻,中痞有痰。

人参、吴萸、茯苓、半夏、广皮、姜汁。(257页)

按:脘痞,食已漾漾欲吐,咽阻,脉弦虚,乃肝胃虚寒。用二陈汤合吴茱萸汤去甘草、大枣之甘,以姜汁易生姜,可以温中暖肝,祛湿化痰。

某,九岁:久呕,少食。

人参、半夏、茯苓、广皮、姜汁。(787页)

按:小儿食少,久呕不已,乃胃虚气逆所致。用二陈汤和胃止呕,甘令人呕也,故去甘草之甘,加姜汁以助温胃止呕之力;人参补脾益气,使调中而不伤脾也。

张,四岁:五疳,腹胀数月,法当疏补。

人参、茯苓、麦芽、炒查肉、广皮、半夏、湖莲。

又:照前方去半夏、湖莲,加泽泻。(783页)

按:此案谓五疳,实指脾疳,其症有体瘦面黄腹大胀满。乃脾虚失运,湿食停滞中脘所致。用二陈汤化痰湿,运中州;加麦芽、炒山楂肉化滞消食;人参、莲子补中。共奏疏补之效。

某:腑阳不通,腹痛。用禹余粮丸,暖下通消,二便通,胀缓,腹仄。此无形之气未振,宜疏补醒中。

生白术、厚朴、广皮、半夏、茯苓、生益智、姜汁。（604页）

按：腑阳不通而腹痛，经用禹余粮丸症缓解。然仍腹仄食饮差，中阳未振，乃取二陈汤去甘草，加生白术、生益智仁、姜汁温中祛湿醒胃；厚朴宽中消胀。共奏温中行气之效。

张：脉虚缓，不食不饥，形寒，浮肿。

人参、生益智、广皮、半夏曲、茯苓、生白芍、煨姜。（274页）

按：张案形寒，浮肿，不食不饥，脉虚缓，亦脾胃阳虚，寒湿滞留所致。用二陈汤去甘草，加人参、煨姜以振中阳而祛湿；生益智仁温阳醒胃；生白芍合茯苓利尿消肿。

某：痰饮搏击，胁痛。

半夏、茯苓、广皮、甘草、白芥子、刺蒺藜、钩藤。（598页）

按：此案胁痛，诊为痰饮搏击，当系痰饮流于胁下所致，悬饮病也。用二陈汤加白芥子，祛除皮里膜外之痰饮；刺蒺藜、钩藤舒肝气而缓疼痛。然则病重，若加用控涎丹，可以增强疗效。

马，三四：肌肉丰溢，脉来沉缓。始发右季胁痛，汤饮下咽，汩汩有声。吐痰涎，头痛。此皆脾胃阳微，寒湿滞聚。年方壮盛，不必介怀。温中佐其条达，运通为宜。

茅术、厚朴、半夏、茯苓、陈皮、淡姜渣、胡芦巴、炙草，姜汁泛丸。（385页）

按：始发右季胁痛，继则吐痰涎，头痛。乃中阳微，寒湿痰饮聚所致。方用二陈汤合平胃散崇脾土去痰湿；加淡姜渣、姜汁温中祛痰；一味胡芦巴暖肝以助运通。此属悬饮病，可送服控涎丹。

朱：当节令呵欠，烦倦。秋深进食，微有恶心。病起至今，月事不来。夫冲任血海，皆属阳明主司。见症胃弱，此阴柔腻滞当停，以理胃阳为务。

人参、半夏曲、广皮白、茯苓、生益智仁、煨姜。（657页）

按：冲脉隶于阳明，胃阳虚，化源不足，月事不来。然病起于进食恶心，打哈欠、烦倦是胃弱所致。故用二陈汤加生益智仁、煨姜以温中开胃，人参益气补中。俾温阳振，纳食佳，化源足，可愈此疾病。

王，三一：脉右缓左涩，经水色淡后期。呕吐痰水食物，毕姻三载余不孕。此久郁凝痰滞气，务宜宣通，从阳明厥阴立方。

半夏、广皮、茯苓、厚朴、茅术、淡吴萸、小香附、山查肉，姜汁法丸。（652页）

按：肝郁脾胃湿阻，阳明虚无以灌注冲脉，以致经水后期色淡而不孕。况平素呕吐痰水食物，脾胃痰湿上逆也。治以二陈汤合平胃散崇土去湿；加姜汁温胃止呕；淡吴茱萸、小香附、山楂肉暖肝疏肝解郁。是从阳明厥阴宣通之法。

三、治疗湿热（火、暑）

湿热之邪相伙为患，常见于多种疾病。如脘痛、吞酸、脘痞、脘胀、呕吐、咳嗽、痰饮、郁证、不寐、黄疸、疟母、痹证等。叶天士每取二陈汤去甘草，化痰湿为主；或加苍术、薏苡仁、泽泻、通草、姜汁，增强燥湿利湿之功；或加瓜蒌、菖蒲、蛤粉、竹沥增强祛除痰湿之力；或加枳实、桔梗、郁金调理气机；或加川黄连、山栀子、竹茹、苦丁茶清暑泄热；或加桑叶、丹皮、菊花、钩藤、蒺藜、羚羊角、川楝子凉肝泻火；或加人参、白术补中健脾；或加当归、川芎和血；或加金石斛养阴；或加枸杞子、酸枣仁、柏子仁补肝安神。视湿热轻重、正邪虚实灵活应用。

张，十九：壮年面色痿黄，脉濡小无力，胃脘常痛，情志不适即发。或饮暖酒暂解，食物不易消化。脾胃之土受克，却因肝木来乘。怡情放怀，可愈此病。

人参、广皮、半夏、茯苓、苡仁、桑叶、丹皮、桔梗、山栀（姜汁炒），水泛丸。（590 页）

按：面色痿黄，胃脘常痛，食物不易消化，情志不适即发。乃脾虚土湿，肝火乘克所致。以二陈汤去甘草，加人参、薏苡仁补脾胜湿；桑叶、丹皮、山栀子、桔梗清肝解热，调气解郁。为肝脾同治法。

刘，五四：脉左小弦，右濡涩。五旬又四，阴阳日衰。劳烦奔走，阳愈伤。致清气欲结，食入脘痛，痰涎涌逆，皆噎膈反胃见症。其饮酒愈甚，由正气先馁，非酒能致病。

川连、枳实汁、茯苓、半夏、广皮白、黑山栀、姜汁、竹沥。（249 页）

按：食入脘痛，痰涎涌逆，乃湿热郁结胃脘所致。用二陈汤去甘草，加川黄连、山栀子、姜汁、竹沥化痰湿，清热邪，降逆气；枳实汁行气止痛。宜先期治疗，阻断噎膈反胃之变。

又：肢厥，恶心，吞酸，胸满，大便不通有六日。

川连、淡干姜、人参、枳实、陈皮、半夏、茯苓。（553 页）

按：恶心、吞酸、胸满、大便不通，是肠腑不通，气滞则肢厥。用二陈汤去甘草之壅，加川黄连、淡干姜辛开苦降；人参、枳实益气行气，除满通便。全方共治胃腑湿热痞结疾病。

刘：湿热非苦辛寒不解。体丰，阳气不足，论体攻病为是。胸中痞闷，不食，议治在胃。

川连、炒半夏、人参、枳实、姜汁、茯苓、橘红。（240 页）

按：胸中痞闷不食，系胃阳不足，湿热阻滞所致。用二陈汤去甘草加川黄连，苦辛祛湿，清热和胃；人参、姜汁益气温中；枳实消痞化食。

朱：脉右涩小数，左弦促。纳食脘胀，常有甘酸浊味，微呕吐清涎。旬朝始一更衣，仍不通爽。询知病起情怀抑郁，由气郁化热，如《内经》五志过极，皆从火化。就怀妊恶阻，按徐之才逐月安养，亦在足少阳经。正取清热养胎，况肝胆相火内寄，非凉剂无以和平。古人治病，以偏救偏，幸勿畏虚以贻患。

金石斛、黑山栀、茯苓、半夏曲、橘红、竹茹、枳实。（685 页）

按：孕妇纳食脘胀，口有甘酸浊味，微呕吐清涎，大便不通爽，是肝胆相火郁热为患。用二陈汤去甘草和胃祛湿，加金石斛养阴而不燥；山栀子、竹茹、枳实清热止呕消胀。经云"有故无陨，亦无陨也"，应无伤胎之虑。

某，三六：阳微体质，湿痰内聚，便溏，脘闷，肌麻，舌干。清理湿邪，气机升降自安。

金石斛、茯苓、半夏、广皮白、钩藤、白蒺藜。（355 页）

按：脘闷，便溏，肌麻，舌干，系脾湿痰阻，兼肝热内蕴所致。以二陈汤去甘草，理脾祛痰湿；加钩藤、白蒺藜、金石斛清热平肝活络。俾中州得调，气机升降自安而愈病。

颜氏：久有痛经，气血不甚流畅。骤加暴怒，肝阳逆行，乘肺则咳。病家云：少腹冲气上干，其咳乃作。则知清润肺药，非中窾之法。今寒热之余，咳不声扬，但胁中拘急，不饥不纳。乃左升右降不司旋转，而胃中遂失下行为顺之旨。古人以肝病易于犯胃，然肝用宜泄，胃腑宜通，为定例矣。

桑叶、丹皮、钩藤、茯苓、半夏、广皮,威喜丸三钱。(92 页)

按:肝气上逆,胃气不降,上干于肺,故致咳嗽。症兼寒热之余,咳不声扬,胁中拘急,不饥不纳,用二陈汤去甘草,合威喜丸健中祛痰湿,加桑叶疏风止咳;丹皮、钩藤凉肝。药性下行,故云"肝用宜泄,胃腑宜通"。

汪:痰火上盛,肾气少摄。朝用通摄下焦,暮服清肃上焦方法。

羚羊角、半夏、茯苓、橘红、黑栀皮、郁金,苦丁茶煎汤法丸,暮服。

熟地、淡苁蓉、杞子、五味、牛膝、茯苓、远志、线胶,蜜丸,早服。(376 页)

按:此案有病机,但缺脉症。谓"痰火上盛,肾气少摄",当是咳嗽黄痰,动易喘息。早服补肝肾,纳虚气方。早用二陈汤去甘草,化痰湿;加羚羊角、山栀子皮、郁金、苦丁茶清肝肺之痰火,为丸缓治。

沈,五六:色苍形瘦,木火体质。身心过动,皆主火化。夫吐痰冲气,乃肝胆相火犯胃过膈,纳食自少。阳明已虚,解郁和中,两调肝胃。节劳戒怒,使内风勿动为上。

枸杞子、酸枣仁、炒柏子仁、金石斛、半夏曲、橘红、茯苓、黄菊花膏丸。(28 页)

按:木火体质,色苍形瘦,气逆吐痰,食减少,是肝胆相火犯胃过膈所致。用二陈汤去甘草,化痰开胃;加金石斛清热,滋养胃阴;黄菊花凉肝散热,枸杞子、酸枣仁、炒柏子仁养肝安心神,助平息相火。是谓两调肝胃之法。

陈妪:痰饮挟气火上踞,脘痞胀不爽,宜理气热。

半夏、茯苓、瓜蒌皮、黑栀皮、橘红、郁金。(392 页)

按:素有痰饮疾病,又脘痞胀不爽,用二陈汤去甘草,加瓜蒌皮、郁金祛痰饮解郁结;山栀子皮清热去火热。湿热同治。

汪,五八:宿哮久矣不发,心悸震动,似乎懊恼之象,此属痰火。治以宣通郁遏,勿徒呆补。

半夏、川连、石菖蒲、蛤粉、枳实、茯苓、川郁金、橘红、竹沥,姜汁法丸。(372 页)

按:宿哮久而未发,痰湿伏邪存在。懊恼,心悸震动,此痰火互结之象。用二陈汤去甘草,加竹沥、姜汁、蛤粉增强化痰祛湿之力;川黄连清火;石菖蒲、川郁金、枳实解郁宁心。共奏去除痰火之效。

戴氏:隐情曲意不伸,是为心疾。此草木攻病,难以见长。乃七情之郁损,以丹溪越鞠方法。

香附、川芎、小川连、茯苓、半夏、橘红、炒查肉,神曲浆丸。(399 页)

按:痰湿衍生百病,此证必情怀抑郁,不乐不语不食,用二陈汤去甘草化痰湿;合小川黄连、香附、川芎清热化气解郁;炒山楂肉、神曲化食开胃。因朱丹溪治疗六郁,创越鞠丸,痰湿火食气同治,故曰"以丹溪越鞠方法"。

吴:少阳郁火,不寐。

丹皮、半夏、钩藤、桑叶、茯苓、橘红。(410 页)

按:少阳郁火不寐,用二陈汤去甘草,祛痰湿而安神;加丹皮、钩藤、桑叶泻浮游之胆火。《灵枢》原有半夏秫米汤,亦是用半夏祛痰安神之法。

张，二九：脉小弱，是阳虚体质。由郁勃内动少阳木火，木犯太阴脾土，遂致寝食不适。法当补土泄木。

人参一钱半、白术一钱半、半夏一钱、茯苓二钱、甘草五分、广皮一钱、丹皮三钱、桑叶一钱、姜一钱、枣二钱。（205页）

按：少阳木火乘土，致寝不安，食不香，用六君子汤（包括二陈汤）健脾胃，加丹皮、桑叶凉肝泻火；生姜、大枣调和气血。故曰补土泄木。

王：当年阳虚，浊饮上泛喘急，用真武汤丸而效。因平素嗜酒少谷，中虚湿聚，热蕴蒸痰。目黄，龈血，未可为实热论治。议方用《外台》茯苓饮，减甘草，佐以微苦，清渗理其湿热，以酒客忌甜故也。

茯苓四两、人参二两、苡仁四两、枳实一两、半夏二两、广皮二两、金石斛八两，煮汁为丸。（391页）

按：本案平素嗜酒少谷，中虚湿热，以致目黄、龈出血，谓"用《外台》茯苓饮，减甘草，佐以微苦"治疗。实际《外台秘要》茯苓饮由茯苓、人参、白术、枳实、橘皮、生姜组成。故本案方应为二陈汤减甘草，加薏苡仁祛湿；人参、金石斛益气阴；枳实行气。然目黄、龈血，是湿热动血之阳黄，此方缺乏清热之品，可以配合茵陈蒿汤治疗。

杨：厥阴为病，必错杂不一。疟痢之后，肝脏必虚。发症左胁有痞，腹中块磊外坚。胁下每常汩汩有声，恶虚就实。常有寒热，胃中不知饥，而又嘈杂吞酸。脉长而数。显然厥阴阳明湿热下渗前阴，阳缩而为湿热症也。议用升发阳明胃气，渗泄厥阴湿热，其症自愈。

苍术、半夏、茯苓、橘红、通草、当归、柏子仁、沙蒺藜、川楝子、茴香，即丸方。（360页）

按：疟痢之后，肝胃湿热，疟母形成，寒热，胃不知饥，嘈杂吞酸，胁腹鸣响，脉长而数。用二陈汤去甘草，加苍术、通草燥脾祛湿；川楝子泄肝；当归、柏子仁、沙蒺藜、小茴香辛香入络化痞，以丸剂缓图。鳖甲煎丸亦可兼用。

沈：从来痹症，每以风寒湿三气杂感主治。召恙之不同，由乎暑晒外加之湿热，水谷内蕴之湿热。外来之邪，著于经络；内受之邪，著于脐络。故辛解汗出，热痛不减。余以急清阳明而致小愈。病中复反者，口鼻复吸暑热也。是病后宜薄味，使阳明气爽。斯清阳流行不息，肢节脉络舒通，而痹瘘之根尽拔。至若温补而图速效，又非壮盛所宜。

人参、茯苓、半夏、广皮、生于术、枳实、川连、泽泻、竹沥、姜汁法丸。

暮服白蒺藜丸。（538页）

按：暑邪伤气，湿热入络，以致痹痛。用二陈汤去甘草，加人参、生白术、泽泻、姜汁补脾胜湿；川黄连、竹沥清热；枳实行气通痹。白蒺藜丸出自《太平圣惠方》，治疗风湿"遍身如针刺，肩背四肢拘急，筋骨疼痛"，有很强舒通肢节脉络之效。

四、治痰湿夹燥

湿与燥原不相容，但病有痰饮夹燥者，则燥湿兼治。叶天士常以二陈汤去甘草燥湿，又加天花粉、杏仁以润燥。若病胁痛而系阴虚体质，虽病痰湿，叶天士必配以麦冬、石斛养津液，以防二陈汤苦燥再伤阴津。

张氏：痰饮挟燥，咳，喉中痒。

杏仁、花粉、茯苓、象贝母、橘红、半夏曲。（391页）

按：本案咳，喉痒而咳痰，认为痰饮挟燥，其或有口舌咽干之症。故用二陈汤去甘草，加杏仁、浙贝母化痰祛饮止咳；天花粉润燥清热生津。张仲景之小青龙汤方后曰，"若渴者，去半夏，加瓜蒌根"，即用之生阴除烦，行津液而润燥。此治痰湿夹燥之典型案例。

某：胁痛入脘，呕吐黄浊水液。因惊动肝，肝风震起犯胃。平昔液衰，难用刚燥。议养胃汁以熄风方。

人参、茯苓、半夏、广皮白、麦冬、白粳米。（589页）

按：平昔胃液虚衰，因惊动肝气而犯胃，故致胁痛及脘，呕吐黄浊水液。用二陈汤去甘草和胃祛湿，安中止呕；加人参、麦冬、粳米补中气益胃液，以防半夏、陈皮之燥。如是土实而御木克，痛呕可愈。此案湿燥同调之例也。然若参入生白芍、香附子以助养肝阴，舒肝气，似更恰合。

某，三六：经闭两月，脘痹，呕恶。此气窒不宣，胃阳碍钝使然。当用和中为主。

半夏曲、老苏梗、茯苓、广皮、枳壳、川斛。（657页）

按：本案闭经，因胃阳不运，气窒不宣所致。用二陈汤去甘草，加老紫苏梗、枳壳和中安胃，开痹止呕；佐甘寒之川石斛，以防苦燥伤耗胃阴。

某，五十：背寒，咳逆，此属饮象。先当辛通饮邪，以降肺气。

鲜枇杷叶、杏仁、茯苓、橘红、生姜、半夏。（379页）

按：背寒，咳逆，此属饮象，用二陈汤去甘草，加杏仁、生姜降肺逆化痰饮。又加鲜枇杷叶，有清肺化痰止咳之效。然此药性微寒味苦，有润肺下气作用，适宜温热咳嗽。叶天士用之，兼制二陈之燥乎？既曰"辛通饮邪"，则运用小青龙汤治疗更为恰合。

五、治痰湿化风

《素问·至真要大论》曰："诸痉项强，皆属于湿。"此论首开湿邪致病能化生风证之源。故后世谓脾湿生痰，湿甚反兼胜己之变，则痰湿生风。余于拙著《论内经风病学》《医垒心言》中曾详论之。叶天士治疗痰湿化风，每取二陈汤为主方化除痰湿，虽不治风而风自息，如治疗眩晕、麻痹、头痛、偏枯、卒中等。但随证增减，或加羚羊角、石斛、天麻、钩藤、白蒺藜、桑叶、菊花、桑枝等和阳息风。或痰盛阻窍，加竹沥、姜汁、石菖蒲等，投涤痰汤。或减甘草之壅；或加桂枝以助温化痰湿。

江，五十：脉弦动，眩晕痰多，胸痹窒塞。此清阳少旋，内风日沸。当春地气上升，最虑风痱。

明天麻、白蒺藜、桂枝木、半夏、橘红、茯苓、苡仁、炙草。（32页）

按：此病眩晕，是痰多窒塞，清阳化风上旋所致。取二陈汤加薏苡仁化痰湿，配桂枝木以助温化；明天麻、白蒺藜和阳息风。此伏气为患，于春天地气上升之时，迅速予服，早期消除伏邪，以免延为风痹重证。

某：阳明虚，内风动。右肢麻痹，痰多眩晕。

天麻、钩藤、半夏、茯苓、广皮。（6页）

周：内风挟痰，眩晕，吐出清水。

半夏、茯苓、广皮、天麻、钩藤、菊花。（32页）

某：酒客中虚，痰晕。

二陈加术、白蒺藜、钩藤、天麻。（32页）

按：上眩晕数案，皆中州土湿生痰，土腐木摇，湿甚化风所致。取二陈汤去甘草之壅，或加白术胜湿化痰；加天麻、钩藤、白蒺藜、菊花等和阳，共奏崇土息风之效。

孙氏：胃虚，肝风内震，呕痰，咳逆，头痛，眩晕，肢麻，汗出寒热。

二陈汤加天麻、钩藤。（28页）

按：本案与以上数案病机相同，故取方亦同。然二陈汤原方之生姜止呕，乌梅敛肝，不应舍去。

某：痰火上逆蒙窍，耳鸣，头晕。

二陈加天麻、钩藤、甘菊、羚羊、蒌皮。（373页）

按：痰热夹肝火上逆清窍，致耳鸣，头晕。方用二陈汤去甘草，加瓜蒌皮化痰湿；天麻、钩藤、甘菊、羚羊角凉肝和阳。方符病机，可以取效。

某：痰火风在上，舌干，头眩。

天麻、钩藤、菊花、橘红、半夏曲、茯苓、山栀、花粉。（32页）

按：本案舌干，头眩，是痰湿夹风火上干，方用二陈汤去甘草化痰湿；加山栀子、天花粉清热邪；天麻、钩藤、菊花凉肝和阳，属阳明厥阴同治。

梁：木火体质，复加郁勃，肝阴愈耗，厥阳升腾。头晕，目眩，心悸。养肝熄风，一定至理。近日知饥少纳，漾漾欲呕，胃逆不降故也。先当泄木安胃为主。

桑叶一钱、钩藤三钱、远志三分、石菖蒲三分、半夏曲一钱、广皮白一钱半、金斛一钱半、茯苓三钱。（29页）

按：胃逆不降，阴虚厥阳升腾，症见知饥少纳，漾漾欲呕，头晕，目眩，心悸。以二陈汤去甘草，祛痰湿和胃止呕；金石斛养阴；桑叶、钩藤和阳息风；远志、石菖蒲宁心安神止心悸。是为安胃泄肝疗法。

某：眩晕，恶心，胸脘不爽，脉右弦左弱，面色红亮。此乃痰饮上泛，有厥中之事。

炒半夏、制蒺藜、橘红、煨天麻、石菖蒲、茯苓、姜汁。（381页）

按：本案眩晕恶心，面色红亮，乃痰饮上泛，虑其痰湿化风，为卒中先兆，故用二陈汤去甘草加姜汁化痰湿；制蒺藜、煨天麻、石菖蒲和阳息风，取伏邪先期防治之效。

叶：初春肝风内动，眩晕跌仆，左肢偏痿，舌络不和，呼吸不爽。痰火上蒙，根本下衰。先宜清上痰火。

羚羊角、茯苓、橘红、桂枝、半夏、郁金、竹沥、姜汁。

又：风热烁筋骨为痛。痰火气阻，呼吸不利。

照前方去郁金、竹沥、姜汁,加白蒺藜、钩藤。(17 页)

按:本案痰火上蒙,致左侧络阻偏瘫卒中,较以上诸案更重。取二陈汤去甘草加竹沥、姜汁消除痰湿;羚羊角凉肝;郁金、桂枝活络。二诊参入白蒺藜、钩藤平肝。似嫌力弱,地龙、全蝎之咸寒药,搜风通络可以应用。

又:经络为痰阻,大便不爽。昨日跌仆气乱,痰出甚艰。转方以宣经隧。

炒半夏、石菖蒲、广橘红、茯苓、胆星、枳实、竹沥、姜汁。(16 页)

按:本案跌仆气乱,实由痰中引起。取用涤痰汤(由二陈汤衍化而来)去人参,加竹沥、姜汁,增强祛痰开窍,以宣经隧之功。

又:丹溪云,麻为气虚,木是湿痰败血。诊左脉濡涩,有年偏枯,是气血皆虚。方书每称左属血虚,右属气虚,未必尽然。

人参、半夏、广皮、茯苓、归身、白芍、炙草、桑枝。(16 页)

按:本案偏枯有年,左脉濡涩,诊为气血皆虚所致。用人参、炙甘草、当归身、白芍补气血;二陈汤化痰;桑枝祛风活络。然其左脉濡涩,偏枯有年,痰瘀阻络严重,则辛润通络如桂枝、桃仁、鹿角可参入以增强疗效。

【结语】

本节探讨了叶天士对二陈汤在临床上的应用,分为痰湿、寒湿、湿热、痰湿夹燥、痰湿化风五个方面。其应用此方常去甘草、乌梅,随具体病证配合补脾、化痰、利湿、行气、温阳、清热、平肝、养阴、活血等品,有其特色,颇具借鉴意义,值得进一步深入研究。

第八章 叶天士组方择用

新药的特色

第一节 叶天士组方择药特色

观览叶天士医案处方,可发现其善于应用经方,不局限于原方,而是临证加减化裁,扩大经方应用范围。其应用各家成方,也表现出极大的灵活性,不死板硬套。再就是自组新方,择用新药颇具特色。其对刚燥药物及金石药物的应用较少,轻清柔润药物应用较多。叶天士在深入研究伤寒疾病的基础上,结合自身临床经验,对前人关于温热病的理论与治疗经验认真地进行了总结,得出温热病的治疗规律,处方选药宜乎轻灵,并将这些经验应用到杂病治疗中,体现出他的医疗用药别具一格。因而有人认为叶天士用药清淡,是典型时方派人物,其实叶天士运用经方的娴熟与技巧远超一般医家。

药物有寒热温凉之性,酸苦甘辛咸之味,升降浮沉之气。处方用药必先识其性味功用,以寒治热,以热治寒,以补治虚,以泻治实。发散以辛,收敛以酸,软坚以咸,滋补以甘,泻实以苦。用轻走上,用重走下,用厚填内,用薄固外,此一般用药规律。历代医家用药有一定特点,如汉人喜用麻黄、桂枝;唐人喜用金石;宋人喜用羌活、防风。至清代,医家临床用药范围较广泛,草木、金石、虫兽等常见于处方之中,以叶天士更为突出。其每据《黄帝内经》"毒药攻邪,五谷为养,五果为助,五畜为益,五菜为充,气味合而服之,以补精益气"之文,或"形不足者,温之以气;精不足者,补之以味"等理论择药组方。叶天士生居江浙,当地气候温润,人之体质薄弱,与西北不同,故而总体体现用药清灵的特色。当然,叶天士用药也有一些值得商榷之处。如不应炒炭烧灰的药物而烧灰,如枸杞炭、菊花炭;本来一煎而出汁,或一滤而成汁者,却要在处方上书写是汁,如降香汁、郁金汁。所以读其医案,应取其精华,不必死板硬套,墨守成规,以免贻误。

第二节 叶天士创新用药分类

叶天士辨别药性功能,扩大应用范围,创新用药,可以约分为以下数类。

一、衣叶类

治疗暑热性疾病,常用绿豆衣、黑豆衣、西瓜翠衣、地衣、凤凰衣、青荷叶、青菊叶、丝瓜叶等入药。取其解暑、升清、滋阴、收敛作用。

二、壳络类

治疗风湿入络类疾病,用丝瓜络、橘络等;治疗气痛用刀豆壳等,功能通络理气止痛。

三、心须类

治疗热病,用连翘心、竹叶心、莲子心等;治疗经络疼痛,用当归须、参须、糯稻根须等,功能引药入心入络,或祛邪,或扶正。

四、根茎类

治疗热渴欲饮水,用活水芦根清热生津;治疗肠风下血,用防风根升清止血;治疗寒闭疼痛,用青葱管通络止痛;去除湿浊,用青蒿根、白茅根,功能利尿祛湿。

五、浆汁类

治疗燥热类疾病,津液干涸,用甜水梨汁、甘蔗汁、芦根汁;治疗风热病,用新荷汁、菊花汁、青果汁;治疗风痛、中风,用生姜汁、竹沥;治疗瘀血疼痛,用韭菜汁、鲜藕汁;治疗虫痛、淋浊,用老韭根汁;治疗气郁不舒疼痛,用降香汁、郁金汁、枳壳汁、香附汁、槟榔汁;治疗咳嗽,用杏仁汁;治疗噎膈,用麦冬汁、生地汁、柏子仁汁、芝麻汁、紫苏子汁;治疗疫毒,用金汁。肺虚采用糯米汁、百合浆;脾虚采用山药浆;阴虚用人乳、羊乳、牛乳。其功能不外润燥、化痰、降气、消瘀、杀虫、解毒、通便、补虚等等。

六、灰炭类

治疗出血类疾病,用荆芥炭、地榆炭、鸡冠花炭、棕榈炭、侧柏炭、金银花炭、菊花炭、莲房炭、牛膝炭、枸杞子炭、五味子炭等,一般根据疾病的寒热虚实配伍,取其加强止血作用。

七、素食类

治疗温热类疾病,用龙眼肉、大枣、花生、芡实、薏苡仁、莲子、豆豉、黄豆卷等,功能补脾益气,补血安神,渗湿涩精。

八、膏胶类

治疗虚劳亏损,遗精崩漏类疾病,用金樱子膏、石斛膏、益母草膏;龟板胶、鳖甲胶、驴皮胶、鹿角胶、淡菜胶、紫河车胶、鱼线胶、羊肉胶、虎骨胶,取其血肉有情,滋补填固等作用。

九、肉荤类

治疗虚损精竭类疾病,用牛骨髓、羊骨髓、生羊肾、黄鳝、鳖甲、乌龟、黄牛肉、羯羊肉以及鸡子黄、鸡子白等入方,其功能生精补髓,滋阴壮骨,以复虚损。

十、昆虫类

治疗气血阻滞经络,筋骨疼痛,癥瘕积聚,疟母痞块等疾病,用蟅虫、螳螂、水蛭、虻虫、地龙、全蝎、乌蛇、蝉蜕、蜂房、土鳖虫等入方,功能搜风通络,祛瘀活血,镇静止痛,消磨癥积等。

从以上列举药物看,有前贤已经用过,但应用不广者,经叶天士大力提倡,对医界产生很大影响。如陈莲舫用荷叶边治疗头痛,路路通治风湿,白扁豆花治疟,厚朴花治胀,青果治喉疾。金子久用白荷花瓣治暑热,鲜蚕豆花、鲜白茅根治鼻衄,陈蒲壳治浮肿,地骷髅治小便不通,马齿苋、鸡冠花治痢疾,月季花治月经不调;治盗汗用蒲扇灰,治胎动不安用苎麻根,等等,在治疗中取得良好效果。但在扩大疾病应用范围的同时,后世执医有故弄玄虚,不切实际者,如用蟋蟀要求"原配",则已背离叶天士选药的苦心和创举,殊不可取。

第九章 叶天士有关医案研究

第一节　叶天士自注医案释评

叶天士临证处方药味简洁,义理精深,创见殊多。若不深究其理,草草读过,对他殚精竭虑的用药之道会有等闲视之之失。近贤程门雪尝论叶天士:"其选药味至精湛,一味之换,深意存焉,六味之中,涵咏不尽,每含古昔名方数种为一炉治,加减变幻之美,从来所无。"(程门雪,校读记《未刻本叶氏医案》)今观《临证指南医案》,有自组方药并自注者计二十一则,本章进一步为之释评溯源,从兹可以概见叶天士议病组方用药的蕴奥。

一、气喘肿胀案

朱:初因面肿,邪干阳位。气壅不通,二便皆少。桂附不应,即与导滞。滞属有质,湿热无形。入肺为喘,乘脾为胀。六腑开合皆废,便不通爽,溺短浑浊,时或点滴,视其舌绛口渴。腑病背胀,脏病腹满,更兼倚倒左右,肿胀随著处为甚。其湿热布散三焦,明眼难以决胜矣。经云:从上之下者治其上。又云:从上之下而甚于下者,必先治其上,而后治其下。此症逆乱纷更,全无头绪,皆不辨有形无形之误。姑以清肃上焦为先。

飞滑石一钱半、大杏仁去皮尖十粒、生苡仁三钱、白通草一钱、鲜枇杷叶刷净毛去筋手内揉奥三钱、茯苓皮三钱、淡豆豉一钱半、黑山栀壳一钱,急火煎五分服。

此手太阴肺经药也。肺气窒塞,当降不降,杏仁微苦则能降。滑石甘凉,渗湿解热。苡仁、通草,淡而渗气分。枇杷叶辛凉,能开肺气。茯苓用皮,谓诸皮皆凉。栀、豉宣其陈腐郁结。凡此气味俱薄,为上焦药。仿齐之才轻可去实之义。(224页)

释评:食滞有质,湿热无形,辨别病因之着眼点在于此。入肺为喘,乘脾为胀,辨明病位之关键处在于斯。肺主一身之气,若宣散肃降失职,则水道失于通调,所以尿不通爽,泛溢三焦而为肿,是从上之下也,辨析病机之传变清晰如绘。最后据证立法,从轻宣肺壅,肃清上焦为治。其方注说明肺气窒塞,形成湿热布散三焦,重点在上焦手太阴肺经。处方用鲜枇杷叶辛开肺气,山栀子壳、淡豆豉宣发上焦郁结,大杏仁降肺气,飞滑石、生薏苡仁、白通草淡渗导湿,方药甚合病机。"齐之才",为南北朝时期北齐医家撰《雷公药对》,讲药有十剂之用。其中轻剂,谓"轻可去实,麻黄、葛根之属是也"。此即《黄帝内经》"轻而扬之"之义。李时珍说:"当作轻可去闭,有表闭、里闭、上闭、下闭。"本案自注"肺气窒塞,当降不降",可见是上闭。所谓"从上之下者",是由上闭导致下闭,故大便不爽,溺浊难解,进而肿胀并作。证在下取之上,故用上焦手太阴肺经药来治疗。其疏方严谨,投药轻灵,为杂病下闭治疗开一思路。

至于其谓"经云:从上之下者治其上。又云:从上之下而甚于下者,必先治其上,而后治其下",未见此文。《素问·至真要大论》谓,"从外之内者,治其外……从外之内而盛于内者,先治其外,而后调其内",乃论邪从外传内之变化及治法。唯考《灵枢·周痹》:"痛从上下者,先刺其下以过之,后刺其上以脱之。痛从下上者,先刺其上以过之,后刺其下以脱之。"此与叶天士之说亦不侔,故叶天士引文当系记误。然而其论疾病上下传变的病机治法又不失为治病求本之宗旨,可补经文之不逮。

二、悬饮入络案

施:诊脉右虚,左小弦,面色黄少华采,左胁肋痛五六年未愈。凡久恙必入络。络主血,药不宜刚。病属内伤,勿事腻补。

录仲景旋覆花汤加柏子仁、归须、桃仁。

又:初服旋覆花汤未应,另更医,谓是营虚,用参、归、熟地、桂、芍、炙草,服后大痛。医又转方,用金铃、半夏、桃仁、延胡、茯苓,服之大吐大痛。复延余治。余再议方,谓肝络久病,悬饮流入胃络,致痛不已。议太阳阳明开阖方法。

人参、茯苓、炙草、桂枝、煨姜、南枣。

服苦药痛呕,可知胃虚。以参、苓阖阳明;用草、桂开太阳,并辛香入络;用姜、枣通营卫,生姜恐伐肝,故取煨以护元气而微开饮气也……前方服之痛止。(394页)

释评:左胁痛五六年,认为久病入络,予旋覆花汤加味而不效,因脉右虚,中气已虚之故。更医谓是营虚,予益气养营药,呆补而失宣通,故大痛。转医复投金铃子、半夏等苦药,胃伤不纳,服之大吐大痛,病益剧,转治转远矣!初诊不中,虽大医亦难免有辨证不确之失。幸得再延叶天士,认为此是悬饮入络,盖太阳主开,阳明主阖,太阳不开则留饮不去,阳明失阖则胃虚不纳,转拟太阳阳明开阖法。胃虚不用白术,恐其壅滞,而投人参、茯苓、炙甘草益胃护元以助阳明之阖,即通补阳明法。桂枝、煨姜、炙甘草辛甘发散,辛以通络,开太阳而祛饮。如是开阖得宜,中虚得健,营卫调和,方药既中肯綮,胁痛乃止。其谨守病机,据证立法,配伍得宜,苦心于斯可见。再悬饮者,大致包括今之渗出性胸膜炎,有经治疗胸腔积液吸收,而遗留胸肋疼痛,谓为胸膜粘连所致者,应用和血活络法有效,有不效者。今观叶天士用太阳阳明开阖法有效,为此病治疗又别开一径。

三、肝气犯胃案

芮:前议肝病入胃,上下格拒。考《内经》诸痛,皆主寒客。但经年累月久痛,寒必化热。故六气都从火化,河间特补病机十九条亦然。思初病在气,久必入血。以经脉主气,络脉主血也。此脏腑经络气血,须分晰辨明,投剂自可入彀。更询初病因惊,夫惊则气逆。初病肝气之逆,久则诸气均逆,而三焦皆受,不特胃当其冲矣。谨陈缓急先后进药方法。《厥阴篇》云:气上撞心,饥不能食,欲呕,口吐涎沫。夫木既犯胃,胃受克为虚。仲景谓制木必先安土。恐防久克难复,议用安胃一法。

川连、川楝子、川椒、生白芍、乌梅、淡姜渣、归须、橘红。

《内经》以攻病克制曰胜方;补虚益体,须气味相生曰生方。今胃被肝乘,法当补胃。但胃属腑阳,凡六腑以通为补。黄连味苦能降。戴元礼云:诸寒药皆凝涩,惟有黄连不凝涩。有姜、椒、归须气味之辛,得黄连、川楝之苦。仿《内经》苦与辛合,能降能通。芍药酸寒,能泄土中木乘,又能和阴止痛。当归血中气药,辛温上升,用须力薄,其气不升。梅占先春,花发最早。得少阳生气,非酸敛之收药。得连、楝苦寒,《内经》所谓酸苦泄热也。以气与热俱无形无质,其通逐之法迥异,故辨及之。(194页)

释评:观此病证必是胃脘痛,其气逆呕吐涎沫,乃肝木乘克胃土所致。张仲景原有制木必先安土之训。然安胃之法颇多。腑以通为补。其胃气随肝气上逆,若能通降胃气,并泄肝逆,便是制肝安胃之法。况肝之郁热,胃之逆气,属无形,故通降法与通逐有形实邪迥异。叶天士遵《黄帝内经》苦辛降逆,佐酸苦泄热,则热清气降,木火宁谧,胃土自安。方以乌梅丸加减主之,释方议药,颇符经义。

然观此案,所须注意者在病机。其一,秉承经旨,谓寒主痛。《素问·举痛论》说:"寒气客于肠胃,厥逆上出,故痛而呕也。"其二,寒客日久必化热,推崇刘河间六气过极皆从火化论。其三,遵崇张仲景制木必先安土的学术观,从"见肝之病,知肝传脾,当先实脾"之遗绪而来。其四,明确提出初病在经在气,久病入络入血之说,具有重要学术价值。

再在治则遣方用药上。其一,秉承《黄帝内经》五行藏象生克乘侮之旨,如谓木克土,火生土,对土而言,则木为胜方,火为生方。今肝木乘克胃土,故治宜泄肝补胃。其二,根据《素问·五脏别论》"六腑者传化物而不藏",得出腑以通为用的结论。《易经》说"天行健",又曰"通则久"。故叶天士有"胃以通为补"之说。其三,运用《素问·阴阳应象大论》"辛甘发散为阳,酸苦涌泄为阴"的用药之道,通肠腑不是用硝黄泻下,而是以黄连、川楝子清泄胃热,达到邪去胃安的目的。其四,方取《伤寒论·厥阴篇》乌梅丸,去人参、附子、桂枝、细辛、黄柏,加川楝子、白芍、橘红而成。用乌梅、生白芍于土中泄木,敛肝止痛;川黄连、川楝子、淡姜渣、橘红苦降辛开理胃以治阳明;当归须辛润入络以通阳明脉络。故曰"此脏腑经络气血,须分晰辨明,投剂自可入彀"。其五,活用乌梅丸,去人参、附子、桂枝、细辛等温热药及黄柏之苦寒药,此维护胃气,少用刚药之义。及观《临证指南医案·暑》万案,治疗暑热陷入厥阴,寒热,消渴,心下板实,呕恶吐蛔等症,用川黄连、黄芩、干姜、生白芍、川椒、乌梅、人参、枳实,与此案用药大体相同。吴鞠通将其纳入《温病条辨·卷下·三十七》,加半夏一味,取名椒梅汤。可见影响之深远。

四、吐血腰痛案

邹,二四:向有失血,是真阴不旺。夏至阴生,伏天阳越于表,阴伏于里,理宜然矣。无如心神易动,暗吸肾阴,络脉聚血,阳触乃溢。阴伏不固,随阳奔腾。自述下有冲突逆气,血涌如泉。盖任脉为担任之职,失其担任,冲阳上冲莫制,皆肾精肝血不主内守,阳翔为血溢,阳坠为阴遗,腰痛足胫畏冷,何一非精夺下损现症。经言精不足者补之以味,药味宜取质静填补,重着归下。

莫见血以投凉,勿因嗽以理肺。若此治法,元海得以立基,冲阳不来犯上。然损非旬日可复,须寒暑更迁,凝然不动,自日逐安适,调摄未暇缕悉也。

人参三钱、熟地炒松成炭四钱冷水洗一次、鲜河车膏一钱和服、茯苓一钱半、炒黑枸杞子一钱半、北五味一钱研、沙苑一钱半、紫石英五钱生研。

血脱益气,用人参、熟地两仪煎方,谓人参同阴药则补阴;茯苓入阳明,能引阴药入于至阴之乡;河车血肉温养,同石英收镇冲脉,兼以包固大气之散越;五味酸收,领其气液;枸杞温润,同沙苑之松灵入肝络。参方中之药,应乎取味,况肝肾之病同一治也。(110页)

释评:向有咳嗽带血旧恙,必阴虚于前。复因劳神,暗耗肾阴,致阴不配阳,则虚阳上腾,冲阳上逆,血随气逆。在上则阳络伤而血涌如泉;在下则精关不固而遗精腰痛胫冷。治以填补真阴,温养收摄,镇冲降逆,将草木金石血肉之品溶于一炉,使阴复其主,阳归其宅。所谓"元海得以立基,冲阳不来犯上",乃治病求本之法。诚非见血投凉,因嗽理肺者同日而语也。

观本案,所须注意者,其一,治病必须重视人与自然的关系。《灵枢·岁露》说:"人与天地相参也,与日月相应也。"夏至一阴生,阴伏于里,阳越于表。故凡肺肾阴虚,有咳嗽旧恙者,若失于调摄,则有阳越咯血之虑。其二,内伤杂病,除脏腑辨证外,还可应用奇经八脉辨证。八脉隶于肝肾。任为阴脉之海,统摄诸阴经,主阴主血。冲脉在前与任脉并行。《灵枢·逆顺肥瘦》说:"夫冲脉者,五脏六腑之海也。"脏腑之血皆归冲脉。冲脉起于胞中,胞中亦名气海,乃呼吸之根。故肺气之吸与呼必依靠冲脉脉气和顺而归气海,则呼吸平和。若肝肾精血潜虚,则冲任无储。阴虚失涵,使任脉失其担任,冲阳莫制,上损肺络而溢血,由此可以体会叶天士重视奇经辨证的特色。其三,在治法上依据《素问·阴阳应象大论》"形不足者温之以气,精不足者补之以味"之旨,善用血肉有情之品治疗劳损,如鹿角胶、龟甲、阿胶、紫河车、淡菜、鲍鱼、鳖甲、海参、羊肉、猪肤、海狗肾等等。张仲景创用于前,孙思邈推广于后,叶天士进而扩大用药范围。其四,应用奇经八脉与络脉理论阐释药理。如谓紫石英镇冲;茯苓为阳明本药,可领诸药入于奇经至阴之乡,故凡八脉虚衰,肝肾不足,在复方中作为引经药每每加入。其五,谓"枸杞温润,同沙苑之松灵入肝络",倡言温润养络法,其与辛润通络、辛香通络等自是不同,而皆具卓识。

五、便后血头晕脊骨痛案

陈,三七:脉左虚涩,右缓大。尾闾痛连脊骨,便后有血,自觉惶惶欲晕,兼之纳谷最少。明是中下交损,八脉全亏。早进青囊斑龙丸,峻补玉堂、关元;暮服归脾膏,涵养营阴。守之经年,形体自固。

鹿茸生切薄另研、鹿角霜另研、鹿角胶盐汤化、柏子仁去油烘干、熟地九蒸、韭子盐水浸炒、菟丝子另磨、赤白茯苓蒸、补骨脂、胡桃肉捣烂蒸一日揩净炒香。右溶膏炼蜜为丸。每服五钱,淡盐汤送。

鹿茸壮督脉之阳,鹿霜通督脉之气,鹿胶补肾脉之血;骨脂独入命门,以收散越阳气;柏子凉心以益肾;熟地味厚以填肾;韭子、菟丝就少阴以升气固精;重用茯苓淡渗,本草以阳明本药,能引诸药入于至阴之界耳。不用萸味之酸,以酸能柔阴,且不能入脉耳。(511页)

释评：本病便后血，当是长期内痔出血，致头晕惶惶不安，尾闾痛连脊骨，一派气血不足，肾精亏损之象。叶天士取《难经》五损说，辨为中下交损。中损在脾，气失摄血，气血两亏；下损在肾，精亏不能充养骨髓脑海。故早进斑龙丸治肾，暮服归脾膏补脾。因八脉全亏，故再自拟丸方，滋养肾命，通补奇经。叶天士治疗奇经，不离肝肾，多用血肉有情之品以壮八脉。其方解阐释药物作用，本前人理论而又多所阐发，丰富了奇经用药内容。如鹿茸、鹿角霜、鹿角胶，取《澹寮方》斑龙丸而来。李时珍谓鹿茸"生精补髓，养血益阳，强筋健骨，治一切虚损"；鹿角"熟用则益肾、补虚、强精活血"；鹿角胶"补虚劳、长肌、益髓"(《本草纲目·卷五十一·鹿》)。至叶天士之师王子接则谓，"鹿霜通督脉之气也，鹿角胶补督脉之血也"(《绛雪园古方选注》)，而叶天士师承之阐发具体精警。又论茯苓"本草以阳明本药，能引诸药入于至阴之界"，本朱丹溪论"茯苓得松之余气而成……八味丸用之者，亦不过接引他药归就肾经"(《本草纲目·卷三十七·茯苓》)之遗义。若非谙悉奇经，精究药物，焉能出此方治？然而其论山茱萸、五味子等味酸不能入奇经八脉，是个人体会，恐不尽然。治虚易，治损难。案中指出，"守之经年，形体自固"，说明治疗慢性疾病要有方有守的重要性，岂可疏忽。

再案中所谓"早进青囊斑龙丸，峻补玉堂、关元"，玉堂、关元乃任脉穴。而《素问·骨空论》论督脉"其少腹直上者，贯脐中央，上贯心入喉"，指任脉循行之道为督脉。可见经文以背腹分阴阳而言任督。故滑伯仁有"分之以见阴阳之不离，合之以见混沦之无间"(《十四经发挥》)之说，余著《奇经证治条辨》曾详论及。此案玉堂、关元指奇经八脉言，主要指督脉。

六、足痿盗汗梦遗脊骨变形案

万，二七：诊脉数，左略大，右腰牵绊，足痿，五更盗汗即醒，有梦情欲则遗，自病半年，脊椎六七节骨形凸出。自述书斋坐卧受湿。若六淫致病，新邪自解。验色脉推病，是先天禀赋原怯，未经充旺，肝血肾精受戕，致奇经八脉中乏运用之力。乃筋骨间病，内应精血之损伤也。

人参一钱、鹿茸二钱、杞子炒黑三钱、当归一钱、舶茴香炒黑一钱、紫衣胡桃肉二枚、生雄羊内肾二枚。

夫精血皆有形，以草木无情之物为补益，声气必不相应。桂、附刚愎，气质雄烈。精血主脏，脏体属阴，刚则愈劫脂矣。至于丹溪虎潜法，潜阳坚阴，用知、柏苦寒沉著，未通奇脉。余以柔剂阳药，通奇脉不滞。且血肉有情，栽培身内之精血。但王道无近功，多用自有益。(49页)

释评：此患者先天禀赋不足，后天调摄失宜，病发足痿、盗汗、遗精已经半年。脏失其藏，八脉不健，况肝主筋，肾主骨，渐渐脊骨突出变形，病已由虚至损，阴亏及阳矣。据证排除书斋受湿之外邪致病，其非实证，当从虚着手。叶天士指出，"桂、附刚愎，气质雄烈"，其耗脂劫液，与脏体阴柔不合。而"知、柏苦寒"，不通奇经；草木无情，难于速生精血。故用人参、当归、枸杞子、紫衣胡桃肉补益精气精血，固肾止遗，强筋健骨；合舶茴香温通肾阳；鹿茸、生雄羊肾补阳益精。血肉有情，温养精血而不燥，通补督脉而不滞。遵《黄帝内经》"形不足者温之以气，精不足者补之以味"之旨。此方大有调摄奇经之功力，治疗年深久病，多用自有益，洵非虚语。

七、痿厥案

顾：此痿厥也。盖厥阴风旋，阳冒神迷则为厥。阳明络空，四末不用而为痿厥。午后黄昏，乃厥阴阳明旺时，病机发现矣。凡此皆属络病，《金匮》篇中有之。仲景云：诸厥宜下，下之利不止者死。明不下降之药，皆可止厥。但不可硝黄再伤阴阳耳。但积年沉疴，非旦夕速效可知矣。

活鳖甲、真阿胶、方诸水、鲜生地、元参、青黛。

又：照前方去元参，加天冬。

厥从肝起，其病在下。木必得水而生。阴水亏，斯阳风烁筋，而络中热沸即厥。拙拟血属介类，味咸入阴；青色入肝，潜阳为法。（550 页）

释评：《黄帝内经》论痿必究五脏，论厥必及六经。本案以黄昏时突发昏迷，四肢不为所用诊为痿厥。叶天士责其病机在厥阴阳明，并认为《金匮要略》早已述及。考《金匮要略》说："问曰：厥阳独行，何谓也？师曰：此为有阳无阴，故称厥阳。"其乃阴虚水不涵木，厥阴风阳上冒神明，阳明络脉空虚所致。案又云："仲景云：诸厥宜下，下之利不止者死。明不下降之药，皆可止厥。但不可硝黄再伤阴阳耳。"复考《伤寒论》说："厥深者热亦深，厥微者热亦微，厥应下之。""伤寒，脉滑而厥者，里有热，白虎汤主之。"此论阳明里热致厥，应用白虎汤清泄阳明，但非硝黄之泻下也。本案内伤发厥与伤寒热厥原不相同。其对举之意，在于注意病机虚实，勿犯虚虚实实之戒。治用滋水潜阳法，药选方诸水、鲜生地、玄参滋阴；真阿胶育阴涵阳；活鳖甲咸寒潜阳；青黛色青味咸苦，清泄肝热。使风阳不得上冒，阳明络脉得安，痿厥得以缓解。此案所需注意者，其谓"凡此皆属络病"。按《金匮要略》论述病因病证，常经络并提，如开篇即有"经络受邪""适中经络"等等，并未分论，唯有"中风历节病"篇有"邪在于经""邪在于络"云云。叶天士独具慧眼，从中领悟出经病与络病之不同，进而发现治络诸法，值得后人认真研究。而《黄帝内经》五味五色治病之旨，叶天士运用自如，颇可效法。

八、寒热腹胀案

汤，女：天癸未至，入暮寒热。此先天真阴不足，为损怯延捱之病。腹膨减食，治在太阴厥阴。

熟白术二钱、生厚朴一钱、当归二钱、丹皮一钱半、淡黄芩一钱、生鳖甲五钱。

此一通一补之法。白术补太阴，厚朴通阳明。当归补厥阴，丹皮泄少阳。黄芩清气分之热，鳖甲滋血分之热也。（41 页）

释评：女子入暮寒热发作，若非少阳外感，当究厥阴内伤。天癸届期未行，损怯已久，加之腹膨减食，故知病在厥阴太阴。先虚为本，后病为标。虚实同急，故兼治疗。脏主藏精，腑司化浊。其补在脏，其泻在腑。故补脾为主而降胃为辅，补肝为主而泄胆为辅，滋阴为主而清热为辅。三补三通，补而不壅，泻而不伐，相反相成。龚居中说："古人用补药，必兼泻邪，邪去则补药得力。一辟一阖，此乃玄妙。后世不知此理，专一于补，所以久服必致偏胜之害。"（《红炉点雪·卷三》）叶天士深得六味地黄汤三补三泻制方之妙。其灵活变通，使方与证合拍，值得认真学习。

九、咳血案

顾，二八：脉左坚，阴伤失血，致咳。

复脉去参、桂、姜，加白芍。

凡咳血之脉，右坚者，治在气分，系震动胃络所致。宜薄味调养胃阴，如生扁豆、茯神、北沙参、苡仁等类。左坚者，乃肝肾阴伤所致。宜地黄、阿胶、枸杞、五味等类。脉弦胁痛者，宜苏子、桃仁、降香、郁金等类。成盆盈碗者，葛可久花蕊石散、仲景大黄黄连泻心汤一症。而条分缕晰，从此再加分别，则临症有据矣。（101 页）

释评：咳血症，叶天士以脉之左右坚分论病机。何谓坚脉？坚者，硬也。后世脉学少有论及。《易经》谓，"履霜坚冰至"。余体会当系脉搏坚硬、坚紧，不柔和，与紧脉相类。《素问·平人气象论》曰："脉盛滑坚者，曰病在外；脉小实而坚者，病在内。"高士宗注："脉盛滑坚，则阳气太过，故曰病在外；脉小实而坚，则阴气太过，故曰病在内。"病在外者，阳也，气也；病在内者，阴也，血也。叶天士谓脉右坚者治在气分，气主外，乃胃络病。《素问·平人气象论》又说："胃之大络，名曰虚里，贯膈络肺……盛喘数绝者，则病在中。"可见叶天士谓咳血"系震动胃络所致"，原有所本。若脉左坚者，乃肝肾阴伤，虚火上浮，烁伤阳络所致。阴主内，本案是也。不过《黄帝内经》所论坚脉主病，不论内外，皆为太过；而叶天士所论坚脉并见咳血，皆属不及。故其治疗在胃络气分宜薄味养胃阴，药如白扁豆、沙参等；在肝肾阴分则育阴柔肝，如加减复脉汤。叶天士自注指出，咳血脉弦胁痛者，宜紫苏子、桃仁、降香、郁金等类，此即缪希雍治血"宜降气不宜降火"之意。紫苏子、降香下气，桃仁、郁金入络和血。其又云张仲景大黄黄连泻心汤一证，按《金匮要略》原有泻心汤治疗吐血、呕血文，此注用于治疗咳血，必实火上炎所致，方可施行，前贤亦有案例。余用其治疗肺结核咯血，其效优于西药止血。然则降气、降火，又符合《黄帝内经》坚脉主内主外阴阳太过之病。至于咯血成盆盈碗，应用葛可久花蕊石散，是急则治标之法。大匠诲人，苦心可见。

十、温疟案

胡：按仲景云，脉如平人，但热无寒，骨节烦疼，微呕而渴者，病名温疟。桂枝白虎汤主之。

桂枝白虎汤。

盖今年夏秋久热，口鼻吸暑。其初暑邪轻小，不致病发。秋深气凉外束，里热欲出，与卫营二气交行。邪与二气遇触，斯为热起，临解必有微汗者，气邪两泄。然邪不尽，则混处气血中矣。故圣人立法，以石膏辛寒清气分之伏热；佐入桂枝，辛甘温之轻扬，引导凉药以通营卫；兼知母专理阳明独胜之热，而手太阴肺，亦得秋金肃降之司；甘草粳米和胃阴以生津。此一举兼备。方下自注云：一剂知，二剂已。知者，谓病已知其对症。已者，中病当愈之称耳。（421 页）

释评：案中所述脉平，但热无寒，骨节烦疼，微呕而渴，当系患者症状。《金匮要略》说："温疟者，其脉如平，身无寒，但热，骨节疼烦，时呕，白虎加桂枝汤主之。"叶天士据仲景文结合病情诊断患者为温疟，投桂枝白虎汤颇为恰合，后世医家疗病应用经方每多仿此，如曹颖甫最为典型（《经方实验录》）。

再《素问·疟论》说："夏伤于暑，秋必病疟。"此论乃外感伏气致病之先声。叶天士自注谓夏吸暑热，至秋凉外束，里热欲出，正邪相争，发为温疟，颇符经义。叶天士在《临证指南医案·卷十·幼科要略》中论四时伏气外感疾病，其中独缺秋时伏气病，而本案秋时发疟，其用药围绕秋时伏气说理，方论独抒己见，与诸注家释理不同。正好说明是秋时伏气病，可补《幼科要略》秋时伏气案例之阙如。

十一、胸痹案

又：议以辛润苦滑，通胸中之阳，开涤浊涎结聚。古人谓通则不痛，胸中部位最高，治在气分。

鲜薤白去白衣三钱、瓜蒌实三钱炒焦、熟半夏三钱、茯苓三钱、川桂枝一钱、生姜汁四分调入。

古有薤露之歌。谓薤最滑，露不能留。其气辛则通，其体滑则降。仲景用以主胸痹不舒之痛。瓜蒌苦润豁痰，陷胸汤以之开结。半夏自阳以和阴。茯苓淡渗。桂枝辛甘轻扬，载之不急下走，以攻病所。姜汁生用，能通胸中痰沫，兼以通神明，去秽恶也。（589 页）

释评：此案患者当系胸痹病，结合论治方药，乃胸阳不展，痰浊积聚，阴乘阳位，气机阻滞所致喘息咳唾，胸背痛，不得安卧；或胁下气逆冲胸等症。治在气分，辛温通阳，豁痰化饮为法。用张仲景瓜蒌薤白半夏汤、茯苓杏仁甘草汤、桂枝生姜枳实汤合方化裁，祛秽恶阴邪，以展胸阳。自注方论，颇能发挥经义。其引古诗论证，不同凡响。秦末义士田横门人有《薤露歌》："薤上露，何易晞。露晞明朝更复落……"（《古诗源》）寇宗奭说："薤叶光滑，露亦难伫。《千金》治肺气喘息方中用之，亦取其滑泄之义。"（《本草衍义》）故叶天士说，"薤最滑，露不能留。其气辛则通，其体滑则降"，即本此而来。《素问·示从容论》说："夫圣人之治病，循法守度，援物比类，化之冥冥。"古人发明药性功效，常常运用"援物比类"的方法，叶天士博识，其论颇堪玩味。

十二、久咳月经推迟案

姚，二二：久嗽，背寒，晨汗，右卧咳甚；经事日迟，脉如数而虚，谷减不欲食。此情志郁伤，延成损怯，非清寒肺药所宜。

黄芪、桂枝、白芍、炙草、南枣、饴糖。

肺为气出入之道，内有所伤，五脏之邪上逆于肺则咳嗽。此则久嗽、背寒、晨汗，全是肺气受伤。而经事日迟，不但气血不流行，血枯肝闭可想而知。脉数，虚火也，虚则不可以清寒，况谷减不欲食，中气之馁已甚，可复以苦寒损胃乎？与黄芪建中，损其肺者益其气。而桂枝、白芍非敛阴和血之妙品乎！（650 页）

释评：《素问·咳论》说："五脏六腑皆令人咳，非独肺也。"本案情志郁伤邪气上逆，致生咳嗽。咳久未愈，背寒，晨汗出。《素问·脉要精微论》说："背者，胸中之府。"显系肺阳已伤，卫外无权所致。而其右卧咳甚，谷减不欲食，则属脾运不健。据《素问·咳论》"脾咳之状，咳则右胁下痛，阴阳引肩背"文，脾咳症状重在右也。久咳伤阳，延成虚损。任脉隶于肝血，冲脉隶属阳明。脏虚以致八脉无储，冲任不足，血海枯涸，故经事日迟不来。《金匮要略》说："脉虚为劳。"虚而数，阳气不足之征。虽然咳嗽，不可用寒凉药。否则，既伤肺阳，复伤中气，其愈无期矣。《灵枢·终始》说："阴阳俱不足，补阳则阴竭；泻阴则阳脱。如是者可将以甘药，不可饮以至剂。"《难经·十四难》又说："损其肺者益其气。"故取黄芪建中汤建立中气，甘药补土生金，灌溉冲任，咳可治，经亦可调，叶天士本着《黄帝内经》《难经》及张仲景诸书而施方药，然必守方乃可愈之。

十三、阳明胃衰类风案

徐氏：经候适来，肢骸若撤，环口肉瞤蠕动，两踝臂肘常冷。夫冲脉血下，跷维脉怯不用。冲隶阳明，厥阴对峙。因惊肝病，木乘土位，以致胃衰。初则气升至咽，久则懒食脘痞。昔人有治肝不应，当取阳明。阳明不阖，空洞若谷。厥气上加，势必呕胀吞酸。然阳明胃腑，通补为宜。刚药畏其劫阴，少济以柔药，法当如是。

人参二钱、半夏姜汁炒三钱、茯苓三钱、淡附子七分、白粳米五钱、木瓜二钱。

胃虚益气而用人参，非半夏之辛，茯苓之淡，非通剂矣。少少用附子以理胃阳，粳米以理胃阴，得通补两和阴阳之义。木瓜以酸，救胃汁以制肝，兼和半夏、附子之刚慢。此大半夏与附子粳米汤合方。（199 页）

释评：本案因惊吓伤肝，肝病及胃。初起气逆，咽痹如塞，久则脘痞懒食。由是可见胃土元气已衰。适经来，肢骸软散无力，环口肉瞤蠕动，两踝臂肘常冷。足阳明经脉夹口环唇，冲脉隶于阳明，跷脉司矫健之职，维脉主司营卫。今冲脉血下，跷维脉怯，行经时故生诸症。再冲任脉隶于肝，行经环口肉瞤蠕动，颇似血虚动风症。古人治疗风病，常求治于肝。殊不知不独肝病能化风，凡脏腑病变皆能化风。余著《论内经风病学》尝倡言之。即本例环口肉瞤蠕动，乃阳明胃衰所致之类风症状。所谓"治肝不应，当取阳明"，理固宜然。叶天士谓"阳明胃腑，通补为宜"，是其重要学术观点，既悟张仲景心法，并得其师王子接真传。王子接注解大半夏汤说："通补胃腑之药，以人参、白蜜之甘，厚于半夏之辛，则能兼补脾脏，故方名曰大。"（《绛雪园古方选注》）叶天士去白蜜之壅滞，加茯苓性上升而功下降，形成其惯用的通补阳明方法。故此案取大半夏汤与附子粳米汤合方，自注人参、半夏、茯苓为通补剂。半夏不独和胃降逆，张仲景于黄芪建中汤下已经明言"及疗肺虚损不足,补气加半夏",其可以辛开温胃,与人参合用,能补胃虚益气。注文又提及附子理胃阳,粳米理胃阴概念。木瓜之酸合甘草,则酸甘化阴可制肝横,生胃汁,救胃阴,所谓柔药也,并制约半夏、附子之刚燥。合方旨在"通补两和阴阳"。《素问·阴阳离合论》说:"阳明为阖。"阖者,关也,闭也,譬如冬藏也。"阳明不阖,空洞若谷",是后天乏源,故亟宜扶阳明之衰以溉八脉,可息虚风。

胃腑功能正常,食下排空,其腑空虚,然温和如春,万木向荣,春生夏长,形体康健,皆从胃中出。若因六淫七情或饮食失节等不良因素刺激,导致胃腑失调,胃气上逆,脘痞,呕胀吞酸,甚或胃痛呕吐,则胃气损伤,此时之胃腑,草木动摇,内风扇动。喻嘉言尝说,"胃中空虚若谷,风自内生"(《寓意草》),即此也。余认为,风即气,《素问·阴阳应象大论》说:"阳之气,以天地之疾风名之。"胃病生风,亦属内风,此与《素问·风论》所述胃风证候不同。彼为外风袭胃,本症因胃病,行经环口肉瞤蠕动,或并发头目眩晕,手指麻木,甚者搐搦瘛疭,是为土虚木摇。叶天士常用培土息风法治疗肝胃不和所致之中风。后王泰林有培土宁风治法,补阳明,靖厥阴,药如人参、甘草、麦冬、白芍、甘菊、玉竹等(按可加木瓜、乌梅等酸收药)。可见叶天士言必有据,字字珠玑,岂容草草读过!

十四、木乘土案

朱氏:上冬用温通奇经,带止经转。两月间,纳谷神安。今二月初二日,偶涉嗔忿,即麻痹,干呕,耳聋,随即昏迷如厥。诊脉寸强尺弱,食减少,口味淡,微汗。此厥阴之阳化风,乘阳明上犯,蒙昧清空。法当和阳益胃治之。

人参一钱、茯苓三钱、炒半夏一钱半、生白芍一钱、乌梅七分肉、小川连二分、淡生姜二分、广皮白一钱。

此厥阴阳明药也。胃腑以通为补,故主之以大半夏汤。热拥于上,故少佐姜、连以泻心。肝为刚脏,参入白芍、乌梅,以柔之也。(201页)

释评:患者带止经转,已届绝经之年。此时天癸竭,地道不通,阴阳二气已衰,常不耐外界烦劳。若偶涉嗔怒,肝气失调,肝阳化风,横乘胃土则干呕、食减、口淡、微汗;上犯清空,神失自持,故四末麻痹、耳聋,甚者昏迷如厥。《素问·生气通天论》说:"阳气者,烦劳则张,精绝,辟积于夏,使人煎厥。目盲不可以视,耳闭不可以听。溃溃乎若坏都,汩汩乎不可止。"此例即是。治以和阳益胃,用大半夏汤通补阳明以实土;佐淡生姜、小川黄连辛开苦降泻心,木生火,此实则泻其子。叶天士尝说"肝为刚脏,非柔润不能调和",故参入生白芍、乌梅以柔肝,使风阳止息。《素问·至真要大论》说:"厥阴之胜,治以甘清,佐以苦辛,以酸泻之。"本案药有人参、茯苓之甘清,炒半夏、小川黄连、淡生姜之苦辛,生白芍、乌梅之酸,符合经旨。而案中"肝为刚脏""胃腑以通为补"等,皆叶天士有得之言,亦中医学之警句。

十五、痔血案

沈，五五：酒湿污血，皆脾肾柔腻主病，当与刚药。

黑地黄丸。

凡脾肾为柔脏，可受刚药。心肝为刚脏，可受柔药，不可不知。谦甫治此症，立法以平胃散作主。加桂、附、干姜、归、芍，重加炒地榆，以收下湿。用之神效，即此意也。（510页）

释评：《灵枢·五变》论五脏有柔弱刚强之说，但笼统而言之，不甚分明。至于五脏各具刚柔特性并明辨之，此为叶天士创见。叶天士论药亦分刚柔，尝云"温养柔和与温热刚燥迥异"。以柔药治疗刚脏，以刚药治疗柔脏，此就一般而言。如痔血一症，责之脾病，或责之肾病，因脾主统血，肾司二便，其病位在肠腑，痔血则在魄门。治疗痔血当分寒热虚实。罗天益治痔血用平胃散加肉桂、附子、干姜、当归、白芍，并重用炒地榆（《卫生宝鉴》），是治疗寒湿痔血，故用温热刚药以胜寒湿阴邪。此医者不可不知。用六味地黄汤滋养肾阴，是以柔药治疗肾病，用脾约丸治疗便秘，是用柔药治疗脾病。然而亦有特殊性者，可刚柔兼施。如本案痔血因饮酒过度引起，治疗用黑地黄丸（方载《素问病机气宜保命集》），由苍术、熟地、五味子、干姜、大枣组成，治疗痔血久虚甚妙。其又用于脾肾不足，房室虚损，形瘦无力，面色青黄者。方以苍术、干姜之刚燥胜脾湿；用熟地、五味子之柔润滋肾燥；大枣甘柔养脾阴。合为刚柔并用之剂。读本案及自注应体味其原则性与灵活性。《黄帝内经》所谓"知其要者，一言而终，不知其要，流散无穷，此之谓也"。

十六、疝瘕案

林：脉右弦左涩，当脐痛连少腹，已属凝聚有形。呕吐黄浊，大便欲解不通，若患处漉漉有声，痛势稍减。惟卧著体不转移，其痛更加。此属肝气疝瘕，辛香流气。所称通则不痛耳。

炒桃仁、炒橘核、金铃子、炒延胡、韭白汁、两头尖、小茴、青皮。

此通泄厥阴气血方也。痛甚于下，浊结有形。非辛香无以入络，非秽浊无以直走至阴之域。以子和方合奉议意。（573页）

释评：张子和论疝病分男女。其谓"遗溺、闭癃、阴痿、脬痹、精滑、白淫，皆男子之疝也……血涸不月、月罢腰膝上热、足躄、嗌干、癃闭、少腹有块或定或移、前阴突出、后阴痔物，皆女子之疝也。但女子不谓之疝，而谓之瘕"。其论乃广义疝瘕病证。而狭义疝有七种，如水疝、狐疝、筋疝等等。并指出"凡疝者，非肝木受邪，则肝木自甚也"。其治疗"疝本肝经，宜通勿塞"（以上均引自《儒门事亲》）。观本案脐痛连少腹，呕吐黄浊，大便欲解不通等症，乃广义疝病，故诊为肝气疝瘕。以"宜通勿塞"为治法，投以辛香流气药。古医家治疝瘕视其寒热湿邪，或温通，或利湿，或清泄。本案治疗应用炒橘核、金铃子、炒延胡索、韭白汁、小茴香、青皮等辛香行气之品，基本遵张子和、朱肱法。唯其方有两头尖，系雄鼠屎，性味微甘寒有小毒，性浊走下焦至阴之所,有活血败毒功效。李时珍谓其"入足厥阴经,故所治皆厥阴血分之药"(《本草纲目·卷五十一·鼠》)。叶天士特申明辛香入络,秽浊归下,乃融会前贤经验而自创新说。

十七、胸腹胀满多痰案

赵,五四:胸腹胀满,久病痰多。

生白术二两、茯苓二两、厚朴一两、肉桂五钱、姜汁丸。

本草云:厚朴与白术能治虚胀,仿洁古枳术之意也。佐茯苓通胃阳,肉桂入血络,则病邪可却矣。(211页)

释评:患者久病咳嗽痰多,胸腹胀满,乃痰湿壅阻中上二焦,手足太阴同病。语云:脾为生痰之源,肺乃储痰之器,古有见痰休治痰之论。叶天士从脾着手,运用健脾通阳消胀法,药选甘苦温之生白术,健脾除湿,合苦温燥湿消痰下气之厚朴,解除胸腹胀满。佐以色白淡平之茯苓,入肺通调水道,历三焦,渗脾湿,利湿通阳。其尝云"通阳不在温,而在利小便"(《外感温热篇》)。肉桂辛甘温,古代桂枝、肉桂不分,张仲景用以治疗三焦痰饮病,有温阳行气化饮功效,还用其温经通脉,和营化瘀。叶天士谓其入血络,原有所本。此处用桂,既可以助生白术振奋脾阳,又可以助厚朴下气去满,还可以温肺脾脉络以助血行。张仲景有生姜半夏汤治疗寒饮,即用生姜汁,具有辛散功效。张洁古枳术丸中白术、枳实同用,此案白术、厚朴同用即师其意,深得制方之妙。同时本方组成还有苓桂术甘汤意,因重点在通阳消胀,故不用甘草,恐其甘守而壅,反碍气机运行。病情已久,用丸剂缓图。此案治病求本,制方有传承。如此运筹,可师可法。

十八、胁肋痹案

庞,四八:络虚则痛有年,色脉衰夺,原非香蔻劫散可效。医不明治络之法,则愈治愈穷矣。

炒桃仁、青葱管、桂枝、生鹿角、归尾。

此旋覆花汤之变制也。去覆花之咸降,加鹿角之上升,方中惟有葱管通下,余俱辛散横行,则络中无处不到矣。(615页)

释评:据色脉及用药推断,患者当系胁肋疼痛多年,以致色衰脉夺。按衰夺者,如《素问·脉要精微论》有"察五色,观……形之盛衰""微其脉与五色俱夺者,此久病也"等论述。可见患者必面色晦暗,憔悴不泽,脉必沉伏小涩。病久已非气滞,故用香附、白豆蔻等辛温理气不效,反有耗气劫阴之弊。此是久病血气行涩,入血入络,《素问·调经论》说:"病在血,调之络。"明达如徐灵胎、陈修园对叶天士"久病入络"说却有微词,是智者之一失。旋覆花汤乃张仲景治疗肝著病方剂,为降气宣阳通络方。叶天士依此化裁,用炒桃仁、当归尾辛润通络;青葱管辛温宣阳;桂枝辛甘温辛散横行;生鹿角咸温通督脉之气,散热行血,《名医别录》谓主"留血在阴中,除少腹血痛,腰脊痛,折伤恶血"。诸药合用宣阳温散、彻上彻下、旁走横行,辛润通络,所谓"络中无处不到矣"。案中虽云"络虚",而至虚有盛候,故舍养血营络补益剂,而用温润辛通法,否则犯实实之戒。

十九、久漏浮肿案

某:经漏三年,诊色脉俱夺。面浮跗肿,肌乏华色;纳谷日减,便坚不爽;自脊膂腰髀酸楚如堕。入夏以来,形神日羸。思经水必诸路之血,贮于血海而下。其不致崩决淋漓者,任脉为之担任,带脉为之约束,刚维跷脉之拥护,督脉以总督其统摄。今者但以冲脉之动而血下,诸脉皆失其司。症固是虚,日饵补阳不应,未达奇经之理耳。考《内经》于胸胁支满妨食,时时前后血,特制乌鲗丸,咸味就下,通以济涩,更以秽浊气味为之导引,同气相需。后贤谓暴崩暴漏,宜温宜补;久漏久崩,宜清宜通,正与圣经相符。况乎芪术皆守,不能入奇脉。无病用之,诚是好药;藉以调病,焉克有济。夏之月,大气正在泄越。脾胃主令,岁气天和,保之最要。议以早进通阴以理奇经。午余天热气泄,必加烦倦,随用清暑益气之剂,顺天之气,以扶生生。安稳百日,秋半收肃令行,可望其藏聚气交,而奇络渐固。此久损难复,非幸试速功矣。

早上汤药议以通阴潜阳方法,早服:龟甲心秋石水浸、鹿角霜、真阿胶、柏子霜、生牡蛎、锁阳,另煎清人参汤入清药。煎取五十沸。

鹿性阳入督脉;龟体阴走任脉;阿胶得济水沉伏,味咸色黑,熄肝风,养肾水;柏子芳香滑润,养血理燥;牡蛎去湿消肿,咸固下,仲景云:病人腰以下肿者,牡蛎泽泻汤;锁阳固下焦之阳气,乃治八脉之大意。

乌鲗丸方:乌鲗骨四分米醋炙去甲另研水飞、蘆茹一分。右为细末,用雀卵量搗为丸,每服三钱,用药前先饮淡鲍鱼汤一小杯为导引。(677 页)

释评:妇人月经病必究奇经,案中已经详论。漏下医用黄芪、白术等药未能塞流澄源,以致久久不愈。失血太多,酿成色脉俱夺,面浮跗肿,纳减,便坚,脊腰酸楚如堕等症。叶天士考《黄帝内经》四乌鲗(现多作"贼")骨一蘆茹方,乃咸味腥浊治疗奇经病方;参之后贤"久漏久崩,宜清宜通"经验,议进通阴理阳方法。以龟甲心、真阿胶清补冲任阴血;鹿角霜通督脉之气,合人参益气摄血;锁阳补肾命阳气,并助鹿角霜、人参固摄之功;柏子霜芳香悦脾,养血润燥,合人参补益阳明,起安冲脉作用;生牡蛎潜阳利湿,固敛冲任血漏。合方补而不温燥,固而不滞涩,药入奇经,颇费思考。然病由虚至损,王道无近功,必须守方治疗乃可。再案中依据《素问·五常正大论》"必先岁气,毋伐天和""无代化,无违时,必养必和,待其来复"之旨,于暑月中午,另进清暑益气剂,顺天时扶生生之气。可见大医智欲圆而行欲方,乃万举万全之策。

二十、咳喘浮肿案

陈,三八:诊脉右大而缓,左如小数促。冬季寒热身痛,汗出即解。自劳役饥饱嗔怒之后,病势日加。面浮足肿,呼吸皆喘,目泪,鼻衄,卧著气冲欲起,食纳留中不运。时序交夏,脾胃主候。睹色脉情形，中满胀病日来矣。盖此症属劳倦致损，初病即在脾胃。东垣云："胃为卫之本，脾乃营之源。"脏腑受病，营卫二气昼夜循环失度，为寒为热，原非疟邪半表半里之症。斯时若有明眼，必投建中而愈。经言，"劳者温之"，"损者益之"。建中甘温，令脾胃清阳自立，中原砥定，无事更迁。仲景亦谓"男子脉大为劳"。则知《内经》仲景、东垣垂训，真规矩准绳至法。且汗泄积劳，都是阳伤。医药辛走劫阳，苦寒败胃。病人自述饮蔗即中脘不舒，顷之少腹急痛便稀，其胃阳为苦辛大伤明甚。又述咳频，冲气必自下上逆。夫冲脉隶于阳明。胃阳伤极，中乏坐镇之真气。冲脉动则诸脉交动，浊阴散漫上布，此卧著欲起矣。愚非遥指其胀，正合《内经》浊气在上，则生䐜胀；太阴所至为腹胀相符也。昔有见痰休治痰，见血休治血。当以病因传变推求，故辨论若此。

厚朴、杏仁、人参、茯苓、蜜煨姜、南枣。

厚朴、杏仁，取其能降气；参、苓、姜、枣，取其创建胃中之清阳，而和营卫也。（207 页）

释评：追诉病情，先在冬季有寒热身痛汗出而解的病史，叶天士认为非疟病少阳见症，应属中州元气不足，以致营卫失调。其时若投建中汤使脾胃清阳自立，中州元气充沛，可免再生变故。奈何患者复因劳役饥饱嗔怒，至入夏时节病势转重。其症面浮足肿，呼吸皆喘，目泪，鼻衄，卧著气冲，食纳不运，脉右大而缓，左如小数促。医者曾用苦辛药物治疗，致胃阳大伤，故饮甘寒蔗汁即中脘不舒，腹痛便稀。冲脉隶于阳明，胃伤元气虚，冲脉不安而大动，浊阴上逆，肺胃失降，乃见喘、衄诸症。"胃为卫之本，脾乃营之源"非李东垣语。按《灵枢·本神》说："脾藏营。"李东垣说："胃气者，谷气也，营气也，运气也，生气也，清气也，卫气也，阳气也……分而言之则异，其实一也。"（《脾胃论·脾胃虚则九窍不通论》）叶天士故有此论。李东垣认为，形劳则伤脾，饮食不节则病胃。"大抵脾胃虚弱，阳气不能生长，是春夏之令不行，五脏之气不生"（《脾胃论·脾胃胜衰论》）。故本案治疗必以通补阳明为法，佐以肃降肺气。药用人参、大枣、茯苓通补阳明，建立中州元气；蜜煨姜、大枣和营卫；杏仁、厚朴降气，此二味颇有张仲景喘家加厚朴、杏子意蕴。案中引用《黄帝内经》《金匮要略》及李东垣诸论，非研究有素，谙悉于心者，临证岂能运用自如！

二十一、口眼歪斜案

唐，六六：男子右属气虚，麻木一年，入春口眼歪斜，乃虚风内动，老年力衰。当时令之发泄，忌投风药。宜以固卫益气。

人参、黄芪、白术、炙草、广皮、归身、天麻、煨姜、南枣。

凡中风症，有肢体缓纵不收者，皆属阳明气虚，当用人参为首药，而附子、黄芪、炙草之类佐之。若短缩牵挛，则以逐邪为急。（5 页）

释评：年老患右侧肢体麻木，当是风瘅曳，乃脾胃元气不足，筋脉失荣所致。《圣济总录》云："若脾胃虚弱，水谷不化，筋无所禀养……则肢体瘅曳……肢体麻痹不仁，及骨节疼痛，口面歪斜，痰涎语涩，心忪惊悸。"本患者麻木一年，病未传变。至次年入春，继发口眼歪斜，可见病情进展，已形成风中经络之势。此是因季节变化，春阳发泄之时加重，并非外中邪风，故曰"忌投风药"。治以益气固卫,方用李东垣补中益气汤去升麻、柴胡,加天麻而成。张景岳尝云:"筋缓者,当责其无气;筋急者,当责其无血。"(《景岳全书·非风》)故叶天士自注:"凡中风症,有肢体缓纵不收者,皆属阳明气虚,当用人参为首药,而附子、黄芪、炙草之类佐之。"其论有所本,亦为临症体会所得。若观张仲景治血痹身体不仁用黄芪桂枝五物汤,王清任治中风偏瘫用补阳还五汤,则其治麻木缓纵不收者,皆以黄芪为主药,故此间用药细微之辨,又宜深入讲究焉!

第二节 《叶天士医案精华》中风类病案诠解

近贤秦伯未辑录《清代名医医案精华》中有《叶天士医案精华》,开篇录叶天士治疗中风类病案 16 则(其中一案系张石顽案误入),原案理法方药运用颇具匠心,引论有据,意蕴深刻,深入体会,启人心智。然而秦伯未辑录未作只言片语之评,再者所录诸案并非都是中风。今特厘清并为诠解,以备后学作为治疗中风类疾病及其鉴别诊断之参考。

一、阴虚中风

右痪,舌瘖,足痱,头重,面载阳,呵欠,微呃,诊脉小濡而缓。此肾纳失司,肝风震突。但病起耳后暴肿,必兼温热客气。清上轻扬,肿势颇减。七日以来,当阴阳经气一小周天,不必以时邪引病为惑。昔河间《宣明论方》中,谓舌强难言,其咎在乎舌下经脉不主流动。以肾脉荣及舌本耳。其主地黄饮予,取意浊药清投,机关渐灵,并无碍乎上气痰热。仿此法。

熟地、肉苁蓉、远志、川石斛、茯神、枸杞子、牛膝、石菖蒲。

诠解:一周前患者耳后突然发肿,乃湿热邪毒侵犯少阳经脉所致,医用清上轻扬之药治之,肿势大减。按伤寒以一日传经之说,六日经尽,故云"七日以后当阴阳经气一小周天"。续发右手瘫疾,下肢痿软,舌喑不能言,头重,面赤,呵欠频作,微有呃逆,脉小濡而缓。诊为肾气失纳,肝风震突所致。方取刘河间《黄帝素问宣明论方》中之地黄饮子加减。药用熟地、肉苁蓉、川石斛、枸杞子补肾气以助摄纳之权,牛膝引肝风下行,远志、石菖蒲、茯神入舌本泄痰开窍,标本兼治。

按《素问·脉解篇》说:"内夺而厥,则为喑俳,此肾虚也,少阴不至者,厥也。"张隐庵注:"俳,当作痱。痱之为病,四支不收,盖不能言而兼四支不收,此肾虚厥逆之所致也。"刘河间疏方地黄饮子,养阴温阳以固肾气而治厥逆,佐以开泄痰浊以祛标邪。然则《黄帝内经》所称喑俳,即后世所称风痱。《诸病源候论·风痱候》说:"风痱之状,身体无痛,四肢不收,神智不乱,一臂不随者,风痱也。时能言者,可治;不能言者,不可治。"孙思邈《千金方》亦持此说。此症类似今西医所称之脑动脉粥样硬化。此病形成缓慢。若本案非但舌瘖足痱,且右痪,呵欠,微呃,载阳,是由风痱而发展为猝中风。故叶天士说,"不必以时邪引病为惑"。良由风痱未治发展而形成。此时非但肾虚,且痰热阻络,故去地黄饮子方中之山茱萸、五味子、肉桂、附子等温热酸收之品。叶天士尝谓此类药不入于络脉,不利血络之流通。观此案,叶天士运用前人理论与经验已臻化境。然则"舌下筋脉不主流动",则不妨加入活血通络之药,如地龙、全蝎,必然能增强医疗效果。

二、痰中脾络

脉濡无热,厥后右肢偏痿,口㖞舌歪,声音不出,此阴风湿晦中于脾络。加以寒滞汤药,蔽其清阳,致清气无由展舒。法宗古人星附六君子汤益气,仍能攻风祛痰。若曰风中廉泉,乃任脉为病,与太阴脾络有间矣。

人参、茯苓、新会皮、香附汁、南星姜汁炒、竹节白附子姜汁炒。

诠解:患者中风,后遗右肢偏瘫,口㖞舌歪,暗不能言,脉濡无热。乃先服寒凉,郁遏清阳之气,脾湿生痰,络脉阻滞所致。用益气健脾化痰息风法。方用人参、茯苓、陈皮益气健脾化湿,姜汁炒南星化风痰,竹沥祛痰,姜汁炒白附子祛风痰,治失音;香附汁辛香入络行气,推陈致新。诸药合用,有益气健脾,攻风化痰之效。案中谓"宗古人星附六君子汤",由星附六君子汤化裁而来。考星附六君子汤出自《医门法律》,喻嘉言原用于治疗痰饮,后人亦用之治疗眩晕、惊痫、中风之属于脾虚痰湿者。如张璐玉说:"如脾土不足,痰涎壅盛而塞涩者,是痰火壅塞上窍,气虚不能上营,则舌机不转,宜六君子加星、香、菖、远、枳实、竹茹。"(《张氏医通·卷一·中风》)即星附六君汤加味而用之。《临证指南医案》有张案,"痱中百余日来,诸恙稍和,惟语言欲出忽蹇,多言似少相续……早用地黄饮子煎法以治下,晚用星附六君子以益虚宣窍"(9页),皆属此类治法。

案云:"若曰风中廉泉,乃任脉为病,与太阴脾络有间矣。"中风单有舌不能语者,谓之暗;病机为风中廉泉。廉泉出自《灵枢·根结》,属任脉、阴维之会。廉泉气通于舌。《灵枢·忧患无言》说:"舌者,音声之机也。"余按:脑府元神机枢之神气通于廉泉,神气通而舌发能语。叶天士另有沈案:"风中廉泉,舌肿喉痹,麻木厥昏。内风亦令阻窍,上则语言难出,下则二便皆不通调。考古人吕元膺每用芳香宣窍解毒,勿令壅塞致危也。至宝丹四丸,匀四服。"(7页)是开脑府之窍闭而宣通神机,解廉泉之痰壅而通达神气于舌。再观《灵枢·根结》说:"太阴根于隐白,结于太仓;少阴根于涌泉,结于廉泉;厥阴根于大敦,结于玉英。"太仓即舌本。玉英为唇内之龈交。《灵枢·胀论》说:"廉泉、玉英者,津液之道也。"张志聪注:"五脏主藏水谷主精者也,其流溢于下焦之津液,从任脉而出于廉泉、玉英,以濡上之孔窍。"奇经八脉隶于肝肾。《灵枢·经脉》指出:心手少阴之脉上夹咽,心气通于舌,脾足太阴之脉连舌本散舌下,肾足少阴之脉夹舌本。故虽说风中廉泉不语,乃任脉为病,然而往往亦与心脾肾相关,当审证而求之,视有余不足而治之。故林佩琴说:"舌为心、脾、肝、肾四经所系,邪中其经,则痰涎闭其脉道,舌机不掉。"(《类证治裁》)故症发舌强不语。喻嘉言有正舌散,治中风舌本强,难转,语不正:蝎梢二七个,茯苓一两,为细末,每服一钱,食前温酒调服,又擦牙甚效(《医门法律》)。按此乃治风涎壅塞廉泉之方,宜加薄荷。若暗而并见神识不清者,必治心;兼口角流涎,肌痿无力者,必治脾;兼眩晕肢麻者,必治肝;兼精神懈惰,四肢不收者,必治肾。《黄帝内经》原有五脏皆可中风之义,拙著

《论内经风病学》已作具体阐发,阅者可参考之。而叶天士教人辨奇脉与络病中风之不同病机,岂可轻忽。

三、阴虚中络

脉左细数而劲,右数大而虚。此肾精肝血内亏,水不涵木,阳挟内风暴起莫制。指臂拘挛,口目㖞斜在左。盖肝风阳气从左而升,冲气撞心,消渴晕厥,仲景列于厥阴篇中。凡肝属阳木,必犯胃之阳土。饮食热气入胃,引动肝肠即病发矣。此恙已六七年,阴损已极。必屏绝俗扰,怡悦情怀,然后滋养,堪固其阴。必有小效,无期速功。

炒松熟地、陈阿胶、大淡菜、萸肉、五味、芡实、金樱子粉。

诠解:患者向有冲气撞心、消渴、晕厥宿恙已六七年,与《伤寒论》厥阴篇之提纲病相似。然彼为蛔厥,此发晕厥,乃肝邪挟冲气犯胃,风阳上冒,多年不愈,故说"阴损已极"。刻诊指臂拘挛,口目向左歪斜,脉左细数而劲,右数大而虚,是中络病。《素问·刺禁论》说:"脏有要害,不可不察,肝生于左。"肝主东方春升之气,从左而升,其为病亦多发于左。本案病机为"肾精肝血内亏,水不涵木,阳夹内风,暴起莫制"。立法滋养固阴。炒松熟地、陈阿胶、大淡菜补肾滋阴,配山茱萸、五味子温肝养肝,酸敛以纳虚阳。且《神农本草经》谓山茱萸能"逐寒湿痹",故又具有开通之功力,入于筋经以治拘挛、口歪等症。其脉左细数而劲是阴虚肝风之象,而右数大而虚,则为中气虚馁之征。故方投甘淡之芡实补土固中,金樱子酸涩补脾,俾中州气旺而御肝木之横乘。本案虽谓"阳挟内风暴起",属风中于络脉,若风中脏腑则必晕厥肢瘫。其与外风中络致面瘫不同,但方中若加入桑枝、桑寄生等甘平药,乃至地龙、全虫等咸寒入络之品酌用之,庶可增强效果。

四、类中舌喑

离愁菀结,都系情志中自病。恰逢冬温,阳气不潜。初交春令,阳已勃然变化,内风游行扰络。阳但上冒,阴不下吸,清窍为蒙,状如中厥,舌喑不言。刘河间谓:将息失宜,火盛水衰,风自内起,其实阴虚阳亢为病也。既不按法论病设治。至惊蛰雷鸣,身即汗泄。春分气暖,而昼夜寤不肯寐,甚至焦烦,迥异于平时,何一非阳气独激使然耶!夫肝风内扰,阳明最当其冲犯。病中暴食,以内风消烁求助于食。今胃脉不复,气愈不振。不司束筋骨以利机关,致鼻准光亮,肌肉浮肿。考古人虚风,首推侯氏黑散,务以填实肠胃空隙,庶几内风可息。奈何医者不曰清火豁痰,即曰腻补,或杂风药。内因之恙,岂有形质可攻?偏寒偏热,皆非至理。

生牡蛎、生白芍、炒生地、菊花炭、炙甘草、南枣肉。

诠解:患者于春交之时,病发舌喑不能言语,未经治疗,延至惊蛰,汗自出;又至春分,日夜不寐,心焦烦躁,饥而强食,鼻头光亮,肌肉浮肿,右关脉虚。按此病中风,乃肝阳上扰,清窍蒙塞,木气横乘,胃土受伐所致。故案中谓"内风游行扰络。阳但上冒,阴不下吸。清窍为蒙,状如中厥"。"肝风内扰,阳明最当其冲犯"。其治滋阴潜阳息风,补土御侮。方用炒生地滋肾阴以涵阳,生牡蛎咸寒潜阳息风,生白芍平肝息风,菊花炭和阳息风,炙甘草、大枣肉充养阳明,俾液充风息,木土平和以愈病。如华岫云谓:"肝为风木之脏,因有相火内寄,体阴用阳,其性刚,主动,主升,全赖肾水以涵之,血液以濡之,肺金清肃下降之令以平之,中宫敦阜之土气以培之。则刚劲之质得柔和之体,遂其条达畅茂之性,何病之有?"若此,本案似可加入甘寒微苦之天冬一味,以助清金生水平木。

本病起于情志失调,水衰火盛化风,初如中厥,舌暗不言,可用刘河间地黄饮子化裁以治。然因未"按法论病设治",以致病情逐日变化加重。说明此等疾病早期防治实为重要。案中谓"古人虚风,首推侯氏黑散",其实侯氏黑散就其药味而论,有潜镇、祛风、补虚、下痰之用,与本证并不适宜。诚如案末所说,清火、豁痰、腻补、祛风等治法,在本案皆非可用。至于案谓"内因之恙,岂有形质可攻",只是就本例而言,若中风因痰火,因瘀血者,则有形质可攻,故读此案不可以辞害义。再方中生地、菊花炒炭用,亦不可取。生地炒炭则全失其滋肾补阴涵阳之用,菊花炒炭后其和阳之力亦必大减。

五、肝阳化风类中

今年风木司天,春夏阳升之候。兼因平昔怒劳忧思,以致五志气火交并于上,肝胆内风鼓动盘旋,上盛则下虚,故足膝无力;肝木内风壮火,乘袭胃土。胃主肌肉,脉络应肢,绕出环口。故唇舌麻木,肢节如痿,固为中厥之萌。观河间内火召风之论,都以苦降辛泄,少佐微酸,最合经旨。折其上腾之威,使清空诸窍,毋使浊痰壮火蒙蔽,乃暂药权衡也。至于颐养工夫,寒暄保摄,尤当加意于药饵之先。

上午服:金石斛三钱、化橘红五分、白蒺藜二钱、真北秦皮一钱、草决明二钱、冬桑叶一钱、嫩钩藤一钱、生白芍一钱。

又前议苦辛酸降一法,肝风胃阳已折其上引之威,是诸症亦觉小愈。虽曰治标,正合岁气节候而设。思夏至一阴来复,高年本病,预宜持护。自来中厥,最防于暴寒骤加,致身中阴阳两不接续耳。议得摄肝肾真气,补益下虚本病。

九制熟地(先用水煮半日,徐加醇酒、砂仁再煮一日,晒干再蒸,如法九次,干者炒存性八两)、肉苁蓉(用大而黑色者,去甲切片盛竹筐内,放长流水中浸七日,晒干以极淡为度,四两)、生虎膝骨(另捣碎研二两)、淮牛膝(盐水蒸三两)、制首乌(四两烘)、川草薢(盐水炒二两)、川石斛(八两熬膏)、赤白茯苓(四两)、柏子霜(二两)。右药照方制末。另用小黑稆豆皮八两,煎浓汁法丸。每早百滚水服三钱。

议晚上用健中运痰兼制亢阳,火动风生,从《外台》茯苓饮意。

人参二两、熟半夏二两、茯苓四两生、广皮肉二两、川连姜汁炒一两、枳实麸炒二两、明天麻二两煨、钩藤三两、白蒺藜鸡子黄拌煮洗净炒去刺三两、地栗粉二两。右末用竹沥一杯,姜汁十匙法丸,食远开水服三钱。

诠解:风木司天,厥阴乘权,春夏阳升,人气与天气相应;平日失于调摄,劳倦伤脾,忧思伤肝,五志过极,皆从火化。肾水失涵,肝胆内热应春阳而化风,鼓动上扰清空;木火横乘胃土,故症见舌体麻木,足膝无力,已见上盛下虚中风初萌,是类中也。《素问·至真要大论》曰:"厥阴之胜,治以甘清,佐以苦辛,以酸泻之。"又说:"风淫所胜,平以辛凉,佐以苦甘,以甘缓之,以酸泻之。"故案说"以苦降辛泄,少佐微酸,最合经旨。折其上腾之威,使清空诸窍,毋使痰浊壮火蒙蔽,乃用药之权衡也"。方用金石斛甘寒,益精强阴以实下,且养阴益胃;冬桑叶苦甘寒,清肃肺金以助平木;真北秦皮苦寒,清碧下降,泄热平肝;草决明苦甘微寒,入肝益阴泄热;白蒺藜辛微寒,入厥阴宣散风热,《本经》谓其"主恶血",故有去滞生新之功;嫩钩藤甘微寒,平肝息风;生白芍苦酸寒,于土中泻木,柔肝息风,且有和血之用;化橘红苦辛温,理气宽中健胃。合方辛苦甘酸寒,土中泻木,平息肝风,故病觉小愈。经说:治病必求其本。续方分早晚用药,早则治疗肝肾,用摄纳肝肾,补益下虚,使肝肾充实,不致化热生风。其方仍从地黄饮子化出。药用九蒸熟地、川石斛、肉苁蓉、淮牛膝、制何首乌、柏子霜、小黑豆皮,温清并投,滋补肝肾精血;生虎膝骨强壮筋骨,川草薢利脉络而舒筋;赤白茯苓引诸药入下焦。晚则两调土木,用健中运痰,和阳息风法,方从《外台》茯苓饮意,实指茯苓汤。原方乃八珍汤去地黄合枳实、干姜而成,治疗中风入腹,心下如刺,不得卧,腹满短气等症。今保留脾胃药,用人参、地栗、熟半夏、茯苓、陈皮、川黄连、枳实、姜汁、竹沥健中化痰;复合明天麻、钩藤、白蒺藜平肝和阳息风。用丸缓图,以杜绝病根。尤告以颐养保摄,不以药饵炫能,可见先生医德高尚,经验丰富。

本案所需注意者,先生吸取刘河间五志过激皆从火化说,是火化内风,符合刘河间本旨。所谓"人之脏腑,皆风之起。谓火热,阳之本也;谓曲直动摇,风之用也……热为本,而风为标"。(《黄帝素问宣明论方·卷三·风门》)案谓"河间内火召风之论",非外来风邪,故勿误也,不如用"内火化风"为恰合。再案中谓苦降辛泄,少佐微酸之治法,并非刘河间所立治法,此方药乃叶天士依据经旨与证情拟定。观刘河间论治中风,突出内风卒中,"非谓肝木之风实甚而卒中也,亦非外中于风尔。由乎将息失宜而心火暴甚,肾水虚衰不能制之,则阴虚阳实而热气怫郁,心神昏冒,筋骨不用,而卒倒无所知也。多因喜怒思悲恐之五志,有所过极而卒中者"(《素问玄机原病式·火类》)。刘河间治疗中风用加减续命汤、三化汤,并没有完全排除外邪诱发,故有"表证""发其表"之论(《素问病机气宜保命集·中风》)。至于刘河间谓治中风"诸方之中,至宝、灵宝丹,最为妙药"(《素问玄机原病式·火类》),是豁痰开窍醒神药,并非滋水泄热平肝息风方药。可见此案病机采用刘河间中风说,而治则方药则为叶天士所自创。

六、厥阳鼓动病厥

此痿厥也。盖厥阴风旋,阳冒神迷则为厥。阳明络空,四末不用而为痿厥。午后黄昏,乃厥阴阳明旺时,病机发现矣。凡此皆属络病,《金匮》篇中有之。仲景云:诸厥宜下,下之利不止者死。明示下降之药,皆可止厥。但不可硝黄再伤阴阳耳。但积年沉疴,非旦夕速效可知矣。

活鳖甲、真阿胶、方诸水、鲜生地、元参、青黛。

又,照前方去元参,加天冬。

厥从肝起,其病在下。木必得水而生,阴水亏,斯阳风灼筋。而络中热沸,即厥。拙拟血属介类,味咸入阴,青色入肝,潜阳为法。

又,阴络空隙,厥阳内风掀然鼓动而为厥。余用咸味入阴和阳,介类有情之潜伏,颇见小效。但病根在下深远,汤剂轻浮,焉能填隙。改汤为膏,取药力味重以填实之,亦止厥一法。

鲜鳖甲、败龟板、猪脊髓、羊骨髓、生地、天冬、阿胶、淡菜、黄柏,熬膏早服七钱,午服四钱。

诠解:本案病发于黄昏之时,其症神识昏迷,四肢痿软不用,诊为痿厥。然则痿与厥当是二症,非一病也。本例是厥证。叶天士认为厥阴风旋上逆则神迷为厥,阳明络空则四肢不用为痿。治法用血属介类,味咸入阴,如阿胶、生地、玄参、方诸水,滋肾阴,以息风阳;复用青色入肝,鳖甲、青黛,潜阳泄热,使阴充热降,阳不上冒而厥克回。方中并无阳明用药,可见四肢不用亦厥病所致,而非痿证甚明。二诊时,去玄参,加天冬,合生地有金水相生之妙。三诊时,谓"颇见小效"。进一步肯定其病机为"阴络空隙,厥阳内风掀然鼓动而为厥"。考虑此病在下焦肝肾,络脉深远,乃改汤剂为膏剂,取血肉有情之品,即《难经》所谓"精不足者,补之以味",达填精止厥之目的。方用阿胶、生地、天冬、淡菜滋阴补液;猪脊髓、羊骨髓补髓填精;鲜鳖甲、败龟板育阴潜阳。早晚进服,王道无近功,多用自有益。

若案中语谓"此皆属络病,《金匮》篇中有之"。考《金匮要略》说:"厥阴独行,何谓也? 师曰:此为有阳无阴,故称厥阳。"此指阴虚于下,孤阳上逆而致厥仆之病证。再《伤寒论》中论厥,"凡厥者,阴阳气不相顺接,便为厥。厥者,手足逆冷者是也"。此阴阳气不相顺接,乃阴阳失去平衡,阳气不达四末所致。与《金匮要略》所论厥阳有间。再《伤寒论》之厥,有寒厥、热厥、蛔厥、气厥、痰厥、水饮致厥、血虚致厥之不同。张仲景说"厥应下之",指热厥。若血虚致厥,则不可下。故说:"脉虚复厥者,不可下,此亡血,下之死。"若邪热致厥,亦要辨其在经在腑。若阳明经热盛实致厥,可以清泄,如"伤寒脉滑而厥者,里有热,白虎汤主之"。故案中说"不可硝黄再伤阴阳耳"。清泄属降,但与本案之滋阴潜降,又迥然大异。

案中方诸水,陈藏器说:"方诸,大蚌也,熟摩令热,向月取之,得水二、三合,亦如朝露。"《周礼》司烜氏,以燧取明火于日,蚌取明水于月。李时珍引高堂隆说:"阳燧一名阳符,取火于日;阴燧一名阴符,取水于月,并以铜作之,谓之水火之镜,此说是矣。"(《本草纲目·水部》)故方诸水乃用铜镜承接之夜露,亦名明水。有明目定心,去烦热止渴之功。今难得,可以用冰水代之。

七、风痹麻木

嗔怒动阳,恰值春木司升。厥阴内风乘阳明脉络之虚,上凌咽喉,环绕耳后清空之地。升腾太过,脂液无力营养四末,而指节为之麻木。是皆痹中根萌。所谓下虚上实,多致巅顶之疾。夫情志变蒸之热,阅方书无苓、连苦降,羌、防辛散之理。肝为刚脏,非柔润不能调和也。

鲜生地、元参心、桑叶、丹皮、羚羊角、连翘心。

诠解:《素问·诊要终经论》说:"正月二月,天气始方,地气始发,人气在肝。"患者以春木司升之日,嗔怒引动肝阳升腾,当有虚热面赤头晕等症;又横乘阳明脉络,指末麻木。按《诸病源候论》原有风痹病,类似今之脑动脉粥样硬化性疾病,其早期常有头晕肢软无力,或耳鸣,或烦躁,或夜寐不安等症。若失治,久之亦可演变为中风。故案中说"是皆痹中根萌"。此证下虚上实,而受病之所在头。其治疗宜养阴滋水,和阳息风。方用鲜生地、玄参心大补肾阴以涵肝阳,桑叶清金平木,丹皮、羚羊角凉肝和阳息风,连翘心清心热以泻其子。俾水充阳和,内风可息。案中"肝为刚脏,非柔润不能调和",实为警语。而徐灵胎批阅:"《难经》说:'肝者,乙角也;庚之柔'。明指肺金为刚,而木为柔。今说刚脏,未知何出?"然则《难经·六十四难》曾论述五输穴的阴阳五行属性,以阳干为刚,阴干为柔,阴阳刚柔相济,非指某脏之刚柔。徐灵胎据彼而非此,并不恰当。及观《素问·灵兰秘典论》谓"肝者,将军之官"。张景岳说:"肝者,将军之官,其气刚强。"又说:"勇者之肝胆强,肝气上冲也……勇者,刚之气。"(《类经·卷四》)叶天士谓肝为刚脏原有所本。《素问·血气形志篇》说:"厥阴常多血少气。"《黄帝内经太素·卷第五》又说:"肝脏属木,故为阴中之少阳也。"故肝为刚脏,得充沛之血液以濡之,内寄之相火宁谧,而有温养柔和之用。否则便为阳化内风,变证蜂起。故治内火化风之肝病,非柔润不能息其风阳,此叶天士再四申明之学术观点。再情志变蒸之热,非六淫所致,故不宜用羌活、防风辛散。然而情志所生内热是为相火郁热,观朱丹溪之越鞠丸用栀子治火郁,用知母、黄柏清相火;李东垣治七情不安,阴火大盛,心神不宁,烦乱怔忡等症制安神丸,用黄连为君,泻心火除烦热,又皆属苦寒之味。可见黄芩、黄连苦降,并非绝对禁用。究之苦燥易伤阴液,若阴虚阳亢之证,不可轻投;即便使用,亦应与甘寒养阴之药为伍方宜。

八、阴虚风痹

脉上左部稍振。水亏,木中风动。左牙痛,盖风从内旋,乃阳化之风。只以春深地气上升之候,多升少降。无非下元不司收纳,虚症何疑。况因目眚,频用韭子烟熏。查本草药性,辛辣升腾助阳,孙真人于遗浊用之。藉其升阳以涵阴,更无漏泄耳。今痹中八日,声音渐振者。乃精气略有宁静,里窍略有灵机,是顺境也。乃不明此理,仍用辛以泄气,加人参亦是清散上焦之药。以肝肾藏虚在于至阴,若再投辛以伤其阴,必致虚症峰起,焉望其向安?倘必以上有火热,古称实火宜清,虚火宜补。温养柔和与温热刚燥迥异,幸勿疑讶。

生地、川斛、麦冬、茯神、阿胶、女贞子。

诠解:此为风痹复诊案。患者应是老年,系阴虚阳旺之躯,平素目疾,用韭菜子烟熏,韭菜子性热助阳,故不利其体,至春深地气阳升之时,导发风痹。经治已有转机。据案有目疾、左牙痛、声暗,案中说"今痹中八日",既说"痹中"或有头晕、头胀、目眩、肢末麻木、足痿软不耐行走等症。徐灵胎首评叶天士"痹中二字不连"(见《临证指南医案·卷一》眉批)。余按:叶天士在其中风病案中多次用"痹中"一语,推其本意,实指风痹之为病,进一步发展则至中风,故风痹乃中风之前兆。类似今之脑动脉粥样硬化,此病其来也缓,多由积劳内损,肝肾阴亏,水不涵木,阳化内风所致。叶天士先用补阴和阳方药,故复诊时"脉上左部稍振……声音渐振者。乃精气略有宁静,里窍略有转机,是顺境也"。奈何转医不明此理,迎合主人之见竟用辛散加人参,必再伤其阴致虚证蜂起。其所谓"辛泄",指辛味药耗散阳气,并伤阴精。所谓"加人参亦是清散上焦之药",按人参本为补气之药,然此时患者阴虚阳浮,再用人参,反而益气助火,而有气高不返之虞。即使用之,亦必与代赭石同用,赖代赭石下行之力,以挽回将脱之元气,此论始见于喻嘉言之《寓意草》。用辛散药加入人参,仍然是上浮辛散,与下焦肝肾至阴之虚治法不合。故治疗仍用补阴和阳,药为生地、阿胶、女贞子滋补肝肾之阴,川石斛、麦冬养胃阴以和络开音,茯神安神,并引诸药入于至阴之所。末诊症象如前,变更刘河间地黄饮子,去其温补阳药,如巴戟天、苁蓉、五味子、附片等,而成滋阴固纳维本之方,较前方更为周全。

古人用韭菜子烟熏杀虫去痛,未见有用韭菜子烟熏治疗目疾者。目乃精明,以烟熏之,恐有害无益。孙思邈用韭菜子治遗浊,有单方者如禁精汤,"治失精羸瘦,酸削少气,目视不明,恶闻人声",用韭菜子二升,粳米一升,炒至米黄黑,用好酒一斗,浸绞汁取七升,每服一升,日三服,尽二剂。又如治小便白浊梦泄方:韭菜子、菟丝子、车前子各一升,附子、川芎各三两,当归、矾石各二两,桂心一两,为末蜜丸如梧子大,酒服五丸,日三服。皆取韭菜子配合诸药温肾命之阳气以涵摄阴精之用。而本案乃肝肾阴虚,阳气上旋,治必滋阴以配阳,故诸温热之药不可妄投。即使外用,亦应慎之。外用之理亦同内服之理。再风痹一病,除阴虚外,亦有阳虚者,故补阳之方药亦有应用的机会。然而补阳药有温养柔和与温热刚燥之别。药如胡桃、韭菜子、补骨脂、淫羊藿、鹿角、苁蓉等皆温养之类,其性柔和,可补精血以养命门阳气。服之"肾命不燥,精气内充"。药如乌附、仙茅、阳起石、葫芦巴等皆温热之类,其性刚燥,可散寒湿以温阳。肾命火衰而见气弱寒湿者宜之。如李时珍说"仙茅盖亦性热,补三焦命门之药也,惟阳弱精寒,禀赋素怯者宜之。若体壮相火炽盛者服之,反能助火"(《本草纲目》),秋石"惟丹田虚冷者服之可耳"。而乌附毒药,非危病不用,其非肾命阳虚,只宜"少加引导,其功甚捷"。此类刚猛雄劲,用之不当,恐燥伤肾命精血,反助虚阳而成邪火。补阳药必分柔和与刚燥这一观点,在叶天士临证中多处论及。如《叶氏医案存真·卷一》:"沉阴恐防胃,刚补虑劫阴。男子精伤补阴,参入柔剂温药,取坎中寓阳之意。"该书卷二又有"然阳药若桂附刚猛,风药若灵仙、狗脊之走窜,总皆劫夺耗散,用柔阳辛润通补方安"。叶天士之论,来自李时珍,而用字精警,幸勿忽之。

九、阴虚风眩

立冬后三日,诊得左脉小弦动数,右手和平略虚。问得春夏平安,交秋后有头晕,左目流泪,足痿无力不能行走,舌生红刺,微咳有痰。此皆今年天气大热已久,热则真气泄越,虚则内风再旋。经言:痿生大热。热耗津液。而舌刺咳嗽流泪者,风阳升于上也。上则下焦无气矣。故补肝肾以摄纳肾气为要。而清上安下,其在甘凉不伤脾胃者宜之。

制首乌四两、杞子炒一两半、天冬去心二两、茺蔚子蒸二两、黄甘菊一两半、黑穞豆皮二两、茯苓蒸二两、川石斛熬膏八两、虎骨胶二两水溶。右末,以川斛膏同溶化,虎骨胶捣丸,早上滚水服三四钱。(2页)

诠解:本案当系老年患者,肝肾亏虚于前,暑热消耗津液于后,故自秋后开始头昏,立冬增发左目流泪,足痿软无力,不能行走,微咳有痰,舌生红刺,左脉小弦动数,右脉略虚。证属肝肾亏虚,风阳上升,扰动清空。故治以滋阴补肾,和阳息风。方用制何首乌、川石斛养肾阴;天冬清上润肺,化痰止咳,以滋水之上源;枸杞子、茺蔚子、黄甘菊、黑豆皮养肝和阳息风,去眩止泪;虎骨胶合制何首乌、枸杞子强骨治足痿无力;茯苓色白入肺,淡渗走下,叶天士尝称其为阳明本药,能引诸药入于肝肾至阴之地。案曰:"经言:痿生大热。"考《素问·痿论》原有五脏热致痿之文,但彼为痿躄,此为痿软,乃中风早期始有之症,二者病不同,然则病机相似,故随症引之。案末说,"清上安下,其在甘凉不伤脾胃者宜之",是针对朱丹溪虎潜九治痿方中用黄柏、知母等苦寒之药,羊肉、干姜等温热之药而言,其重视甘凉养护胃阴之思想实已显然!

十、阴虚阳浮风眩

粤东地卑多湿,阳气多泄。宦游十载,恰已五旬。中年二气不及壮盛坚固。眩晕汗出,乃阳不潜藏,变化内风,扰动虚灵所致。《内经》藏象谓肾为根本。左右有二,盖一阴一阳,互相交纽。水中有火,为生生化育。惟藏蓄不露,斯永年无病。而肝为肾子,母气既衰,水不生木。肝属风脏,内风乘龙雷相火,迅速飞腾,徒升莫制,每虑仆中之累,是皆内因之症。自述热起脊背,直至颠顶。清之补之无效。未免脏阴内乏,阳气独升之旨。古人以肾脏内寓真阳,非温不纳;肝脏内寄相火,非清不宁。用药之法,填实精气,以固其下。佐咸味以达之,兼气重以镇之,介类以潜之,酸味以收之;复入滋清以凉肝,引之导之。浮阳内风,勿令鼓动。

熟地、北五味子、萸肉、磁石、青盐、锁阳、龟板、茯神、湘莲、天门冬、猪脊筋捣烂,和蜜丸,热酒送。

诠解:患者年及五旬,刻诊热从脊背发起,上升之头顶,晕眩、汗出,曾服清热补益之药无效。根据《黄帝内经》藏象学说,以肾为先天之本,内藏真阴真阳,化生肾气,而为生生化育之机。又肝为风木之脏,赖肾水以涵之。若肾阴内乏,则龙雷相火不潜,肝阳化风,上扰莫制。患者宦游粤东十年,感地湿之气而伤阳;年过六八,肾阴渐减,故说二气不及壮盛坚固。刻诊乃母衰及子,阳不潜藏,内风升腾,扰动虚灵所致。此是风眩证候,若失力挽狂澜之机,则有跌仆中风之累。叶天士以古人认为"肾脏内寓真阳,非温不纳;肝脏内寄相火,非清不宁"。方用熟地、锁阳填实精气,滋阴温养以固肾;佐咸寒之青盐导龙火以入肾;用磁石重镇,平息肝风;龟板介类育阴潜阳;五味子、山茱萸味酸泄肝;天冬滋肺阴,清金以平木;茯神、湘莲(即莲子)引导心神而宁谧;使以猪脊筋,性酸冷,《千金方》谓补肾气虚弱。以蜜为丸服,收补肾精、纳浮阳、息肝风、平秘阴阳之效。

十一、冲阳气逆风眩

年岁壮盛,脘有气瘕,嗳噫震动,气降乃平。流痰未愈,睾丸肿硬。今入夜将寐,少腹气冲至心,竟夕但寤不寐,头眩目花,耳内风雷,四肢麻痹,肌肤如刺如虫行。此属操持怒劳,内损乎肝,致少阳上聚为瘕,厥阴下结为疝。冲脉不静,脉中气逆混扰,气燥热化,风阳交动。营液日耗,变乱种种,总是肝风之害。非攻消温补能治。惟以静养,勿加怒势,半年可望有成。

阿胶、细生地、天冬、茯神、陈小麦、南枣肉。

诠解:本例壮年,平素胃脘气逆有形,嗳气,气降而散,故说瘕气。余尝考之《难经》说:"任之为病……女子为瘕聚。"亦曾遍阅诸书,并无"少阳上聚为瘕"之说。然《难经》说:"聚者,六腑所成也……阳气也,其始发无根本,上下无所留止,其痛无常处,谓之聚。"是瘕即聚,乃无形之气聚。在本案即甲胆木气乘胃所致,故说"少阳上聚为瘕"。华岫云说:"气本无形,郁则气聚,聚则似有形而实无质,如胸膈似阻,心下虚痞,胁胀背胀,脘闷不食,气瘕攻冲,筋脉不舒。"(406页)所谓"气瘕攻冲"即此。又睾丸肿硬乃癞疝疾病。《灵枢·经脉》说:"肝,足厥阴之脉……是动则病腰痛不可以俯仰,丈夫癞疝。"可见此患者原有肝胃宿疾。今夜暮少腹气上冲至心胸,而夜不能寐。头晕、目花、耳鸣、四肢麻木,肌肤如刺如虫行等症,是风眩也。操劳烦怒,伤阴耗血,肝肾失涵,冲气上冲,心神不安,但寤不寐。精血亏虚,清窍失养,故头晕目花耳鸣。肝血不足,任脉失荣,故肢麻,肤如虫行,乃血虚化风之征。故说"变乱种种,总是肝风之害"。其治疗用细生地滋肾,天冬润肺,使金水相生,水旺而能涵木。阿胶补肝血而安冲降逆。茯神、陈小麦、大枣有甘麦大枣汤意,《素问·藏气法时论》说:"肝苦急,急食甘以缓之。"故叶天士有"缓肝之急以息风"之说。且缓肝杜绝其横乘中土,于中虚脘痛亦有助益。如是使肝肾得养,冲脉得涵,清窍经脉得濡,守方持治,病情可望转愈。案中谓此病"非攻消温补能治",指本属虚证,若攻消是犯虚虚之戒,断不可行。若温补如暖土益火,反助肝逆、冲逆,势必加重病情。其与小麦、大枣之甘缓原不相伴。癞疝待另行处治。

十二、阴虚火旺风眩兼症

脉弦小数,形体口瘦,口舌糜碎,肩背掣痛,肢节麻木,肤腠瘙痒,目眩晕,耳鸣,已有数年。此属操持积劳,阳升内风旋动,烁筋损液。古谓壮火食气,皆阳气之化。先拟清血分中热,继当养血息其内风,安静勿劳,不致痿厥。

生地、元参、天冬、丹参、犀角、羚羊角、连翘、竹叶心。

丸方:何首乌、生白芍、黑芝麻、冬桑叶、天冬、女贞子、茯神、青盐。

诠解:患者因病肩背掣痛,肢节麻木,日久形体渐衰。近发口舌糜碎,目眩耳鸣,肤腠瘙痒,其风眩而兼诸症。认为操劳伤阴,血热升腾旋动所致。夫舌为心之苗,目为肝之窍,耳为肾之窍,肤为肺所主,阴脏阴虚,阳热独亢。《素问·阴阳应象大论》说:"壮火之气衰,少火之气壮。壮火食气,气食少火。"此论阴火太过,则有伤于气。张隐庵注:"阳亢则火壮而生气反衰,阳和则火平而气壮盛也。"欲平亢盛之壮火,一者滋阴配阳治其本,故用生地滋心肾之阴,使水能涵木;玄参滋肾阴能清浮游之火;天冬养肺阴则金能生水,而润皮肤之燥。二者清血分中热,用丹参、犀角、连翘、竹叶心、羚羊角清心凉肝,以平壮火,此标本兼顾之法。待火热平息,即用滋补肝肾丸方缓调,加之安静勿劳,则不致有风痱转中之虞,乃已病防变之意。《素问·上古天真论》说:"恬淡虚无,真气从之,精神内守,病安从来。"又说:"形劳而不倦,气从以顺。"告知患者,仁心可嘉!

十三、阴虚阳浮不寐

王氏：痛从腿肢筋骨上及腰腹，贯于心胸。若平日经来带下，其症亦至。此素禀阴亏，冲任奇脉空旷。凡春交，地中阳气升举，虚人气动随升。络血失养，诸气横逆，面赤如赭，饥不欲食，耳失聪，寤不成寐，阳浮，脉络交空显然。先和阳治络。

细生地、生白芍、生鳖甲、生龟甲、生虎骨，糯稻根煎药，送滋肾丸一钱半。

诠解：此案妇人素禀阴亏，平日痛从腿肢筋骨，并及腰腹，甚则上贯心胸，无论行经或平素带下皆如此。按此证颇似今之腰椎疾病。故自腰及下肢筋骨皆痛；若系骶髂关节病者，亦可痛及盆腔少腹。若并有胃病者，则痛贯心胸。刻诊，时系春日，症发面赤如赭，饥不欲食，听力减退，夜不成寐。及观《素问·金匮真言论》说："东风升于春，病在肝……故春气者病在头。"张隐庵注："春病在头者，春气生升，阳气在上也。故病在气者病在头。"又注："春气上升，春风在上，春病在头者，同气相感也。"其人面发赤，耳失聪，夜失眠，皆阳气上逆，脑府元神失调之征。故案中说，"凡春交，地中阳气升举，虚人气动随升。络血失养，诸气横逆"。然究其病本，是下焦奇脉空旷，水不涵木，阴虚阳浮，上扰清空所致。故其治疗用细生地、生白芍、生鳖甲、生龟甲、糯稻根，滋阴潜阳，生虎骨强筋壮骨祛痛，滋肾丸坚阴引火归原以纳浮阳，乃收阴平阳秘之效。

或问：此本肾阴亏损，肝阳上僭，案谓冲任奇脉空旷何也？夫奇经隶于肝肾，凡久病难愈，叶天士每究奇经。督脉循腰背，阳跷是太阳别脉，《脉经》说："阳跷也，动苦腰痛。"《难经》说："阳跷为病，阴缓而阳急。"督跷病，经气不通，故腰腿痛也。又《灵枢·大惑论》说："病而不得卧者，何气使然？岐伯曰：卫气不得入于阴，常留于阳。留于阳则阳气满，阳气满则阳跷盛，不得入于阴则阴气虚，故目不瞑矣。"《素问·宣明五气篇》又说："肝藏魂。"魂归于肝则卧。然能入寐者，必卫气由阳跷而入于阴脏。今阴血不涵，阳不入阴，则阳跷脉满，魂不得归藏，故寤不能寐。故案中说，"阳浮，脉络交空显然，先和阳治络"。《难经》又说："阳络者，阳跷之络也。"奇脉迂远，形同络脉而细小，治理奇脉故曰治络。叶天士深明《黄帝内经》《难经》之义，案中诸语，皆有所本。唯此案用药能治疗目下阴虚阳浮诸症，而对腰腹及腿肢筋骨痛施药仅生虎骨一味，川牛膝、豨莶草似可加入。

十四、阴虚阳浮头痛

头痛神烦，忽然而至。五行之速，莫如风火。然有虚实内外之因，非徒发散苦寒为事矣。如向有肝病，目疾丧明，是阴气久伤体质。今厥阴风木司天，春深发泄，阳气暴张。即外感而论，正《内经》冬不藏精，春必病温。育阴可使热清，大忌发散。盖阴根久伤，表之再伤，阳劫阴液。仲景谓一逆尚引日，再逆促命期矣。余前主阿胶鸡子黄汤，佐地、冬壮水，芍、甘培土，亟和其厥阳冲逆之威；咸味入阴，甘缓其急。与《内经》肝病三法恰合。今已入夏三日，虚阳僭上，烦躁头痛。当大滋肾母以胹肝子，补胃阴以杜木火乘侮。旬日不致反覆，经月可望全好。

人参、熟地、天冬、麦冬、龟胶、阿胶、北味、茯神。

诠解：患者向有肝病，目疾失明，故说系阴气久伤体质。至今春浮之时，阳气暴张，少阴不足，厥阳上冲，故"前主阿胶鸡子黄汤，佐地、冬壮水，芍、甘培土"，是咸味入阴，甘缓其急之法。所谓《黄帝内经》肝病三法，指《素问·脏气法时论》之"肝苦急，急食甘以缓之""肝欲散，急食辛以散之；用辛补之，酸泻之"。张隐庵注："肝主春生怒发之气，故苦于太过之急，宜食甘以缓之。"又注："夫肝病者，厥阴之胜也。邪盛则正虚，故以辛之发散，以散其木郁。以辛之润，以补其肝气。以酸之泄，以泻其有余。所谓以所利而行之，调其气，使其平也。"此处则主要指鸡子黄、阿胶之甘咸，合"地、冬"滋水。吴鞠通说鸡子黄"味甘咸，故下补肾"；又谓"鸡子黄镇定中焦，通彻上下，合阿胶能预息内风之震动也"（《温病条辨·下焦篇》）。又指白芍之酸以泻肝，合甘草则酸甘化阴，以缓肝急。至入夏三天，忽发头痛烦躁。夫脑为髓海至阴，心乃神明少阴之脉，肾之阴精亏乏，肝木化风，虚阳上逆，母病及子，故发头痛神烦，亦可横乘戊土。治疗用人参、熟地、天冬三才合龟胶、阿胶大补精阴，以息风阳。麦冬、北五味子补胃阴，以杜木火乘侮。人参、麦冬、北五味子乃生脉饮，配茯神，有宁心除烦之效。若水壮风息，则诸症可除。然久病阴虚体质，宿疾未痊，新病复起，治须守方而痊。孙真人所谓病来广如泰岱，病去则如抽丝也。

至于案中首论头痛之因，多由风火致病。然风火有虚实内外因之异。若属实证者，因外风可治以发散风邪；因实热可治以苦寒泻火。而本例乃阴精内虚所致，故发散苦泻皆非所宜。若误投之，必如春温之用发散，伤阳劫阴，危殆立至。张仲景所说"一逆尚引日，再逆促命期"，不可避免。

第三节　叶天士咳嗽病案诠解

咳嗽为临床常见疾病，然有治不得法而迁延难愈者，必深入探寻其病机，以求精准施治。邵新甫曰："咳为气逆，嗽为有痰，内伤外感之因甚多，确不离乎肺脏为患也。若因于风者，辛平解之。因于寒者，辛温散之。因于暑者，为熏蒸之气，清肃必伤，当与微辛微凉，苦降淡渗。俾上焦蒙昧之邪，下移出腑而后已。若因于湿者，有兼风兼寒兼热之不同，大抵以理肺治胃为主。若因秋燥，则嘉言喻氏之议最精。若因于火者，即温热之邪，亦以甘寒为主。但温热犹有用苦辛之法，非比秋燥而绝不用之也。至于内因为病，不可不逐一分之。有刚亢之威，木扣而金鸣者，当清金制木，佐以柔肝入络。若土虚而不生金，真气无所禀摄者，有甘凉甘温二法，合乎阴土阳土以配刚柔为用也。又因水虚而痰泛，元海竭而诸气上冲者，则有金水双收，阴阳并补之治。或大剂滋填镇摄，葆固先天一炁元精。"（194 页）余读叶天士治疗咳嗽医案，大多不越此治法范畴。然徐灵胎云："凡述医案，必择大症及疑症人所不能治者数则，以立法度，以启心思，为后学之所法。"（94 页）准此，特录叶天士治疗咳嗽案之较为疑难者，予以诠解，可见辨证治疗之要妙。

一、伤风咳嗽

方：烦劳卫疏，风邪上受，痰气交阻，清窍失和，鼻塞音低，咳嗽甚，皆是肺病。辛以散邪，佐微苦以降气为治。

杏仁、苏梗、辛夷、牛蒡子、苡仁、橘红、桔梗、枳壳。（67页）

诠解：患者鼻塞音低，咳嗽频作，诊为卫气疏，风邪上受，则清窍失和而不利，痰气交阻而咳嗽。以肺居上焦开窍于鼻，肺主气而属卫，今肺卫疏，故感邪而发病。辛可宣散肺卫之邪，微苦可肃降痰气之逆阻，故以为治法。方用辛夷之辛温宣肺气而通鼻窍；牛蒡子味辛苦，祛风散气利咽膈；杏仁甘苦温，宣肺降气，化痰止咳；紫苏梗、橘红辛苦温，合薏苡仁甘淡微寒，理气化湿，消痰止嗽；桔梗苦辛微温，宣肺祛痰，枳壳苦酸微寒，能降气消痰，桔枳一升一降，协调肺气之腈郁。诸药合用，可祛散风邪而通窍，宣降肺气而平咳嗽。此证于秋冬之时恒多有之，凡初感者，临证可以师法。

二、卫阳虚遇风则咳

吴，三六：劳力神疲，遇风则咳，此乃卫阳受伤，宜和经脉之气，勿用逐瘀攻伤之药。

当归桂枝汤合玉屏风散。（90页）

诠解：患者正值青年时期，然劳力则神疲体倦，遇风则咳，可见体质本虚，肺卫阳气不充，无力抗邪。不可见咳治咳，或用逐瘀攻伐之法，宜固卫益气，和营抗邪。大凡"劳伤阳气，形寒咳嗽"，叶天士每用桂枝汤加杏仁治之。今本案用桂枝汤调和营卫，加当归补血和营止咳。《本经》谓当归"止咳逆上气"，用于虚人咳嗽，有利于肺朝百脉，恢复宣肃之功能。更和玉屏风散，黄芪益气固表，白术补脾，防风祛风，有益卫固表之效。傅青主尝论用白术于感冒云："盖人之脾胃健，而后皮毛腠理始得开合自如，白术健脾祛湿，而邪已难存。"（《傅青主男科》发汗方后）余尝见小儿咳嗽，稍受风冷即发，经医用抗生素等治疗，数日或不效，或小效，旋又复发，转用此法治之，乃愈，且不再犯。故本案治法，用于肺卫虚弱，每遇风寒则发咳嗽者，可资借鉴。

三、寒邪久伏化热咳嗽

范妪：久咳涎沫欲呕，长夏反加寒热，不思食。病起嗔怒，气塞上冲，不能着枕，显然肝逆犯胃冲肺。此皆疏泄失司，为郁劳之症，故滋腻甘药下咽欲呕矣。

小青龙去麻、辛、甘，加石膏。（92页）

诠解：本症久咳涎沫，当系有痰饮宿疾，前医投以滋腻甘药，药下咽欲呕，是甘药助痰湿之邪所致。病至长夏，又增恶寒发热，乃饮邪伏久有化热之征。因病由嗔怒而发重，怒伤肝，肝气横则犯胃，则不思饮食，上冲则伤肺，则胸闷不能着枕平卧。痰饮宿疾，又增疏泄失司，虑其衍成郁劳沉疴。疏方用桂枝祛寒,温阳化饮,且桂枝有伐肝作用;干姜、半夏消痰化饮,止呕止咳;白芍、五味子收逆气而安肺,酸药有助敛肝、降逆;石膏清里热,诸药合用,有平寒热、化痰饮、止咳逆之效。

《金匮要略》有"肺胀,咳而上气,烦躁而喘,脉浮者,心下有水气,小青龙加石膏汤主之"之说,专为治疗寒饮夹热的咳喘而设。本证因外寒及喘不重,且有肝经气逆之象,用小青龙汤而去麻黄、细辛之辛散;又因进甘药而呕,故又去甘草。因有郁热在里,故加石膏之辛寒以清热。由是可见叶天士是活用经方的巧手。

四、伏邪化热咳嗽

某:伏邪久咳,胃虚呕食,殆《内经》所谓胃咳之状耶。

麻黄、杏仁、甘草、石膏、半夏、苡仁。(91页)

诠解:《素问·咳论》曰:"五脏之久咳,乃移于六腑。脾咳不已,则胃受之。胃咳之状,咳而呕,呕甚则长虫出。"经论久咳不已,病必归肺胃。本案久咳不愈,伏邪化热,肺气不降,胃气上逆,故咳而呕食,乃诊断为胃咳。方以麻杏甘石汤清肃肺胃伏热,加半夏、薏苡仁化痰祛湿和胃。此见灵活应用经方之妙。

五、燥热咳嗽

邱:向来阳气不充,得温补每每奏效。近因劳烦,令阳气弛张,致风温过肺卫以扰心营。欲咳心中先痒,痰中偶带血点。不必过投沉降清散,以辛甘凉理上燥,清络热。蔬食安闲,旬日可安。

冬桑叶、玉竹、大沙参、甜杏仁、生甘草、苡仁,糯米汤煎。(68页)

诠解:患者近因烦劳,卫阳耗损而失御外之能,致患风温病。叶天士《温热论》云:"温邪上受,首先犯肺,逆传心包"。患者心胸内先痒,继则必咳,咯痰带血点,显然温邪过卫而伤血络。案谓"风温过肺卫以扰心营",此非逆传心包,故无神昏之症。然"心主血而属营",其咳痰而带血,故曰"扰心营"。叶天士论邪热入营诊治法:"再论其热传营,舌色必绛,绛深红色也。初传,绛色中兼黄白色,此气分之邪未尽也,泄卫透营,两和可也。"本案缺舌象,唯其治法"不必过投沉降清散",当指犀牛角、生地等品,可见舌不必绛。"以辛甘凉理上燥,清络热"为法。方用冬桑叶、甜杏仁、生甘草宣肺透热止咳,大沙参、玉竹、薏苡仁养津化痰,糯米煎汤代水,以扶脾。因其人素体阳气不充,故需顾护脾元。合而用之,有透热养津保肺清络之效。此案乃风湿化燥证,其病位在上焦肺。古云"上燥治气",故方用辛甘凉法。若咳血较重,则阿胶、黄芩亦可加入。向来阳气不旺,又因烦劳而病,故病中服药,疏食而顾脾,安闲以养气,必须注意,以利康复。

六、肺阴虚燥咳

胡,六六:脉右劲,因疥疮频以热汤沐浴,卫疏易伤冷热,皮毛内应乎肺,咳嗽气塞痰多。久则食不甘,便燥结,胃津日耗,不司供肺。况秋冬天降,燥气上加,渐至老年痰火之象。此清气热以润燥,理势宜然。倘畏虚,日投滞补益,就枯燥矣。

霜桑叶、甜杏仁、麦冬、玉竹、白沙参、天花粉、甘蔗浆、甜梨汁。(76 页)

诠解:先有疥疮之恙,频取热汤洗浴,则卫气疏易感风邪,《素问·脉要精微论》云,"风成为寒热",故曰"卫疏易伤冷热"。肺合皮毛,外邪入客,肺失宣肃,症发咳嗽气塞痰多。久嗽未愈,津气日耗,食不甘,便燥结,乃胃阴伤不主受纳,肠道亦失濡润。时值秋冬,天气干燥,肺气应之,脉右劲有力,故痰火之象益显。治法宜甘寒清气润燥,以复肺脏清肃之权。不宜呆滞温补,否则更增枯燥而益疾。方用霜桑叶、甜杏仁清宣肺金而止咳;玉竹、麦冬、白沙参、天花粉滋养胃阴而清热;甜梨汁、甘蔗浆清养肺胃,化痰止嗽。熬膏服用,有助老年恢复肺胃阴伤,清燥止咳之功。

大凡津伤化燥而咳者,在上焦肺津伤,叶天士多用桑叶、杏仁、梨汁等药;在中焦胃液伤,则多用麦冬、沙参、玉竹等味。如"陈,秋燥复伤,宿恙再发,未可补涩,姑与甘药养胃:麦冬、玉竹、北沙参、生甘草、茯神、糯稻根须"(363 页)。吴鞠通《温病条辨·中焦秋燥》:"燥伤胃阴……玉竹麦门冬汤亦主之。"玉竹麦门冬汤由玉竹、麦冬、沙参、生甘草组成。土虚者,加生白扁豆;气虚者,加人参,即由此而来。而此案,因胃虚而兼热象,故又用天花粉,甚者可用生地;若胃阴虚而热象不明显者,则用牛乳、蜂蜜。此较纯用甘淡或甘寒一法,又更细密而丰富。

七、肺胃阴虚咳嗽

某:外受风温郁遏,内因肝胆阳升莫制,斯皆肺失清肃,咳痰不解,经月来犹觉气壅不降,进食颇少,大便不爽,津液已久乏上供,腑中之气亦不宣畅。议养胃阴以杜阳逆,不得泛泛治咳。

麦冬、沙参、玉竹、生白芍、扁豆、茯苓。(70 页)

诠解:本案先受风温之邪,经治逾月,现有咳嗽咯痰,胸膈壅满,进食频少,大便不爽等症。肺主肃降,风温邪外受,肺失清肃,常有咳逆见症。若金不平木,则肝胆阳升莫制,而上焦气壅不降。肺与大肠相表里,今肺失清肃,则肠腑亦不通降,故大便不爽。然而脾胃居中州以灌溉四旁,胃阴久泛,故纳谷颇差;且土不生金而肺失其养;土不荣木而肝胆失滋,则阳气上逆。此病当有咽干、咳痰不爽等状。其治"养胃阴以杜阳逆"。方用麦冬、沙参、玉竹养肺胃阴津,清肺气以助肃降而止咳逆;生白芍养阴平肝;白扁豆、茯苓扶脾开饮食,以助化源。所谓"不得泛泛治咳",治病必求其本者也。叶天士重视养胃阴法,于此案可见一斑。

张,十七:冬季温邪咳嗽,是水亏热气内侵,交惊蛰节嗽减,用六味加阿胶、麦冬、秋石,金水同治,是泻阳益阴方法,为调体治病兼方。近旬日前,咳嗽复作,纳食不甘,询知夜坐劳形,当暮春地气主升,夜坐达旦,身中阳气亦有升无降,最有失血之虞。况体丰肌柔,气易泄越,当暂停诵读,数日可愈。

桑叶、甜杏仁、大沙参、生甘草、玉竹、青蔗浆。(71页)

诠解:患者冬季咳嗽,至春惊蛰嗽减,复用益阴泻阳之金水同治法渐安。近旬咳嗽复发,纳食乏味,分析病因,乃深夜坐读劳神,值此暮春地气阳升,人亦应之,身中阳气亦升而不降,肺失清肃,气逆而咳复作。况纳食不甘,是胃阴不足。肌体丰柔,而气易泄越。治咳必顾中州。方用桑叶、甜杏仁、生甘草宣清肺气以止咳;大沙参、玉竹清养肺胃津液;青蔗浆甘凉,可清热、和胃、充液,化痰止热嗽。王士雄谓其"大补脾阴,榨浆名天生复脉汤"(《随息居饮食谱》)。合用有清宣肺金,滋养肺胃,化痰止咳之功效。按此乃甘凉濡润,以顾胃阴不足,使土能生金,肺复清肃而行治节,则咳嗽易愈。

杨,二四:形瘦色苍,体质偏热,而五液不充。冬月温暖,真气少藏,其少阴肾脏,先已习习风生,乃阳动之化。不以育阴驱热,以却温气,泛泛乎辛散,为暴感风寒之治。过辛泄肺,肺气散斯咳不已。苦味沉降,胃口戕而肾关伤,致食减气怯,行动数武,气欲喘急,封藏纳固之司渐失,内损显然。非见病攻病矣,静养百日,犹冀其安。

麦冬米拌炒、甜沙参、生甘草、南枣肉,冲入青蔗浆一杯。(71页)

诠解:患者形瘦、面色苍黄,乃阴虚体质。五液不充,内热偏盛。又感冬温邪气,致病肺金而成咳嗽。然医者失察,竟作风寒外感,投以辛散宣肺止咳之药,而咳不已。又投苦味沉降之药,徒伤胃口并损肾气,故见纳食减少,气虚力怯,形动稍快,则气喘急之状。肾主纳气,此证虽见肾脏封藏纳固失司内损,然由肺胃传来。其治疗仍取充养胃液,清金止咳。方用麦冬、甜沙参、生甘草补养肺胃之阴,祛热邪,大枣补土,青蔗浆清金和胃,化痰止咳。其谨守病机而施方药,非见病治病者也。

八、脾虚久咳

吕:脉左细,右空搏,久咳吸短如喘,肌热日瘦,为内损怯症。但食纳已少,大便亦溏。寒凉滋润,未能治嗽,徒令伤脾妨胃。昔越人谓上损过脾,下损及胃,皆属难治之例。自云背寒忽热,且理心营肺卫。仲景所云:元气受损,甘药调之。二十日议建中法。

黄芪建中去姜。(90页)

诠解:患者咳嗽日久,渐至呼吸短促如喘状,背部寒冷,忽又肌肤发热,纳食已少,大便溏薄,消瘦等症。前医用寒凉药物,咳嗽未止,反伤脾胃。咳嗽本为上焦肺病,今见纳少便溏,是病及中焦脾胃,纳化失职,且日益消瘦,呼吸气短如喘,显然有损脾元。脉左细者,心营阴虚;右空搏者,肺卫阳虚。《金匮要略》所谓"男子平人,脉大为劳,极虚亦为劳"。《难经·十四难》尝论虚损至脉的病证,谓"至脉从下上,损脉从上下"。意即至脉的病由肾到肺,是从下向上的传变,损脉的病是由肺到肾,是从上向下传变的。其中必及脾胃。案云本例为内损怯症,"昔越人谓上损过脾,下损及胃,皆属难治",强调本病由肺及脾,病重也。其症背寒肌热,非外感,乃脾元虚损,心营肺卫失和所致,《金匮要略》云:"虚劳里急,诸不足,黄芪建中汤主之。"条下注曰:

"及疗肺虚损不足。"案中"仲景所云：元气受损，甘药调之"，即指此条。故议建中法，用黄芪建中汤去姜。尤在泾云："中者，脾胃也。营卫生成于水谷，而水谷转输于脾胃。故中气立，则营卫流行而不失其和；又中者，四运之轴，而阴阳之机也。故中气立，则阴阳相循，如环无端，而不极于偏……求阴阳之和者，必于中气，求中气之立者，必以建中。"（《金匮要略心典》）黄芪建中汤即小建中汤加黄芪，所谓充虚塞空，黄芪尤有专长。此亦补土生金之一法。叶天士云："从来久病，后天脾胃为要。咳嗽久，非客症，治脾胃者，土旺以生金，不必穷究其嗽。"（91页）若脾元中气得复，营卫相和，肺之咳嗽、寒热诸症亦可渐痊。《灵枢·终始》曰，"阴阳俱不足，补阳则阴竭，泻阴则阳脱，如是者，可将以甘药，不可饮以至剂"，是本案立法处方之所本。

九、水气中阻肺失肃降鼓胀咳嗽

气郁单胀，中空无物，卧则气塞，浊饮上冲，渐有不得安卧之象。问其起病之由，多是恼怒动肝，为肝木郁伤脾土，脾失健运，气阻成胀。延及百日，正气愈虚，浊更坚凝，逆走攻肺，上咳，气逆欲喘。脘中蕴热，咳出脓血，病根固在肝脾，今已传及肺部。丹溪曰：养金制木，脾无贼邪之害；滋水制火，肺得清化之权。目下至要，务在顺气，胸中开爽，寝食不废，便可从容论治。不然，春分节近，更属难调矣。先用宣通上焦法。

紫菀、杏仁、蒌皮、郁金、厚朴、大腹皮、桑皮、茯苓皮、黑山栀。（《三家医案合刻·叶天士医案》）

诠解：本病先由恼怒动肝，肝失条达，郁则伤脾，以致脾失健运，气阻于中焦而成单腹胀满。其病迁延百日，仍在气分。只是中空，卧则气塞，然气滞不化，津停成饮，浊饮上冲，攻肺则咳，气逆成喘。且郁久化热，痰热伤络，咳唾脓血，故案云"病根固在肝脾，今已传及肺部"。《素问·标本病传论》曰："病发而有余，本而标之，先治其本，后治其标。病发而不足，标而本之，先治其标，后治其本。"高士宗注："有余者，邪气有余；不足者，正气不足。病发而邪气有余，则本而标之。申明本而标之者，先治其邪气之本，后治其正气之标，此治有余之法也。病发而正气不足，则标而本之，申明标而本之者，先治其正气之标，后治其邪气之本，此治不足之法也。"（《黄帝素问直解》）故案云"目下至要，务在顺气，胸中开爽，寝食不废，便可从容论治"。即今见邪气有余，故治邪气之本。方用紫菀、杏仁、瓜蒌皮、桑白皮、郁金、山栀子清肃肺金，化痰开胸，止咳平喘。厚朴、大腹皮、茯苓皮行气消胀，利水化饮。待此饮浊邪气得平，转拟早服肾气丸补肾纳气，晚服四君子汤崇土生金，以杜生痰之源，乃治不足之法。《素问·标本病传论》又曰："谨察间甚，以意调之，间者并行，甚者独行。"高士宗注："如但邪气有余，但正气不足，而偏甚者，则独行其治。独行者，专补专泻专寒专热也。"（《黄帝素问直解》）本案立法处方，即本《黄帝内经》之法为准则。至若朱丹溪论治咳嗽，"火，主清金化痰降火……"（《丹溪心法》），读朱丹溪书，很少用骈句。本案谓"丹溪曰：养金制木，脾无贼邪之害；滋水制火，肺得清化之权"，当系叶天士据意所造语，其案多此对待骈文。

十、肝逆侮肺咳嗽

颜氏：久有痛经，气血不甚流畅，骤加暴怒，肝阳逆行，乘肺则咳。病家云，少腹冲气上干，其咳乃作，则知清润肺药，非中窍之法。今寒热之余，咳不声扬，但胁中拘急，不饥不纳，乃左升右降，不司旋转，而胃中遂失下行为顺之旨。古人以肝病易于犯胃，然则肝用宜泄，胃腑宜通，为定例矣。

桑叶、丹皮、钩藤、茯苓、半夏、广皮、威喜丸三钱。（92页）

诠解：本案咳嗽发作之前，必先有气从少腹上冲，致干胸肺，其咳乃作。医用清润肺金之药不中。今又咳兼寒热之状，咳声不扬，胁中拘急，不饥不纳。分析病机，该妇有痛经宿恙，可知其气血不甚流畅，加之暴怒伤肝，则肝气逆行，反侮肺金，横乘胃土。《素问·刺禁论》曰："肝生于左，肺藏于右……从之有福，逆之有咎。"《素问·阴阳应象大论》又曰："左右者，阴阳之道路也。"论述人身，肝气应春，从左而升；肺气应秋，从右而降。案谓"左升右降，不司旋转"，即此义也。肝足厥阴经起于大趾从毛之际，上行抵小腹，布胁肋，其支者，从肝上注肺。张隐庵说，"肝邪上乘于肺则为咳"，又说，"肝脉布腰胁，上注肺，故咳则两胁下痛"（《黄帝内经灵枢集注·卷五》）。张景岳云，"阳明厥阴相搏，则肝邪侮胃，故阳明主病"（《类经》），则不饥不纳。《素问·六元正纪大论》曰，"木郁之发……上支两胁……食饮不下"，皆肝病及胃也。巢元方云："肝为脏而主里，肝气盛……是肝气之实也，则宜泻之。"（《诸病源候论·卷十五》）胃足阳明之脉，从头从足，胃气以下行为顺，故案谓"肝用宜泄，胃腑宜通，为定例矣"。方用桑叶轻宣止咳，且得金气而柔润，柯韵伯称之为"肺家之肝药"（《名医方论》），其与丹皮、钩藤合用有平肝和阳之用。茯苓、半夏、陈皮通降胃腑，化痰止咳，且陈皮有抑肝之功。威喜丸（黄蜡、茯苓）有扶元阳祛痰湿之效。共为泄肝和胃，祛痰止咳方。

十一、肝阳刑金咳嗽

某：昨议上焦肺病，百日未瘥，形肌消烁，悉由热化，久热无有不伤阴液。拟咸补如阿胶鸡子黄，复入芩连苦寒，自上清气热以补下，虽为暂服之方，原非峻克之剂。细思手经之病，原无剧入足经之理，但人身气机，合乎天地自然，肺气从右而降，肝气从左而升，肺病主降日迟，肝横司升日速。咳呛未已，乃肝胆木反刑金之兆，试言及久寐寤醒，左常似闪烁，嘈杂如饥，及至进食，未觉胃中安适，此肝阳化风，旋扰不息，致呛无平期。即倏热之来，升至左颊，其左升太过，足为明验。倘升之不已，入春肝木司权，防有失血之累，故左右为阴阳之道路，阴阳既造其偏以致病，所以清寒滋阴，不能奏其速功。

阿胶、鸡子黄、生地、天冬、女真实、糯稻根须。（93页）

诠解：本案咳嗽、呛咳，从肺治百日未瘥。渐至形体消瘦，睡寐醒来，左侧胸腹常似闪烁掣动，脘内嘈杂如饥，及至进食后，胃中亦不舒适。先诊认为久咳化热伤阴，投以阿胶鸡子黄汤，养阴清热,收效不敏。按此手太阴肺经之病,原无用足经方药之理。然则人身一小天地,《灵枢·岁露论》曰:"人与天地相参也,与日月相应也。"《素问·阴阳应象大论》曰:"左右者,阴阳之道路也。"《素问·刺禁论》又曰:"肝生于左,肺藏于右……从之有福,逆之有咎。"论述人身肝气应春,从左而升,肺气应秋,从右而降。此案中所谓"人身气机,合乎天地自然"之论。若"肺病主降日迟,肝横司升日速",此是木反刑金,故呛咳不已。又木胜横乘于土,故又嘈杂胃脘不适。况其"左常似闪烁","即倏热之来,升至左颊",是肝阳左升太过所致。然则肝升太过,缘由水亏失涵,故立清和滋润为法。滋阴配阳,使肝无上逆横乘,则肺胃得安。方用阿胶血肉有情,大补阴血,清肺益阴止嗽;生地滋肾水;天冬补肺阴,止咳消痰,与生地合用,使金水相生,肝木得涵;女贞子养阴清肝;糯稻根须清肺养胃化痰;鸡子黄混元一气,交通上下以和阴阳。病程已久,"阴阳既造其偏以致病,所以清寒滋阴,不能奏其速功",须守方坚持以治。案谓"倘升之不已,入春肝木司权,防有失血之累",由是可见已病防变的观点。

十二、肾虚燥咳

丁,六三:秋令天气下降,上焦先受燥化,其咳症最多,屡进肺药无功。按经云,久咳不已,则三焦受之。是不专于理肺可知矣。六旬又三,形体虽充,而真气渐衰。古人于有年久嗽,都从脾肾子母相生主治。更有咳久,气多发泄,亦必益气甘补敛摄,实至理也。兹议摄纳下焦于早服。而纯甘清燥暮进。填实在下,清肃在上。凡药味苦辛宜忌,为伤胃泄气预防也。

早服:水制熟地八两、白云苓乳蒸四两、五味子去核蒸烘三两、建莲去心衣三两、淮山药乳蒸四两、车前子三两、淮牛膝盐水拌蒸烘三两、紫衣胡桃肉霜连紫皮研三两。右为末,用蒸熟猪脊髓去膜,捣丸服二三钱,开水送。

晚用益胃土以生金方法:真北沙参有根有须者四两、生黄芪薄皮三两、麦冬去心二两、生白扁豆圆图连皮四两、生细甘草一两、南枣肉四两。淡水煎汁,滤清收膏,临成加真柿霜二两收,晚上开水化服五钱。(87 页)

诠解:年过六旬,形体虽充,而真气渐衰,久有咳嗽疾病,至秋又发。前医用辛泄止嗽肺药无效。缘因秋天气燥,肺失清肃而致咳,辛苦药味,尤易伤津,故咳不减。《素问·咳论》曰:"五脏六腑皆令人咳,非独肺也……久咳不已,则三焦受之,三焦咳状,咳而腹满不欲食饮。"本案引文,意指肺咳已经传变,并非是指三焦受邪,患者并无腹满不食等症。强调其治疗"是不专于理肺可知矣"。喻嘉言尝论咳云,"内伤之咳,治各不同。火盛壮水,金虚崇土……房劳补下","凡咳而渐至气高汗渍,宜不俟喘急痰鸣,急补其下。若仍治标亡本,必至气脱卒亡,医之罪也"(《医门法律·卷五·咳嗽门》)。故案中云"古人于有年久嗽,都从脾肾子母相生主治",观喻嘉言之论,即此类也。故古人治咳嗽又有宁肺汤(人参、当归、白术、熟地、川芎、白芍、五味子、麦冬、桑白皮、茯苓、炙甘草、阿胶、生姜、紫苏叶)、五味黄芪散(麦冬、熟地、桔梗、黄芪、五味子、人参、芍药、甘草)等方,所谓"益气甘补敛摄"等法。本案既感燥邪伤肺,更因年高下元不足,故拟用补肾摄纳,填实下焦为丸方。方用水制熟地、淮牛膝、猪脊髓、紫衣胡桃肉霜、五味子滋补肾精而纳气,莲子、淮山药、白云茯苓、车前子扶脾祛湿,以杜生痰之源而止咳嗽,于早上服。又拟补土生金膏方,用生黄芪、生白扁豆、大枣肉补脾气以实肺气,真北沙参、麦冬、生细甘草、真柿霜清养肺胃津液而止燥咳,于晚服。如此标本兼顾,可杜绝发展至喘急痰鸣的严重阶段,具有先期防治的作用。

十三、肺胃阴虚肝肾不足咳嗽

尤氏:寡居烦劳,脉右搏左涩,气燥在上,血液暗亏,由思郁致五志烦煎,固非温热补涩之症。晨咳吐涎,姑从胃治,以血海亦隶阳明耳。

生白扁豆、玉竹、大沙参、茯神、经霜桑叶、苡仁、用白糯米半升淘滤清,入滚水泡一沸,取清汤煎药。

又:本虚在下,情怀悒郁,则五志之阳上薰为咳,固非实火。但久郁必气结血涸,延成干血劳病,经候涩少衍期,已属明徵。当培肝肾之阴以治本,清养肺胃气热以理标。刚热之补,畏其劫阴,非法也。

生扁豆一两、北沙参三钱、茯神三钱、炙草五分、南枣肉三钱。

丸方:熟地砂仁末拌炒四两、鹿角霜另研一两、当归小茴香拌炒二两、淮牛膝盐水炒炭二两、云茯苓二两、紫石英醋煅水飞一两、青盐五钱,另熬生羊肉胶和丸,早服四钱,开水送。(82页)

诠解:本案当系尤氏一人两次诊案,首诊有寡居脉涩,血液暗亏之说;二诊有情怀悒郁,经候涩少衍期之载,故为补充说明证候之论。本案证候主要表现在晨咳吐涎,月经衍期,必有纳食消瘦,面色苍暗等症,故谓"延成干血痨病"。其病因寡居悒郁烦劳,阴虚暗耗,五志化火,灼津消液,肺胃失濡,乃生咳嗽,固非实火外邪所致之病。况血液暗亏,冲任失职,故月经衍期。其脉左涩者,是血亏于下焦;右搏者,是气燥在上焦。大凡治燥之法,在上治气,在下治血。冲脉为血海,脉发于气街,与阳明并行,会于宗筋。脾胃营血乃冲脉之源,故案中谓"以血海亦隶阳明耳"。上下兼病,取其中治,乃遵古"上下交损治其中"之说,故一诊疏以治胃方。然此病日久,决非一时可效,故二诊时,修改治疗方案。用汤剂"清养肺胃气热以理标"。用生白扁豆、大枣肉、茯神、炙甘草甘淡微温,补养胃气,以杜生痰之源;北沙参甘寒,清肺生津而止咳。用丸剂"培肝肾之阴以治本"。方用熟地、当归、怀牛膝补益肝肾阴血;鹿角霜、紫石英、小茴香通补胞脉之阳气;青盐(即戎盐),李时珍谓功同食盐,有降火消痰之功;其与云茯苓合用,能引诸药入于下焦冲脉;生羊肉胶乃血肉有情之品,大补精血;其与鹿角霜、小茴香、当归等辛香而润之味合用,乃叶天士栽培精血,通补奇经之法。于是合方,使精血充而经候可调,肺胃清润而咳涎可止。若治从实火,或温涩补涩,与病机不符,皆非法度。

十四、肝肾阴虚咳嗽

张:今年春季时疫,大半皆有咳嗽咽喉之患,乃邪自上干,肺气先伤耳。近日身动气喘,声音渐不扬，著左眠卧，左胁上有牵掣之状。此肝肾阴亏，冲气上触，冬藏失司，渐有侧眠音哑至矣。劳烦致损，非清邪治咳之病。

六味丸加阳秋石、阿胶、麦冬蜜丸。（84 页）

诠解：本患者必有咳嗽宿恙，素体先虚，故值入春，时疫流行之时，肺气引动，咳嗽再发，咽喉不利。及至近日就诊，动则气急喘息，发声不扬而音哑，从左侧就卧，左胁牵掣不舒等症，《难经·四难》云："呼出心与肺，吸入肾与肝。"《仁斋直指方》云："肺出气也，肾纳气也；肺为肾之主，肾为气之藏。凡咳嗽暴重，动引百骸，自觉气从脐下逆奔而上者，此肾虚不能收气归元也，当以补骨脂、安肾圆主之。"然则"肺主出气"，不同于"肺主呼气"。《易经·说卦》虞注："出，生也。"故"肺主出气"指肺吐故纳新而生清气。"肺主呼气"，则专指吐故排出浊气。二者概念不可混淆。"肾主纳气"，不同于"肾主吸气"。肾并无吸纳自然之气的功能，《博雅》：纳，入也。《玉篇》：入，进也。然则进入肾之气，一为元气，一为肺中清气，皆归藏于肾。故"肾主吸气"之说，为"肾主纳气"之误释。若肾虚失纳，则元气上浮，或肺之清气不能归潜于肾，则为咳、为喘，甚至气脱而亡。《黄帝内经灵枢集注·卷八》云："音声者……在肺主声，心主言，肝主语，然由足少阴肾气之所发……不能语言而无音声者，此肾气之逆也。"《仁斋直指方》云："肾为声音之根。"音哑者，故为肾病。《素问·刺禁论》曰："肝生于左，肺藏于右。"滑寿《十四经发挥·卷中》："肝之为脏……其治在左，其脏在右胁右肾之前。"从左侧就卧而牵掣，故为肝病。案曰"此肝肾阴亏，冲气上触，冬藏失司，渐有侧眠音哑至矣。劳烦致损，非清邪治咳之病"。治从肝肾，以复其用。用六味丸方滋补肾阴；阿胶、麦冬补肝益血养阴；阳秋石乃浊气所凝，咸寒入血，能领逆上之浮阳冲气归藏于下焦肝肾。则肺气自能归藏于肾，而诸证有望痊可。

十五、肾虚咳喘

汤，三三：脉左弱右搏，久有虚损，交春不复，夜卧著枕，气冲咳甚，即行走亦气短喘促。此乃下元根蒂已薄，冬藏不固，春升生气浅少，急当固纳摄下，世俗每以辛凉理嗽，每致不救矣。

水制熟地、五味、湖莲、芡实、茯神、青盐、羊内肾。（84 页）

诠解：本案当系久咳不愈，渐渐衍成虚损咳喘之候。其于交春之时，夜卧即气冲上逆，咳嗽加重，行动则气短喘促。其脉左弱右搏，乃下元肾虚失纳，而气奔于上之象。此是由咳渐成喘证。喘证当分辨虚实。实喘其责在肺，虚喘其则在肾。张景岳云："肺为气之主，肾为气之根。肺主皮毛而居上焦，故邪气犯之，则上焦气壅而为喘。气之壅滞者，宜清宜破也。肾主精髓而在下焦，若真阴亏损，精不化气，则下不上交，而为促促者，断之基也。气既短促而再加消散，如压卵矣。且气盛有邪之脉，必滑数有力；而气虚无邪之脉，必微弱无神。"（《景岳全书·卷十九》）本案咳喘属虚证无疑，故其治疗辛凉理肺决不可用。急当大补下元，摄纳肾气为法。方用水制熟地大补真阴以壮水；羊肾血肉有情，《别录》谓其"补肾气，益精髓"；五味子酸收纳气止咳；莲子、芡实摄纳固气；戎盐，《日华子本草》谓其"助水脏，益精气"，《本经疏证》则谓"惟其疾之稠，势则凝固胶粘，久留不动，故以戎盐化而渗之，痰去而不卒者能正"，故有化痰止咳之用；茯神安神，引诸药行于下焦。李时珍谓"《千金》《外台》、深师诸方治肾虚劳损……皆用羊肾煮汤煎药,盖用为引向,各从其类是也"(《本草纲目》)。合用之有补肾纳气,化痰止咳平喘之效。

肾精下损,乏阴气上乘,浮阳上灼,咽喉痛痹,有喉宣发现。咳嗽喘促,是下焦元海不司收纳,冲脉之气上冲所致。故日进润剂,望其咳减,为庸医之良法,实酿病之祸阶。现在胃弱便溏,则非治嗽可疗矣。劳怯不复当以固真纳气,培扶胃口,希冀加谷则吉。

人参、茯苓、芡实、坎炁、湘莲子、秋石、五味子、胡桃。(《叶天士医案存真》)

诠解:本案咳嗽喘促,咽喉痛痹,纳少便溏等症。其病必然日久不愈,乃肾精下损,阴虚浮阳不纳反上灼,因肾足少阴脉"从肾上贯肝膈,入肺中,循喉咙"(《灵枢·经脉》)。王冰曰:"肾脉与冲脉并下行循足,合而盛大,故曰太冲。"若肾失摄纳,则冲气不安而上冲,循经致病,而有咳喘喉痹见症。今又胃弱便溏,乃脾运不健。医用润剂,咳不能减,反而滞碍脾胃不运而加病。故治疗应用固真纳气,健补脾胃为法。方用人参、茯苓通补胃阳,芡实、莲子补脾胜湿。四药合用,有培扶胃口之功。秋石咸寒,滋阴降火止咳,以消咽喉痹痛。坎炁即脐带,甘咸温,合五味子、胡桃补肾纳气,止咳平喘。冲脉隶于肾,又隶于阳明,若脾胃健,肾气充,则冲气亦得涵纳。全方脾肾双调,故能止咳平喘。

第四节　叶天士虚劳病案诠解

邵新甫论叶天士治疗虚劳曰:"久虚不复谓之损,损极不复谓之劳,此虚劳损三者,相继而成也。参其致病之由,原非一种。所现之候,难以缕析。大凡因烦劳伤气者,先生用治上治中,所以有甘凉补肺胃之清津,柔剂养心脾之营液;或甘温气味,建立中宫。不使二气日偏,营卫得循行之义。又因纵欲伤精者,当治下而兼治八脉。又须知填补精血精气之分,益火滋阴之异。或静摄任阴,温理奇阳之妙处。若因他症失调,蔓延而致者,当认明原委,随其机势而调之。揣先生之用意,以分其体质之阴阳为要领,上中下见症为着想,传变至先后天为生死断诀。若逐节推求,一一有根荄可考。非泛泛然而凑用几味补药,漫言为治也。"(64 页)此论基本概括了叶天士治疗虚劳病的理论和经验。

叶天士治疗虚劳病独具特色,每案所用方药意蕴精深,本章选录叶天士治疗虚劳病案之较为复杂疑难者予以诠解,以资扩充见闻。

一、遗精

钱:阳外泄为汗,阴下注则遗,二气造偏,阴虚热胜,脑为髓海,腹是至阴,皆阳乘于阴。然阳气有余,益见阴弱,无以交恋其阳,因病致偏,偏久则损,坐功运气,阴阳未协,损不肯复,颇为可虑。今深秋入冬,天令收肃,身气泄越,入暮灼热,总是阴精损伤而为消烁耳。

川石斛、炒知母、女贞子、茯神、糯稻根、小黑秬豆皮。(39 页)

诠解：患者于燥秋之时，入暮灼热，蒸蒸自汗出，夜则遗精，必因病日久未愈，发展为虚劳证候。汗乃人身津液化生。《素问·宣明五气篇》曰："五脏化液，心为汗。"汗出因心者，有心阳虚不能卫外而为固之自汗。然心为火脏，凡五脏六腑表里之阳，皆心主之，以行气变化，故随阳气所在之处而气化为津而为汗。反之，若脏腑火扰于心，亦可发为自汗。故《医悟·卷五》云："汗者，心之液，化于血，本于阴，动于脏腑之蒸发。"《难经·四十九难》云："经言肾主液……入心为汗……故知肾邪入心为汗不可止也。"本案则因久病伤肾，肾失固藏，则阴精遗泄；阴虚无以交恋其阳，虚阳上扰，津液外泄而为汗。故其治法，必补肾阴以配阳，疗其虚损，而复肾固藏之职。方用川石斛甘寒，补虚劳，养阴补肾；女贞子味苦性平，强阴益精，坚阴降火；小黑豆皮甘凉，养阴清热止汗；三味合用补肾阴而止遗。糯稻根甘平，养胃阴，止虚汗；茯神宁心安神，交通心肾。合为清润通补方。案中所云"二气造偏"，是阴阳二气失恒，故有阴虚生内热之症。患者"坐功运气，阴阳未协"，因其病至劳损阶段，虽经运气，而阴精不能自充。或气功未得要领，反助虚阳，君不见有练功失法反走火入魔者乎！《素问·阴阳应象大论》云："精不足者，补之以味"，然恐厚味腻补，不能入络，故用清润方药，则有通补之效。邵新甫云："久虚不复谓之损，损极不复谓之劳，此虚劳损三者，相继而成也。"其语由本案中"因病致偏，偏久则损"而来。故余总统而言之曰：久病致虚，久虚致损，损极致劳，必治发先机，以杜传变。

二、眩晕遗精

徐：今年长夏久热，伤损真阴，深秋天气收肃，奈身中泄越已甚，吸短，精浊，消渴，眩晕，见症却是肝肾。脉由阴渐损及阳明胃络，纳谷减，肢无力。越人所云：阴伤及阳，最难充复，诚治病易，治损难耳。

人参、天冬、生地、茯神、女贞、远志。（40页）

诠解：本案深秋时眩晕、口渴多饮、短气不足以息、浊精自遗。乃长夏久热，汗多伤阴，加之摄身不当，肾精劫夺，而致肝肾虚损。深秋天气收肃，人得阴助，而虚不能复，殊为可虑。且因肝肾之虚而渐损及阳明胃络，故纳谷减少，肢软无力。《难经·十四难》尝论损脉与至脉，损脉指脉搏较正常减缓，至脉指脉搏较正常增快。至脉之病，"从下上者，皮聚而毛落者死"。即由肾之骨损，至肝之筋损，至脾之肉损，至心之脉损，至肺之皮损，由下向上传变。案谓"越人所云：阴伤及阳，最难充复"，即据此而言。施方以三才丹加味。天冬补肺生水，人参补脾益气，以顾阳明，生地补肾滋阴，是为"天、地、人"三才；复加女贞子益肝补肾，使肝肾阴精充复，而眩晕、消渴可医。加远志、茯神通肾气上达于心，强志益智，以化遗浊。治虽如此，必假以时日，始克有望振起。关于虚损治疗之难易，喻嘉言论述于前云："至虚损病，亦有易复难复两候。因病致虚者，缓调自复。因虚致损者，虚上加虚，卒难复也。"（《医门法律·虚劳门》）本案云，"治病易，治损难"，皆为临证有得之言，洵不我欺矣！

三、遗精

安：脉坚，咽阻心热，得嗳气略爽，腰膝奭弱，精滑自遗。必因惊恐，伤及肝肾，下虚则厥阳充逆而上。法宜镇逆和阳，继当填下。

生白芍、桂枝木、生牡蛎、龙骨、茯神、大枣、小黑稆豆皮。（43页）

诠解：脉象曰坚，首见于《黄帝内经》。《素问·平人气象论》曰："脉盛滑坚者，曰病在外；脉小实而坚者，病在内。"高士宗注："脉盛滑坚，则阳气太过，故曰病在外；脉小实而坚，则阴气太过，故曰病在内。"《脉经》："肾脉搏坚而长，其色黄而赤者，当病折腰。"又曰："肾脉沉之大而坚，浮之大而紧，若手足骨肿厥，而阴不兴，腰脊痛……得之浴水中，身未干而合房内，及劳倦发之。"

何谓坚？坚，当为坚硬，坚紧不柔和状，与紧脉相类，故《脉经》以坚与紧对举。肾脉浮沉皆大而坚紧，乃合房或劳倦上伤肾所致。本例脉坚，咽中痹塞，心热，得嗳气略松爽，是病在上焦；而腰膝软弱，滑精自遗，是病在下焦。案谓"必因惊恐伤及肝肾，下虚则厥阳冲逆而上"，少阴脉上循咽喉，因惊恐而失精，虚阳上逆，久之阴损及阳，阴阳失调；其脉坚，与《脉经》所论伤肾病机相类。坚紧之脉见于邪实，如《素问》所论即是；亦可见于虚劳，如《金匮要略》云："脉得诸芤动微紧，男子失精，女子梦交，桂枝龙骨牡蛎汤主之。"所治谓镇逆和阳，乃取张仲景桂枝龙骨牡蛎汤，加茯神、小黑豆皮而成。方用桂枝汤去生姜之辛散，加小黑豆皮养阴撤热，协调阴阳；龙骨、生牡蛎潜镇摄纳；茯神安神，引药下行。病缓解，续补精填下为法，如前文徐案即属之。

四、遗精

郑：脉数垂入尺泽穴中，此阴精未充早泄，阳失潜藏，汗出吸短，龙相内灼，升腾面目，肺受熏蒸，嚏涕交作，兼之胃弱少谷，精浊下注，溺管疼痛，肝阳吸其肾阴，善怒多郁，显然肾虚如绘。议有情之属以填精，仿古滑涩互施法。

牛骨髓四两、羊骨髓四两、猪脊髓四两、鹿角胶四两、熟地八两、人参四两、萸肉四两、五味三两、芡实四两、湖莲四两、山药四两、茯神四两、金樱膏三两、胶髓丸。（43页）

诠解：患者当系青年，然肾气未充而早泄，则肾之阴精大虚，固藏失职，故小便白浊，溺道疼痛。致龙雷之火上腾，肺受熏蒸，症见汗出短气，喷嚏流涕；肝木失涵，易怒多郁；胃阴不足，纳食减少。脉数，垂入尺泽中，是数而弦长也。李中梓云："夫脉以过于本位名之为长，如寸之过于本位，直可上溢鱼际；尺之过于本位，直可下通尺泽。"（《医宗必读·卷二·脉法心参》）《素问·玉机真脏论》曰："春脉如弦，何如而弦？岐伯对曰：春脉者，肝也，东方木也，万物之所以始生也，故其气来软弱轻虚而滑，端直以长，故曰弦，反此者病。"此论弦有长象。《素问·平人气象论》曰："病肝脉来，盈实而滑，如循长竿，曰肝病。"张隐庵注："盈实则非软弱招招之象矣。如循长竿，非若稍末之软弱矣。脉滑如珠，弦长带滑，如竿之由节矣。"《辨脉法》曰："累之如循长竿者，名阴结也。此肝气病而阻结也"。本例脉数，垂入尺泽中，是数而弦长，非平脉，乃病脉，乃肾虚，阳失潜藏而上干之象。《难经》云："损其肾者，益其精。"故治用血肉有情之品，牛骨髓、猪脊髓、羊骨髓、鹿角胶以填精；山茱萸、五味子、芡实、金樱子、莲子涩精固气；人参、山药补脾胃，茯神安神，引诸药入于下焦。俾肾阴充复，则龙火自潜，无上僭之虞，而诸症可除。其病来也缓，故用丸剂缓图。

运用动物药疗病发源于《黄帝内经》，如乌贼骨、雀卵、鸡矢白等，发展于汉张仲景，用羊肉、阿胶、鸡子白、鸡子黄、鳖甲、猪肤、猪膏、乱发及诸虫类药等。而治疗虚劳，喜药食并重，扩充动物用药，则为唐代孙思邈，用羊肉、羊头骨、羊肾、鹿茸、鹿角、牛髓、牛乳、猪肾、马茎等。至明代韩懋《医通》制异类有情丸，方用鹿角霜、鹿茸、龟板、虎骨、猪脊髓、猪肚汁蜜丸，治男子中年觉衰之症，谓"此方鹿纯阳也，龟纯阴液，血气有情，各从其类，非金石草本类也"。"精不足，补之以味"，其治法理论源于《黄帝内经》，发展于后世。叶天士谓"议有情之属以填精"，"夫精血皆有形，以草木无情之物为补益，声气必不相应……余以柔剂阳药，通奇脉不滞，且血肉有情，栽培身内之精血"（50 页），所论及其用药皆承前贤而来，而更丰富。

再关于滑涩用药，由徐之才十剂说而来。其中滑剂与涩剂，原为二种不同施药法。所谓"滑可去著，冬葵子、榆白皮之属"。李时珍云，"著者，有形之邪留著于经络脏腑之间也……皆宜滑药以引去其留著之物"，乃祛邪之法。"涩可去脱，牡蛎、龙骨之属是也"（《本草纲目·卷一》），这针对固涩药而言。滑涩互施首启于《黄帝内经》，有四乌贼骨一藘茹方。用乌贼敛涩，"咸味就下"，合藘茹"通以济涩"。叶天士所论"遗症固涩下焦，乃通套治法。想精关已滑，涩剂不能取效，必用滑药引导，同气相求，古法有诸"（157 页）。如本案之山茱萸、五味子、金樱子、芡实之类，以止精浊下注，是涩法。本案无冬葵、榆白皮之滑，滑药为何？当指诸髓乎？诸髓可补髓。而猪髓、羊髓可治疮疡，《别录》谓羊髓"利血脉"，《千金方》谓牛髓"平胃气，通十二经脉"，故又有通利去著之功。由是观之，叶天士临病制方，原非着意师古，而又遵循规矩而活用之。

五、喉痛

同里，二七：幼年成婚太早，精气未充先泄，上年泄泻，继加痰嗽，纳食较少，形肌日瘦。今秋深喉痛，是肾精内乏，阴中龙雷闪烁无制。当此秋令肃降，藏职失司，明岁谷雨，万花开遍，必加反复。

秋石拌人参、生紫石英、紫衣胡桃肉、茯神、女贞实、五味子。（《叶氏医案存真·卷三》）

诠解：肾为先天之本，肾藏精，因成婚过早，精气未充而先泄，必然肾精不足，肾气不充，进而导致其他脏腑功能失调而发病。肾为生气之源，元气亏虚，则五脏气弱。如患者上年泄泻，是肾虚而及脾病。李中梓尝论泄泻云："肾主二便，封藏之本，况虽属水，真阳寓焉。少火生气，火为土母。此火一衰，何以运行三焦，熟腐水谷乎？故积虚者必挟寒，脾虚者必补肾。经曰：寒者温之，是也。"（《医宗必读》）继加咳嗽，是肾虚而及肺病，子盗母气，肺卫不足，易感淫邪，肃降失职，故发痰嗽。中土未复，纳化不健，故纳食少，形肌日瘦，由先天而影响后天。今秋燥又起喉痛，《灵枢·经脉》曰："肾足少阴之脉……从肾上贯肝膈，入肺中，循喉咙，挟舌本……是主肾所生病者，口热，舌干，咽肿，上气，嗌干及痛。"此是肾经本病，"是肾精内乏，阴中龙雷闪烁无制"，即龙火不潜，循经逆而上干所致。故其治疗必须补肾气，摄镇龙火归元。方用人参大补元气，秋石能"滋肾水，养丹田，反本还元，归根复命，安五脏，调三焦，消痰嗽"（李时珍语），用之拌人参可大补肾气，益肺气，壮脾气。紫衣胡桃肉甘温，"益命门，利三焦，益气养血……为补下焦肾命之药"（李时珍语），其温润补肾，可收浮越之龙火以归元。女贞子苦平，益精强阴；五味子酸温，滋肾敛肺，二味合用可补肾阴以配阳。生紫石英甘温，暖下焦，重以镇怯，不使龙火上干。茯神安神，引诸药入于下焦。诸药和合，可补肾阴，益命门，强肾气，伏龙火，纳虚阳，使肾气充而脾土健，肺气充，诸症可望平释。否则，至明岁谷雨，春温气升之时，身体阴精未充，阳气随时而发动，必有反复之证情。《素问·四气调神大论》曰，"圣人不治已病，治未病；不治已乱，治未乱"，将病情预告患者，可先期预防，有利健康。

六、暮后发热

钱，五十：据说热自左升，直至耳前后胀，视面色油亮，足心灼热，每午后入暮皆然。上年用茶调散，宣通上焦郁热，不应。此肝肾阴火乘窍，即因男子精亏，阳不下交。经言：以滋填阴药，必佐介属重镇。试以安寝，竟夜乃安。参阳动阴静至理。

熟地、龟版、萸肉、五味、茯苓、磁石、黄柏、知母、猪脊髓丸。（46页）

诠解：本病每于午后入暮之时即发，足心灼热，热自左侧上升至耳前后，并胀，面色油亮。夫足心乃少阴所主，少阴属肾，患者年及五旬，肾气已衰，况精亏于下，肾阴不足，木少滋涵。《素问·刺禁论》曰，"肝生于左"，肝胆相表里，耳前后乃是少阳经脉循行之所，水亏火旺，少阳相火循经自左而升，故耳前后热而胀，面色油亮，亦虚阳上僭之征。故案云"此肝肾阴火乘窍，即男子精亏，阳不下交"。前医失察，上年用川芎茶调散，此是宣通上焦郁热之剂，与此病机不符，故治不效。转用滋阴降火，佐以介类潜阳重镇法。方以朱丹溪大补阴丸加味而成。熟地、猪脊髓、山萸萸、五味子填精，滋补肝肾之阴；知母、黄柏坚阴降火；龟板、磁石滋阴潜阳，纳气归肾；茯苓引诸药入于下焦。动为阳，静为阴，方与证符，阴平阳秘，必收寝安之效。

《素问·至真要大论》曰："论言治寒以热，治热以寒，而方士不能废绳墨而更其道也。有病热者，寒之而热；有病寒者，热之而寒，二者皆在，新病复起，奈何治？岐伯曰：诸寒之而热者取之阴，热之而寒者取之阳，所谓求其属也。"张隐庵注："夫以寒治热，以热治寒，此平治之法也。补阴以胜热，补阳以胜寒，乃反佐之道也。"王冰注："益火之源以小阴翳；壮水之主以制阳光，故曰求其属也……取心者，不必齐以热；取肾者，不必齐以寒。但益心之阳，寒亦通行；强肾之阴，热之犹可。"此即本案用填精补阴药，强肾之阴，热之犹可也。徐之才十剂有重可去怯，磁石、铁粉之属是也。李时珍说："大底重剂压浮火。"后世更取介类潜阳，案中云"经言"，乃取先贤大义也。

七、寒热交作

汪：脉左小右虚，背微寒，肌微冷，痰多微呕，食减不甘，此胃阳已弱，卫气不得拥护，时作微寒微热之状，小便短赤，大便微溏，非实邪矣。当建立中气以维营卫。东垣云：骨为卫之本，营乃脾之源。偏热偏寒，犹非正治。

人参、归身米拌炒、桂枝木、白芍炒焦、南枣。（58页）

诠解：患者背微寒，肌微冷，或微寒微热交作，咳痰多微呕，纳食减少乏味，小便短赤，大便微溏，脉左小右虚。诊为胃阳虚弱，营卫不足，失于护持所致。《灵枢·营卫会生》曰："人受气于谷，谷入于胃，以传于肺，五脏六腑，皆以受气。其清者为营，浊者为卫。"故营气、卫气皆来源于胃中水谷之气。是以李东垣云："夫元气、谷气、荣气、清气、卫气，生发诸阳上升之气，此六者，皆饮食入胃，谷气上行，胃气之异名，其实一也。"（《内外伤辨惑论·卷上》）《灵枢·本神》又曰："脾藏营。"张景岳注："营出中焦，受气取汁，变化而赤是谓血，故曰脾藏营。"案谓"骨（按为谷之误）为卫之本，营乃脾之源"，即是本经文而来，非李东垣语。水去则荣散，谷消则卫亡。李东垣尝论脾胃元气不足，则上焦心肺无以禀受，皮肤间无阳，失荣卫外护，故恶寒。而脾胃湿气下流，闭塞其下，则肾间阴火上冲，蒸蒸燥热（参见《内外伤辨惑论·辨寒热》）。故本病除虚寒虚热外，脾湿生痰，上干于肺，则痰多而呕；流于下焦，则尿赤便溏；纳减不甘等，皆系脾胃虚损，纳失化常所致。因此"当建立中气以维营卫"。方取人参建中汤加当归，急建其中气，补其营血，俾脾胃健而饮食增，则津血旺而营卫充，三焦气化复而诸症可痊。

八、泄泻

李，二九：劳怯，形色夺，肌肉消，食减便滑，兼痰呛喉痛。知医理者，再无清咽凉肺滋阴矣。病人述心事操持病加，显然内损，关系脏真。冬寒藏阳，人身之阳，升腾失交，收藏失司，岂见病治病，肤浅之见识。据说食进逾时，必有痛泄。经言：食至小肠，变化屈曲，肠间有阻，常有诸矣。凡汤药气升，宜丸剂疏补，资生丸食后服。

晨服：人参、坎炁、茯苓、黑壳建莲、五味、芡实、山药浆丸。（55页）

诠解：患者形羸，面色不华，肌肉消瘦，纳食减少，大便溏薄，咯痰喉痛，若饥过时乃食，必腹痛泄泻；若心事操持，则病情加重。此案或因烦劳，或因饮食不节，致伤脾胃，日久不复，渐成劳怯形症。胃不纳而食减，脾失运而便溏。《素问·灵兰秘典论》曰："大肠者，传导之官，变化出焉。小肠者，受盛之官，化物出焉。"张隐庵注："小肠居胃之下，胃之运化者，赖以受盛，而凡物之所化者，从是出焉。"又注："大肠居小肠之下，小肠之受盛者，赖以传导，济泌别汁，变化糟粕，从是出焉。"今肠腑不健，"食进逾时，必有痛泄"，因虚损而食滞，故曰"肠间有阻，常有诸矣"。案云"显然内损，关系脏真"，《素问·平人气象论》曰："脏真濡于脾，脾藏肌肉之气也。"张隐庵注："脏真者，真脏所藏之神也……土脏之元真濡于脾，而主藏肌肉之气。"《金匮要略》云："若五脏元真通畅,人即安和。"今因心事操持,复耗内脏真元之气,故病情加重。诊时系冬寒阳藏之际,而反痰呛喉痛,乃中虚虚阳上干,收藏失司所致。断非阴虚火炎,故云"知医理者,再无清喉凉肺滋阴矣"。故治疗必以健补脾胃为法。所疏二方,均以丸剂缓图。晨服方:人参、山药、莲肉、芡实、茯苓甘平益气健脾补中。《本经》谓五味子"主益气,治咳逆上气,劳伤羸瘦,补不足"。坎炁为脐带,明代以前用为解毒药,后人作补真元之用。此处徐灵胎原批以河车为要。紫河车血肉有情,《症类钤方》谓其"治男女一切虚损劳极……养血益气补精",有河车丸,由河车、人参、山药、茯苓为末,酒糊丸,治劳嗽虚损。本案晨服方即此方加味而成。张璐谓紫河车用鲜者,"隔水煮,捣作丸,尤为得力,即虚人服之未尝伤犯胃气"(《本经逢原》)。合用扶元补脾,以复劳怯。资生丸方:人参、白术、薏苡仁、山楂、神曲、橘红、白扁豆、莲子肉、厚朴、山药、茯苓、麦芽、芡实、桔梗、炙甘草、藿香、泽泻、黄连、白豆蔻、蜜丸,淡姜汤送服。有补脾胃厚肠化食消滞之效。如是调治,使脾元渐复,纳化入出有常,则后天化源充实,气血以充,形体自盛,五色修明矣。

九、溏泻

许,十九:善嗔,食减无味,大便溏泻三年,久病内伤何疑。但清内热,润肺理嗽,总是妨碍脾胃。思人身病损,必先阴阳致偏,是太阴脾脏日削,自然少阳胆木来侮。宗《内经》补脏通腑一法。

四君子加桑叶、炒丹皮。

又:虚劳三年,形神大衰,食减无味,大便溏泻,寒起背肢,热从心炽,每咳必百脉动掣,间或胁肋攻触。种种见症,都是病深传遍。前议四君子汤以养脾胃冲和,加入桑叶、丹皮,和少阳木火,使土少侵,服已不应。想人身中二气致偏则病,今脉症乃损伤已极,草木焉得振顿?见病治病,谅无裨益。益气少灵,理从营议。食少滑泄,非滋腻所宜。暂用景岳理阴煎法,参入镇逆固摄。若不胃甦知味,实难拟法。

又人参、秋石、山药、茯苓、河车胶丸。(52页)

诠解:患者系青年,而咳嗽已久,医作肺热,治以润肺清热药,不中,反碍脾胃。因其同时症见食少无味,便溏三年,故谓脾脏虚损,善嗔而咳,以为少阳火炎所致,病关脏腑。《素问·五脏别论》曰:"五脏者,藏精气而不泻……六腑者,传化物而不藏。"故脏主藏,腑主通。案谓"宗《内经》补脏通腑一法",本此而言。方用四君子汤加桑叶、炒丹皮,服已不应,何也?四君子虽能补脾,而桑叶、炒丹皮系清热凉营药,仍与脾虚不合。二诊形神大衰,食减便溏如前,且畏寒从背部、四肢发起,虚热由心胸而作,咳嗽时百脉动掣,间或胁肋攻痛。抓住食少滑泄为关键,认为"若不胃甦知味,实难拟法"。案谓"暂用景岳理阴煎法",指张景岳五阴煎,治真阴亏损,脾虚溏泻等症,由四君子汤合熟地、山药、莲子肉、白扁豆、芍药、五味子组成,其云"忌用润清",故去原方之熟地,只取其补脾之药。用人参、山药、茯苓,以河车胶丸,可治劳嗽虚损。参入镇逆固摄之秋石,秋石咸涩,可以治虚劳冷痰,小便遗;又能安五脏,润三焦,消痰热,退骨蒸。合而为方,大补虚羸而脾肺两调。以《黄帝内经》"谨守病机,各司其属"为是。所谓"见病治病",指见症不辨虚实寒热而投药,谅无裨益。

十、咳血、泄泻

产育颇多,冲任先伤。其咳嗽失血,呕吐涎沫,都是下元不摄,冲气上逆所致。况晨刻必泻,乃属肝肾虚滑,治瘕泄鹜溏。此病原系蓐劳,根本已怯,倘经水阻隔,无法可商,急急招纳下元散失之真,固之摄之,尤虑弗及。若见血见嗽,用滋清沉降,非内热肺咳,奚益于病,徒使迁延胃败,遂至废食,岂不危哉?

盐水炒补骨脂、石壳莲肉、熟地炭、炒黄山药、覆盆子、五味子、芡实。

再诊:前方服二剂泻止,今去补骨脂、覆盆子,加青花龙骨。

三诊:自前方固摄之后五六日,精神颇觉向安,但寒在四肢背部,热在心前腹中,即《内经》阳虚外寒,阴虚内热之旨。然产后气虚,必自阴分伤及阳位,张景岳云,气因精而虚者,当补精以化气。况产后八脉空虚,填补方中,必佐以收拾奇经之散亡也。

熟地炭、龙骨、湘莲、紫石英、五味子、人参、芡实、茯神。

丸方:砂仁拌炒熟地、芡实、桑螵蛸、紫河车、茯苓、人参、远志、沙苑蒺藜、山药浆丸。(《三家医案合刻·叶天士医案》)

诠解:本案共三诊。其症咳嗽、咯血、呕吐涎沫,晨刻泄泻。诊为生育过多,冲任先伤,肝肾精血亏损,原系蓐劳之病。冲气失纳,上逆为患,肺失肃降,阳络损伤,则咳嗽失血。胃气不降,呕吐涎沫。肾虚火不暖土,脾元失摄,故晨刻必泻。其症与《黄帝内经》之瘕泄、溏鹜病某阶段证治相同。所幸根本虽怯,而精血未至劫竭,故经水尚行。急投补肾纳冲,固摄为法。方用熟地炭、补骨脂、覆盆子补肾温脾;五味子摄纳冲逆;炒黄山药、石壳莲子肉、芡实补脾固涩。此非肺热伤络,故不能见血投凉,否则再伤脾元,泻不能止而胃气反败,症必加重。方与证符,二诊泻止。乃去补骨脂、覆盆子之温补,加青花龙骨重镇固摄。三诊,服前方五六日后,渐觉向安。然患者四肢背部畏寒,心前腹中发热。《素问·调经论》曰:"阳虚则外寒,阴虚则内热。"若就经文本义而言,此外寒内热,乃因劳倦所伤,卫气输布失常所致。张景岳注:"劳倦伤形,指脾胃也。若情欲不节,则五脏失守而伤精,精伤则水亏,故邪火易生,阴虚内热,此为尤甚。"本案因多育伤精,精亏及气,以致阴阳失调而生寒热。故叶天士仅取经文衍生之义,案中云"产后气虚,必自阴分伤及阳位",即由阴精之亏损致伤阳位之卫气也。况《难经》云:"阳维为病苦寒热。"故案云"产后八脉空虚,填补方中,必佐以收拾奇经之散亡也",包括冲脉、阳维皆失维系而病也。论其治法,张景岳云:"补方之剂,补其虚也……其有气因精而虚者,自当补精以化气;精因气而虚者,自当补气以生精。"(《景岳全书》)故治方以填补精血为大法。药用砂仁拌炒熟地、紫河车、沙苑蒺藜、桑螵蛸、五味子大补肝肾以摄纳冲脉;龙骨、紫石英镇固冲气;人参、莲子、芡实、山药补脾益气,以滋化源;茯神、远志化痰止咳,交通上下。俾精充而化气,镇固奇脉,燮理阴阳而平寒热。病深日久,汤液恐难骤复,故用丸剂缓图,以冀渐渐复元。古云:见痰休治痰,见血勿治血,明得个中趣,方是医中杰。本案证治,即此例也。

十一、胃脘痛

陆：劳伤阳气，不肯复元。秋冬之交，余宗东垣甘温为法，原得小效，众楚交咻，柴、葛、枳、朴是饵，二气散越，交纽失固，闪气疼痛，脘中痞结，皆清阳凋丧。无攻痛成法，唯以和补，使营卫之行，冀其少缓神甦而已。

人参、当归、炒白芍、桂心、炙草、茯神。（58 页）

诠解：患者闪气疼痛，脘中痞结，必兼神倦、短气、食减、肢软、形色不足等症。认为劳伤阳气，脾胃元气虚弱，故宗李东垣甘温益气补土法，而有小效。奈何众医喧扰，转投柴胡、葛根、枳实、厚朴等耗散行气之药，病症不减。邪实则气滞而病，正虚则气弱亦病。张仲景云："伤寒，阳脉涩，阴脉弦，法当腹中急痛，先与小建中汤。"（《伤寒论》）是为中气虚馁，土衰木乘，阴阳营卫失调所致。案谓"二气散越，交纽失固"，乃中虚清阳失健，非实证，是虚证，故"无攻痛成法"，误投必犯虚虚之戒。治以和补，取小建中汤去生姜、饴糖，加人参、当归、茯神，则人参、桂枝、炙甘草可益气补虚温中；炒白芍、当归、炙甘草可养血缓急止痛；茯神安神。而人参、炙甘草能扶土安中，以补脾阳之虚；桂枝、炒白芍能抑肝、敛肝以制木气之横。故有温中补虚，缓急止痛，调和肝脾以散结，燮理营卫阴阳之效。王泰林尝论桂枝汤为"和方之祖"（《王旭高医书六种》），小建中汤即桂枝汤倍芍药加饴糖而成。若再加人参，是为人参建中，重补卫，加当归是为当归建中，重益营。案谓"唯以和补"，即此义也。此案示人治病当辨虚实。再叶天士治虚劳用建中汤，常去饴糖或生姜。如"由阴损及乎阳，寒热互起，当调营卫，参芪建中汤去姜、糖"（54 页）。"华，二十，此劳怯损伤不复之病，已经食减便溏，欲呕，腹痛。二气交伤，然后天为急，舍仲景建中法，都是盲医矣。建中汤去糖加人参"（61 页）。"严，二八，脉小右弦，久嗽，晡热，着左眠稍适。二气已偏，即是损怯。无逐邪方法，清泄莫进，当与甘缓。黄芪建中去姜。又建中法颇安"（61 页）。会其意，或因呕而忌甘，或因虚阳而忌辛，故每去之。

十二、黄疸

王：久客劳伤，气分痹阻，则上焦清空诸窍不利，初病在气，久则入血，身痛目黄，食减形瘦。由病患及乎元虚，攻补未能除病。思人身左升属肝，右降属肺，当两和气血，使升降得宜。若再延挨，必瘀滞日甚，结为腑聚矣。

旋覆花汤加桃仁、归须、姜皮。（62 页）

诠解：病因劳伤，肝脾失调，初病气机不利，因攻补失宜，治不中肯，未能除病。渐至身痛，目黄，食减，形体消瘦，元气大虚。按此病黄疸也，其证虚实杂陈，必辨明病机，方治不致误。按《难经·二十二难》曰："气留而不行者，为气先病也；血壅而不濡者，为血后病也。"受此经义启发，案中谓"初病在气，久则入血"，乃为临证经验升华之警语。考张仲景治"五劳虚极羸瘦，腹满不能食，食伤、忧伤、饮伤、房室伤、饥伤、劳伤、经络营卫气伤，内有干血，肌肤甲错，两目黯黑,缓中补虚,大黄䗪虫丸主之"(《金匮要略》)。张璐评:"举世皆以参、芪、归、地等补虚,仲景独以大黄䗪虫丸补虚,苟非神圣不能行是法也。"(《张氏医通·诸伤门》)其拟通络逐瘀法为治疗虚劳开一法门。《素问·阴阳应象大论》曰:"左右者,阴阳之道路也。"人身一小天地,《素问·刺禁论》曰:"肝生于左,肺藏于右。"即指肝气从左而升,肺气从右而降。肺主气,肝藏血。升降失调,则气血循行痹阻。其身痛者,必以胸胁痛为甚;目黄者,面色必黄晦;舌或有瘀点,脉或沉涩弦细。是久病入于肝之血络,阴黄也。横乘脾土,食减形瘦。治取张仲景旋覆花汤,行气活血,通阳散结。旋覆花散胸胁中结气,健胃下气;新绛,《别录》中称为茜草,功能活血祛黄;葱白辛滑通阳而止痛;瓜蒌皮清肺利气宽中;桃仁、当归须辛润入络,活血消瘀。合收两和气血,以消瘀滞之效。此案方药为叶天士辛润通络治法典型案例。他如"沈,二一,初起形寒寒热,渐及胁肋脘痛,进食痛加,大便燥结,久病已入血络。兼之神怯瘦损,辛香刚燥,决不可用。白旋覆花、新绛、青葱管、桃仁、归须、柏子仁"(600页),亦属之。此法可用于今之慢性肝炎、肝硬化之有瘀血见症者。今人云"治黄必治血,血行黄易却",此案治法是也。此法运用于邪入血络,久而化热化燥者,亦可加入丹皮、栀子之类。其又有阴寒入络,用辛香缓通法。如"王,二四,左前后胁板著,食后痛胀,今三年矣。久病在络,气血皆窒,当辛香缓通。桃仁、归须、小茴、川楝子、半夏、生牡蛎、橘红、紫降香、白芥子,水泛丸"(600页)。叶天士运用治络方法丰富,此举辛润、辛香二法,乃管窥而已。李中梓云:"大实有羸状,误补益疾。"(《医宗必读·卷一》)观此案治虚劳法,可免误治。

十三、肺痨

郁氏:失血咳嗽,继而暮热不止,经水仍来,六七年已不孕育。乃肝肾冲任皆损,二气不交,延为劳怯。治以摄固,包举其泄越。

鲜河车胶、黄柏、熟地、淡苁蓉、五味、茯神蜜丸。(62页)

诠解:病失血咳嗽,继而暮发潮热,此必肺病久而伤阴,阴虚阳浮所致。肺乃水之上源,肺病日久,母病及子,肾阴潜虚,肝血不足;冲任奇经隶于肝肾,经水虽行,而冲任皆损,以致不能摄精成孕。值此阴虚阳浮,火烁肺金,阴阳二气失交,病已六七年,延为劳怯病证。方用紫河车血肉温养,包固大气散越,以复劳怯。熟地滋阴,大补肾阴;淡苁蓉温润,以纳浮阳虚火;黄柏坚阴,以撤伏火。汪绮石尝云:"虚火也,谓动于气而未着于形,其见于症易升易降,倏有倏无,其发也,倏有燎原之势,或面红颊赤,或眩晕厥冒,种种不同,而皆可以温润补肾之剂,以收其浮越,而引归于性根命蒂之中,补之可也。"而肺脏有伏火不可补火,"其见于症,有定时,有定处,无升降,无变迁。其夜间准热,日间不热者,为夜热;其里面恒热,而皮肤未热者,为内热;其热如在骨髓间蒸出而彻于皮肤者,为骨蒸劳热,此种种蒸热,有清热,无温理,补之不可也"(《理虚元鉴·虚火伏火论》)。本案方中用淡苁蓉补肾之虚火,用黄柏泻肺之伏火。五味子酸收,以摄气液。茯神安神,能引诸药入于至阴之乡。案谓"治以摄固,包举其泄越",即此方之功用。大凡失血日久,延为劳损之症,叶天士多从下治,喜用紫河车、熟地、五味子、茯神等品。案如"钱:一阳初萌,血症即发,下焦真气久已失固。亡血后,饮食渐减,咳嗽则脘中引痛。冲气上逆,乃下损及中,最难痊愈。拟进摄纳方法。人参、熟地、五味、茯神、川斛、紫衣胡桃,调入鲜河车胶"(116页)。郁案因火旺阳浮,故取淡苁蓉温肾,黄柏泄肺;钱案因脘痛冲逆,故取人参补中,紫衣胡桃纳冲。其间用药变化,有其娴熟之套路。

观本案由失血咳嗽致成劳怯,颇似肺痨病。汪绮石云:"就阴虚成劳之统于肺者言之,约有数种。曰劳嗽,曰吐血,曰骨蒸,极则成尸疰……有竟从吐血起,而兼劳嗽者,有久而成尸疰者……而要之以肺为极则。故未见骨蒸、劳嗽、吐血者,预宜清金保肺。已见骨蒸、劳嗽、吐血者,急宜清金保肺。曾经骨蒸、劳嗽、吐血而愈者,终身不可忘护肺。此阴虚之治,所当悉统于肺也。"(《理虚元鉴·阴虚之症统于肺》)据此论,则天冬、黄精、白及、百部、䔃草、獭肝等润肺保金抗痨等品加入蜜丸之中,定可增强疗效,阅本案应权衡其得失。

十四、风痹

卢:有形血液,从破伤而损,神气无以拥护,当此冬令藏阳,阳微畏寒,奇脉少津,乏气贯布,行步欹斜,健忘若愦,何一非精气内夺之征。将交大雪,纯阴无阳,冬至一阳来复也,见此离散之态,平素不收暖补,是气元长旺,今乃精衰气竭之象,又不拘乎此例也。

人参、鹿茸、归身、炒杞子、茯苓、沙苑。(48页)

诠解:病因破伤失血,症发隆冬畏寒,行步欹斜,健忘若愦。此病颇似风痹,若合今之脑动脉硬化症。《素问·六节藏象论》曰:"心者,生之本,神之处也,其华在面,其充在血脉。"《素问·八正神明篇》又曰:"血气者,人之神不可不谨养。"患者当系步入老年,因失血过多,血液无以充脉荣心,则神气无以拥护,故有健忘若愦之变。阴阳互根,阴血既损,阳亦衰微。况季交大雪之候,乃纯阴无阳之时,人失天助,阳虚益显,故畏寒。李时珍云:"阴跷主一身左右之阴,阳跷主一身左右之阳。"余尝论:阴跷脉起于足内踝而上行,分布于人体内侧,主一身左右之阴气,主持下肢之收缩内旋。阳跷脉起于足跟,循外踝上行,分布于人体之两外侧,主下肢之伸展外旋。跷有敏捷矫健之义。二跷共同维持下肢运动之平衡与捷健。五脏肝藏血,故二跷司运动与肝主筋的功能同归(参见《奇经证治条辨》)。今血气耗损,二跷奇经亦失滋荣而病变,案谓"奇脉少津,乏气贯布,行步欹斜",即缘此而来。患者平素元气尚旺,故不受温补之药。今则阴血既衰,阳气亦乏,故治疗必精血阳气双补,以荣于经脉。方用人参补气,当归身补血,鹿茸温阳,并用枸杞子、沙苑子补肝肾之精血,茯苓引入下焦奇脉。俾精气充而神气旺,然必守方持久乃能力挽病局。

十五、痫证

马:阴精走泄于下,阳气郁冒于上,太冲脉衰,厥气上冲,陡然痫厥,阴阳既失交偶,内随阳掀旋,阳从汗泄矣。宜远房帏,独居静室。医治之法,从阴引阳,大封大固,以蛰藏为要,百日可效,经年可以复元。

淡苁蓉、五味、远志、茯神、芡实、建莲、生羊腰子。（48页）

诠解：患者素有遗精之恙，陡然发痫证，厥不知人，汗出而移时苏醒。案谓"阴精走泄于下，阳气郁冒于上，太冲脉衰，厥气上冲，陡然痫厥"，是指痫病发于奇经。《素问·骨空论》曰："督脉为病，脊强反折。"王叔和云："尺寸俱浮，直上直下，此为督脉，腰脊强，病不得俯仰，大人癫病，小人痫疾。"（《脉经·平奇经八脉病》）又云："后部左右弹者，阴跷也，动苦癫痫。"（《脉经·上足三阴脉》）是指痫证为督脉病、阴跷病。李东垣说："痫证，此奇邪为病，不系阴阳十二经所拘，当从督、冲、二跷四穴中奇邪之法治之。"按冲脉与督脉同起于胞中，冲为十二经之海，为五脏六腑之海，交阳明气街，会少阴于横骨，先天之元气，后天之血液皆归于冲脉，若阳明脉虚，则冲血无储；肾精内损，冲脉必涸，则冲气易于上逆，冲阳厥上而病变。督脉入属于脑，脑为髓之海，元神所居。冲逆则诸气皆逆，挟邪上冲扰于奇恒脑府，元神病变，必从督、任、二跷反应于外，故谓痫证乃奇邪为病，不系阴阳十二经。此诚千古之秘，王叔和倡论于前，李东垣祖述于后，非有独识，不能道之。张洁古尝以痫证夜发者，取阴跷穴灸之。阴跷乃足少阴别脉，是灸阴跷即补足少阴之法。本案谓"医治之法，从阴引阳，大封大固，以蛰藏为要"，主蛰藏者，肾也，痫证从肾着手，可见叶天士论治与张洁古有异曲同工之妙。方用生羊肾大补肾精，淡苁蓉、五味子强阴益精，使满溢于督、冲奇脉而缓冲阳之气逆。芡实、莲子肉固涩精气之走失，远志交通心肾，强志益智，茯神"开心益智，安魂魄，养精神"（《名医别录》）。共为补少阴益奇经，平秘阴阳，调协脑神元气之方。此方不用豁痰镇痉诸药，从奇经立论，乃治病求本也，为痫证治疗另辟蹊径。嘱"宜远房帏，独居静室"，为养生却病之一助耳。

十六、胀痛

堕胎十八次，冲任奇脉血液无存，厥气入络为胀为痛，或时冲逆犯膈。八脉皆不为用，淹淹渐成损怯。徒欲止痛宽胀，乃不明之论，俗医皆然。

真鹿胎、枸杞、牛膝、淡苁蓉、当归身、沙蒺藜、舶茴香、浮桂心。（《叶氏医案存真·卷一》）

诠解：奇经八脉病，多有痛证。如《素问·刺腰痛论》曰："阳维之脉，令人腰痛。"《难经·二十九难》曰："阴维为病苦心痛。"《脉经·平奇经八脉病》曰："诊得阴维如贯珠者，男子两胁实，腰中痛，女子阴中痛。"《素问·刺腰痛论》又曰："昌阳之脉（按指阴跷），令人腰痛，痛引膺。"《脉经·上足三阴脉》又曰："阴跷也，动，苦少腹痛，里急，腰及髋下相连阴中痛。"又曰："前部左右弹者，阳跷也，动，苦腰背痛……脉来皆小皆大者，是阳络也（按指阳跷），动，苦皮肤痛，下部不仁。"又如《脉经·平奇经八脉病》曰："冲脉也，动苦少腹痛，上抢心有瘕疝。"又曰："任脉也，动苦少腹绕脐下引横骨阴中切痛。"《素问·骨空论》曰："督脉……此生病，从少腹上冲心而痛。"《脉经·平奇经八脉病》又曰："带脉左右绕脐腹腰脊痛，冲阴股也。"今患者频繁堕胎，血液大量耗损，以致八脉失养，久之厥气入络，络脉失养，为胀为痛；或冲逆犯膈入于胸膺，此非持久，仍有时发生，故为络虚致痛，成"八脉皆不为用，淹淹渐成损怯"之证。若不明虚实，徒欲止痛宽胀，投行气活血诸品，必犯虚虚之戒。本证血络虚寒，当用温润通补为法。方用真鹿胎味甘咸温，血肉有情，益肾温阳，补精血不足；当归身补血；枸杞子、淡苁蓉、牛膝、沙苑蒺藜温补肝肾之精血,使满溢冲任八脉;舶茴香辛温,温阳散寒,立行诸气;浔桂心辛甘,温补肾命,二味辛香入络,共合诸温润血络而不凝,通补奇络而不滞。叶天士所谓"辛温咸润,乃柔剂通药",可复八脉废弛之职。故温润通补乃叶天士临证治疗奇经虚损重要手法之一。

十七、大偻病

未交四九,天癸先绝。今年五十有二。初冬脊骨痛连腰跨,膝胻无力。动则气喘,立则伛偻。耳鸣头晕,上热下冷。呼吸必经脉闪痛,时有寒热。谷食日减,少味,溺短,便坚枯涩。此奇经脉病,渐成痿痹废弃之疴。夫督脉行于身后,带脉横束于腰,维、跷主一身之纲维。今气血索然,八脉失养,经谓"阳维为病苦寒热"。而诸脉隶肝肾阳明之间,故所患不专一所。交冬大地气藏,天气主降,为失藏失固,反现泄越之象。治病当法古人,如云痛则不通,痛无补法,此论邪壅气血之谓。今以络脉失养,是用补方中宣通八脉为正。冬至小寒,阳当生复,病势反加。调之得宜,天暖温煦可冀痛止。然阳药若桂、附刚猛,风药若灵仙、狗脊之走窜,总皆劫夺耗散。用柔阳辛润通补方妥。

鹿茸、鹿角胶、淡苁蓉、当归、枸杞子、生杜仲、牛膝、蒺藜炒、鹿角霜。(《叶氏医案存真·卷二》)

诠解:余著《奇经证治条辨》,详论奇经八脉隶于肝肾,冲脉又隶于阳明。凡各科疾病,精血大伤,由虚至损至劳者,每多奇经证候出现。今患者年不及四九,月经即闭止不行,可见其肝肾精气虚损,累及奇恒之府,故天癸早绝。及至五十二岁,入冬以后,诸多病症毕见,是脏腑病并及奇经。《金匮要略》云:"人年五、六十,其病脉大者,痹侠背行……皆为劳得之。"痹痛挟背脊而行,即督脉病,是为虚劳得之。《脉经·平奇经八脉病》云:"脉来中央浮,直上下,痛者,督脉也,动苦腰脊膝寒。"李时珍云,"阳跷主一身左右之阳,阴跷主一身左右之阴",二跷共同维持下肢筋健之功能。今二跷失养,失其矫健之职,经气不行,故本病脊骨痛连腰跨,膝胻无力,为督脉跷脉见症。颇似大偻病,类似今之脊柱炎。《素问·生气通天论》曰:"阳气者,精则养神,柔则养筋。开阖不得,寒气从之,乃生大偻。"《灵枢·经脉》曰:"督脉之别,名曰长强……虚则头重高摇之,夹脊之有过者。"督脉阳虚不得荣筋,故立则伛偻;精血无以上充脑窍,故耳鸣头晕。《金匮要略》云:"脉沉小迟,名脱气,其人疾行则喘喝。"本病动则气喘,是肾虚失纳。呼吸必经脉闪痛,因肺主气血,朝百脉,气虚宣通无力,血行不畅之征。《难经》云:"阳维为病苦寒热。"阳维维系于卫气,阴维维系于营血,肝肾亏虚,精血阳气无以旁溢八脉,二经无储,营卫造偏,故上热下冷,时起寒热。阳明脉衰,精津失濡,故纳谷日减,尿短,便坚枯涩。综合以上病症病机,故谓"此奇经脉病,渐成痿痹废弃之疴"。《金匮要略》云:"劳之为病……春夏剧,秋冬瘥。"秋冬为金水相生之季,阴气当旺,阳气得以潜藏,人得天气之助,故病情往往减轻。而本患者入冬后,诸症发作,"反现泄越之象",及至冬至,一阳初生,"病势反加",可见其病由虚至损,精血阳气难于骤复。古人虽有"通则不痛"之论,乃针对气血邪壅之实证而言。若本案虚损,不可以"痛无补法"印定眼目。叶天士"以络脉失养,是用补方中宣通八脉为正"立法。按奇经八脉原有络脉之称。《灵枢》谓男子以阴跷为络,女子以阳跷为络。《难经》云:"阳络者,阳跷之络也;阴络者,阴跷之络也。"叶天士谓络脉失养，即奇经失养。奇经具有络脉的特点，脉道迂回深远，故用补必以辛润宣通之药投之，方能到达病所而收良效。方中鹿茸补督脉之阳，鹿角霜通督脉之气，鹿角胶补督脉之血；淡苁蓉、枸杞子补肾精通贯任督；生杜仲补肝气，当归补肝血，以益二跷；当归甘苦辛，蒺藜苦辛，合为辛润养血通痹；牛膝益肝肾，强筋骨，上及于颠，下达于足，走而不守，入血通痹。诸药合用，叶天士所谓柔阳辛润通补，与桂附温阳刚燥之补阳虚夹寒湿者不同，与灵仙、狗脊之祛风走窜治实证大异。治疗虚损，总在培养精血阳气，以濡筋骨，利八脉，凡劫夺耗散，皆所禁忌。

十八、伛偻

　　勉强摇精，致阳缩囊纵，不但形弱伛偻，肛门脐窍皆为收引，咽喉牵绊，自此食物渐渐减少。由精血之伤有形，最难自复。少厥两阴脉循喉咙，开窍于二阴，既遭损伤，其气不及充注于八脉，见症皆拘束之状。上年进柔剂阳药，服后头巅经脉皆胀，耳窍愈鸣。想是藏阴宜静，试以乘舆身沛，必加局促不安，宜乎升阳之动药不灵矣。夫少阴内藏，原有温蒸诸法；厥阴相火内寄，恶寒喜凉。仿丹溪潜阳法，仍候高明定议。

　　元武板、知母、茯苓、秋石、生地、阿胶、远志炭、柏子仁。(《叶氏医案存真·卷二》)

　　诠解：《素问·宣明五气篇》曰："肾主骨"，又曰："肝主筋"。肾藏精，肝藏血。《素问·脉要精微论》曰："腰者肾之府，转摇不能，肾将惫矣；膝者筋之府，屈伸不能，行则偻附，筋将惫矣。"患者勉强摇精，入房太过则伤肾精。精血同源，故由精血之竭伤，则筋骨失养，以致形质渐变，伛偻形动维艰矣。《素问·金匮真言论》曰："北方黑色，入通于肾，开窍于二阴，藏精于肾。"《灵枢·经脉》曰："肾足少阴之脉……从肾上贯肝膈，入肺中，循喉咙……肝足厥阴之脉……环阴器……上贯膈，布胁肋，循喉咙之后。"今精血无以充注经脉，故阳缩囊纵，肛门脐窍皆为拘急收引，并咽喉牵绊不利。《素问·骨空论》曰："冲脉为病，逆气里急。"丹波元胤云："肾气不足，伤于冲脉，则气逆里急。"(《难经疏证·卷二》)《脉经·平奇经八脉病》云："脉来紧细实长至关者，任脉也，动苦少腹绕脐下引横骨阴中切痛。"肛门脐窍之收引乃肾病及于冲脉、任脉与带脉。故案谓"真气不及充注于八脉，见症皆拘束之状"。上半年用柔剂阳药，即叶天士之柔阳辛润通补方药，"服后头巅经脉皆胀，耳窍愈鸣"，药不中病，因其温升之故。肾足少阴为水脏，阴中涵阳，一阳居于二阴之间，为坎象，其治疗古人有温阳化气法，如张仲景之桂附八味丸，张景岳之右归丸等等，但其只适用于肾阳不足者。若精血亏损，而见肾阴虚者，则非所宜。况足厥阴肝木内藏相火，赖肾水以滋涵，体柔而用刚，恶热燥而喜凉润（按：案中"恶寒喜凉"，"寒"当系"热"字之误。《灵枢·论勇》曰："春青风，夏阳风，秋凉风，冬寒风。"凉乃次寒也，其性同)。温升之药需择情用之，否则易导致肝阳化风，上扰清窍。本案上半年所用"柔剂阳药"，乃千虑之一失。故改用朱丹溪育阴潜阳法，从大补阴丸化裁而来。方用龟板滋阴潜阳；阿胶、生地大补肾阴以充贯奇脉；知母坚阴泻相火；秋石咸温，滋阴降火；远志炭补不足，助筋骨，交心肾；柏子仁芳香有润肝舒脾之功；茯苓引诸药入于至阴以达奇脉。合用之可补肾充髓，润肝潜阳，复精血以利经脉。体现叶天士咸寒补肾，充注奇脉的治疗思想。